Habenstein

Therapie-Tools
Anpassungsstörungen

AF645830

E-Book inside auf psychotherapie.tools

Mit dem untenstehenden Download-Code erhalten Sie dieses Buch als E-Book im PDF-Format. Hierfür ist eine Registrierung auf www.psychotherapie.tools notwendig:

1. www.psychotherapie.tools/e-book-inside öffnen.
2. Code eingeben.
3. Auf »Freischalt-Code einlösen« klicken.
   Der Code ist einmal gültig.
4. Im Warenkorb auf »Zur Kasse« klicken
   und Vorgang nach Login abschließen.

Das E-Book steht Ihnen in Ihrem Kundenkonto unter »Mein Material« zur Verfügung. Es ist ausschließlich für den persönlichen Gebrauch einer einzelnen Person bestimmt.

Für Institutionen und Teams bieten wir gestaffelte Mehrplatz-Lizenzen an, die sich an der Zahl Ihrer Nutzer:innen orientieren. Kontaktieren Sie uns unter vertrieb-psychotherapie.tools@beltz.de und sichern Sie sich Ihre Mehrplatz-Lizenz!

DP38NMKGXD

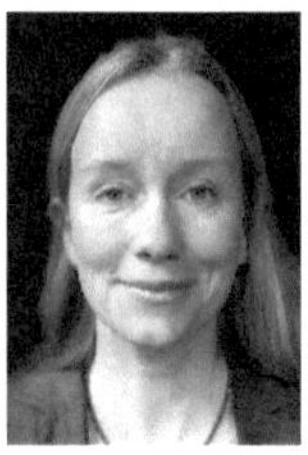

Dr. med. Astrid Habenstein absolvierte ihre Ausbildung zur Fachärztin für Psychiatrie bei den Universitären Psychiatrischen Diensten Bern. Ihre Grundausbildung in Psychotherapie nahm sie am Klaus-Grawe-Institut in Zürich wahr und ergänzte diese durch andere Therapierichtungen wie die Emotionsfokussierte Therapie (EFT) oder die Compassion Focused Therapy (CFT). Während sie klinisch in vielen Bereichen Kenntnisse erwerben konnte – von der Psychotherapiestation über die Sprechstunde für Therapieresistenz bis hin zur Akutstation im Strafvollzug –, konzentrierte sie sich in ihrer wissenschaftlichen Tätigkeit auf die Suizidpräventionsforschung. Hierüber fand sie zu ihrem klinischen Schwerpunkt der Krisenintervention, in dem sie seit über 10 Jahren ambulant, tagesklinisch und stationär arbeitet.

Astrid Habenstein

Therapie-Tools Anpassungsstörungen

Mit E-Book inside und Arbeitsmaterial

BELTZ

Dr. med. Astrid Habenstein
Abteilung Krisenintervention
Privatklinik Wyss AG
Fellenbergstr. 34
CH-3053 Münchenbuchsee

MIX
Papier | Fördert gute Waldnutzung
FSC® C089473
www.fsc.org

Dieses Buch ist erhältlich als:
ISBN 978-3-621-28087-6 Print
ISBN 978-3-621-28088-3 E-Book (PDF)

1. Auflage 2024

Beltz Verlagsgruppe GmbH & Co. KG
Werderstraße 10, 69469 Weinheim
service@beltz.de

Lektorat: Andrea Glomb
Einbandgestaltung/Umschlaggestaltung: Lina Oberdorfer
Herstellung: Uta Euler
Satz: WMTP Wendt-Media Text-Processing GmbH, Birkenau
Druck und Bindung: Beltz Grafische Betriebe, Bad Langensalza
Beltz Grafische Betriebe ist ein Unternehmen mit finanziellem Klimabeitrag (ID 15985-2104-1001).
Printed in Germany

Weitere Informationen zu unseren Autor:innen und Titeln finden Sie unter: www.beltz.de

Inhalt

Verzeichnis der Arbeits- und Informationsblätter

Vorwort

Menschen mit psychischen Symptomen in der Folge von belastenden Lebensereignissen suchen häufig professionelle Hilfe auf. Aufgrund fehlender Leitlinien für eine wirksame Therapie bei Anpassungsstörungen bestehen jedoch bei vielen im Gesundheitsdienst Tätigen Unsicherheiten, wie sie diesen Menschen optimal helfen können. Die beklagten Symptome sind vielgestaltig, deren Auslöser mannigfaltig und die Not der Betroffenen häufig groß. Es ist daher wichtig, sich einen raschen Überblick verschaffen und passende Interventionen auswählen zu können. Hierfür soll dieses Buch dienen.

Das Buch ist zu einem wesentlichen Teil ein Produkt der Berner Kriseninterventions- und Psychotherapieforschung. Die Berner Krisenintervention blickt auf eine langjährige Geschichte klinischer Erfahrung in der Begleitung von Menschen in überfordernden Lebenssituationen zurück (Ciompi, 1993). Nach über 10-jähriger eigener Tätigkeit in der ambulanten, tagesklinischen und stationären Krisenintervention im Raum Bern möchte ich meine Erfahrungen zusammenfassen und schriftlich zugänglich machen. Das Praxiswissen setze ich in den theoretischen Hintergrund des ebenfalls in Bern tätig gewesenen Psychotherapieforschers Klaus Grawe. In diesem Kontext werden in der Praxis wirksame Interventionen logisch nachvollziehbar und präzise anwendbar, sodass Therapeut:innen verschiedener Therapierichtungen diese hoffentlich mühelos in ihr bestehendes therapeutisches Repertoire integrieren können. Das Kapitel zu Suizidalität beruht auf dem Suizidalitätskonzept des emeritierten Berner Psychiatrieprofessors Konrad Michel (Michel & Jobes, 2010).

Das Buch lebt durch die vielen Rückmeldungen von Betroffenen, ob Informationen und Interventionen zur Bewältigung ihrer Krisensituation hilfreich sind. Diese Betroffenen müssen neben der Bewältigung ihrer Schwierigkeiten in einem Gesundheitssystem zurechtkommen, das aktuell noch keine endgültigen Antworten liefern kann, welche Interventionen bei Lebenskrisen optimal unterstützen. In Würdigung der außerordentlichen Anstrengungen, die Menschen in schwierigen Lebenssituationen vollbringen, sollten sich Therapeut:innen stets eines bewusst sein: Eine Anpassung ist immer eine Leistung!

Ich bedanke mich bei meiner Lektorin, Frau Glomb, für die unkomplizierte Zusammenarbeit, und bei Fabian und Tilo für viele Aufmunterungen, Rückmeldungen, Unterstützungen und Ablenkungen, die mir die Arbeit an diesem Buch versüßt haben.

Bern, im Februar 2024 *Astrid Habenstein*

Einleitung

Was kann dieses Buch beitragen?

Das vorliegende Buch richtet sich an in der Krisenintervention tätige Psycholog:innen, Ärzt:innen und andere Fachkräfte, die mit den Betroffenen von Anpassungsstörungen arbeiten. Es beinhaltet eine Auswahl von Interventionen für die Behandlung von psychiatrischen Symptomen, die in Folge von psychosozialen Belastungssituationen auftreten.

Bei Anpassungsstörungen handelt es sich um in der Klinik sehr häufig anzutreffende vielgestaltige Krankheitsbilder, für die bisher leider keine Therapieleitlinien existieren. Das Psychotherapieverständnis von Klaus Grawe (2004) eignet sich exzellent als psychologische Rahmentheorie für die psychotherapeutische Therapieplanung und -durchführung bei Anpassungsstörungen. Die in diesem Buch konkretisierte bedürfnisorientierte Psychotherapie bei Anpassungsstörungen ist neurobiologisch informiert und wirkfaktorenbasiert. Sie ist den Zielen Suizidprävention und Frühintervention verpflichtet.

Folgende Fragen werden in diesem theoretischen Kontext und auf der Grundlage des heutigen Wissensstands beantwortet:

- Wie entsteht eine Anpassungsstörung?
- Wie ordne ich eine Anpassungsstörung im Kontext anderer psychischer Erkrankungen ein?
- Wie beruhige ich eine Krisendynamik möglichst rasch und effektiv?
- Was brauchen Menschen, die mit Suizidalität in einer Krise reagieren?
- Wie plane ich die jeweilige individuelle Krisenintervention?
- Welche Störungskreisläufe wirken bei Anpassungsstörungen aufrechterhaltend?
- Wie unterstütze ich den Problemlösungsprozess bei Anpassungsstörungen?
- Wie stärke ich die Selbstregulation der Betroffenen?
- Wie lässt sich die Ressourcenverlustdynamik in der Krise unterbrechen?
- Welches Wissen hilft Betroffenen für die Entwicklung ihrer Krisenbewältigungskompetenz?
- Wie begleite ich den Krisenbewältigungsprozess so, dass die Selbstwirksamkeitserwartung der Betroffenen steigt?

Das Buch enthält thematisch zusammengestellte Arbeitsblätter als Unterstützung Ihrer therapeutischen Interventionen bei Menschen mit Anpassungsstörungen. Die zehn Buchkapitel können unabhängig voneinander gelesen werden, um rasch und übersichtlich Zugriff zu dem praxisrelevanten Wissen zu erhalten.

> **Wichtig**
>
> Das Thema Suizidalität wird in diesem Buch nicht vertiefend behandelt, auch wenn es sich hierbei um ein zentrales Thema in der Therapie von Anpassungsstörungen handelt. Zum Umgang mit Suizidalität im Rahmen psychischer Krisen finden Sie eine Vielzahl hilfreicher Informationen und Materialien in den Therapie-Tools Suizidalität und Krisenintervention (Teismann & Friedrich, 2022).

Aufbau des Buchs

Die Materialien des ersten Buchteils (Kap. 1–6) umfassen allgemeine Grundlagen und Strategien der Therapie von Anpassungsstörungen. Die Materialien des zweiten Buchteils (Kap. 7–10) beinhalten ein psychotherapieorientiertes Störungsmodell für Anpassungsstörungen und darauf aufbauende psychotherapeutische Strategien für die Arbeit im Einzelsetting.

Aufgrund der Dringlichkeit, mit der zum Teil gefährliche Dynamiken bei Anpassungsstörungen entschärft werden müssen, werden medikamentöse Strategien bei Anpassungsstörungen angesprochen, obschon auch hierfür derzeit aufgrund mangelnder Evidenz keine leitliniengestützten Empfehlungen existieren. Auch für nichtärztliche Therapeut:innen können im Notfall Grundkenntnisse über Möglichkeiten der medikamentösen Unterstützung hilfreich sein, um Betroffene kompetent beraten zu können.

Die in diesem Buch ausgesprochenen therapeutischen Empfehlungen (»sollte«, »ist empfehlenswert«, »kann«) entsprechen nicht den Empfehlungsstandards der evidenzbasierten Medizin, sondern entstammen größtenteils der klinischen Praxis und sind, wann immer möglich, mit Studienergebnissen hinterlegt. Zum aktuellen Zeitpunkt besteht die beste Evidenz für lösungsorientierte Psychotherapien auf einer kognitiv-verhaltenstherapeutischen Basis (O'Donnell et al., 2018). Die meisten Interventionen dieses Buches beruhen daher auf dieser Grundlage. Es wird jedoch auch auf andere, bei Anpassungsstörungen weniger untersuchte Psychotherapieverfahren verwiesen (Constantin et al., 2020), da die klinische Erfahrung zeigt, dass verschiedene Betroffene jeweils auf unterschiedliche Verfahren ansprechen. Auch die Therapieausrichtungen und Ressourcen der Therapeut:innen sind vielfältig und haben jeweils ihren Wert und spezifischen Beitrag für die Therapie von Anpassungsstörungen.

Wichtig

Das Buch verwendet die Begriffe »Krise« und »Anpassungsstörung« sowie »Therapie bei Anpassungsstörungen« und »Krisenintervention« je nach Kontext mehr oder weniger synonym. Die Definition von »Krise« geht somit über die einer »suizidalen Krise« hinaus. Da dieses Buch der therapeutischen Arbeit und nicht der akademischen Klärung dient, werden die Begriffe trotz ihrer unterschiedlichen Hintergründe und Kontexte mehr oder weniger als Synonyme eingesetzt. »Anpassungsstörung« finden Sie eher im Zusammenhang mit Diagnostik und Therapieplanung, den Begriff »Krise« in der Kommunikation mit den Betroffenen.

Im Buch wird allgemein über die »Betroffenen« anstelle von Patienten oder Patientinnen gesprochen. Diese Wortwahl möchte die Tatsache betonen, dass alle Menschen von Krisen betroffen sein können. Die Gemeinsamkeit der inneren Prozesse und Erlebnisse von Menschen in Krisen versteht sich als die Basis der bedürfnisorientierten Therapie bei Anpassungsstörungen.

Nach diesem Einführungskapitel finden Sie in **Kapitel 1: Grundlagen** Hintergrundinformationen zum Verständnis von Anpassungsstörungen im Kontext einer bedürfnisorientierten Psychotherapie (Grawe 1998, 2004). Relevante Befunde der Grundlagenforschung zur Stressfolgestörungen (Moses et al., 2023; Miller, 1987) und deren Bewältigung (Filipp & Aymanns, 2018; Klinger & Cox, 2004) werden für die Psychoedukation von Betroffenen zusammengefasst.

In **Kapitel 2: Anamnese und Diagnostik** finden Sie das Tool ADNM-20 (Glaesmer et al., 2015) zur Diagnose der Anpassungsstörung nach dem Klassifikationssystem der ICD-11. Zudem finden Sie Punkte, die über die übliche psychiatrisch-psychologische Diagnostik hinaus Teil eines sorgfältigen Assessments bei Anpassungsstörungen sind (Riecher-Rössler, 2004). In diesem Kapitel finden Sie außerdem eine mit der Krisenintervention kompatible Vorgehensweise zur Differentialdiagnose und Tools zur Unterstützung der Anamneseerhebung in der klinischen Praxis.

Das **Kapitel 3: Therapieeinstieg und Abschluss** widmet sich Strategien, um frühzeitig die Krisendynamik zu unterbrechen und den Kriseninterventionsprozess zu planen. Zudem finden Sie Ideen für Abschlussinterventionen, die sich bei Ende einer Krisenintervention mit dem Ziel einer Rezidivprophylaxe anbieten.

Das **Kapitel 4: Assessmentinstrumente in der Praxis** stellt Materialien zur Verfügung, die die Diagnostik ergänzen, den Therapieprozess unterstützen und die Wirksamkeit der Krisenintervention begleitend evaluieren können, wie beispielsweise ein Zielfragebogen, ein Tagesprotokoll sowie eine an Anpassungsstörungen angepasste Diary Card (in Anlehnung an Linehan, 2008).

Kapitel 5: Umgang mit Suizidalität präsentiert Ihnen Prinzipien und Techniken, die den Einstieg in einen gemeinsamen Bewältigungsprozess erleichtern. Die Materialien helfen, ein übereinstimmendes Verständnis der Suizidalität zu gewinnen (Michel & Jobes, 2011), den zu Suizidgedanken führenden Leidensdruck zu analysieren (Jobes et al., 2005) und zu reduzieren (Hao et al., 2023; Verrochio et al., 2016). Zudem finden Sie Informationen, die mit einem erhöhten Suizidrisiko einhergehende dysfunktionale Grundhaltungen und Annahmen reduzieren und in Frage stellen (Marshall et al., 2023; Maier & Seligman, 2016; Marco et al., 2021).

Das **Kapitel 6: Systemische Krisenintervention** enthält Ideen zur Umsetzung einer ressourcen- und bedürfnisorientierten systemischen Arbeit in der Krisenintervention (Filipp & Aymanns, 2018). Sie finden verschiedene Interventionen, um das Umfeld der Betroffenen je nach Problematik einzubeziehen (Buchwald et al., 2004). Anhand des sozialen Atoms (Hawkley et al., 2005) können Sie einen grundlegenden Interventionsbedarf zur Reduktion von Einsamkeit (Holt-Lundstad et al., 2015; Wang et al., 2010; Cohen, 2004) abklären.

Im **Kapitel 7: Biopsychosoziales Störungsmodell** finden Sie ein Störungsmodell, das die drei wesentlichen negativen Prozesse (beeinträchtigte Problemlösung, überforderte Selbstregulation, Verlust der Ressourcenperspektive) und die daraus entstehende aufrechterhaltende Dynamik bei Anpassungsstörungen beschreibt. Hierauf basieren die wichtigsten Ansatzpunkte für die individuelle Psychotherapie bei Anpassungsstörungen: Unterstützung in der Problemlösung (Darvishi et al., 2023), der Selbstregulation (Linehan, 2008) sowie der Ressourcenorientierung (Hobfoll, 1998).

Im **Kapitel 8: Bedürfnisorientierte Problemlösung** finden Sie Arbeitsmaterialien, die den Betroffenen ein Verständnis über im Rahmen von Stressfolgestörungen beeinträchtigte Problemlösungsprozesse (Park et al., 2016; Girotti, 2018; Opler et al., 2016) vermitteln. Die Herangehensweise der bedürfnisorientierten Problemlösung verschafft Betroffenen auch in komplexen Situationen Orientierung und dient als Ausgangslage für konkrete Problemlösungsstrategien. Hier finden Sie Materialien für den Umgang mit Trauer als Sonderfall einer Krisensituation. Des Weiteren wird in diesem Kapitel die Arbeit mit dem inneren Team zur problemlösungsorientierten motivationalen Klärung vorgestellt. Ein wichtiger Punkt ist hierbei die Utilisation des Phänomens der Präokkupation (Eberle & Maercker, 2021).

Das **Kapitel 9: Bedürfnisorientierte Selbstregulation** beinhaltet Arbeitsmaterialien, die Betroffenen über den Circulus vitiosus erschöpfter oder dysfunktionaler Selbstregulation aufklärt (Shields et al., 2018) und ihnen das Finden von individuellen, motivational stimmigen Strategien für den Umgang mit belastendem innerem Erleben, u. a. Schlafstörungen und Selbstvorwürfe, erleichtert (Linehan, 2008; Boggis et al., 2020; Jinpa, 2016; Wells, 2011). Ein wichtiger Punkt ist die aktive Regulation des Phänomens der Präokkupation (Eberle & Maercker, 2022). Zudem finden Sie hier einen Überblick über hilfreiche medikamentöse Strategien und einen sicheren Umgang hiermit (Tubbs et al., 2021), falls eine Entaktualisierung der Symptomdynamik rasch indiziert ist oder durch andere Strategien nicht erzielt werden kann.

Das **Kapitel 10: Bedürfnisorientierte Ressourcenaktivierung** enthält Materialien, die die Betroffenen über den Circulus vitiosus des Ressourcenverlusts (Hobfoll et al., 2015) informieren und in der Reaktivierung ihrer persönlichen Ressourcen unterstützen. Die Ressourcenaktivierung ist aufgrund des störungsinhärenten Verlusts der Ressourcenperspektive ein zentraler Punkt für die Krisenbewältigung und darf in einer Standardtherapie von Anpassungsstörungen nicht fehlen.

Hinweise zur Nutzung der Arbeitsmaterialien

Die Arbeitsmaterialien des Therapie Tools »Anpassungsstörungen« beinhalten

- Vorlagen für mögliche Interventionen,
- dazugehörige Einsatzempfehlungen inklusive Umgang mit möglichen Schwierigkeiten für Therapeut:innen sowie
- Handouts in Form von Informations- und Arbeitsblättern für Betroffene.

Die Informations- und Arbeitsblätter für die Betroffenen sollten jeweils nur dann zum Einsatz kommen, wenn der darin behandelte Punkt als wesentlicher Faktor für das Bewältigungsgeschehen beurteilt wird. Behandelnde erhalten Hinweise zur Beurteilung der Relevanz durch den Punkt Indikation in den Einsatzempfehlungen. Viele Informationsblätter adressieren dysfunktionale Grundannahmen, die den Bewältigungsprozess behindern können. Zur Erhöhung der emotionsregulatorischen therapeutischen Präsenz (Bowlby, 1969; Siegel, 2007) sollten die Informationsblätter wenn möglich in der Sitzung nicht im Vordergrund stehen, sondern im Anschluss an die Sitzung zur eigenständigen Nachbearbeitung ausgehändigt werden. Behandelnde können die Informationsblätter als Back-up hinzuziehen (»Einen kurzen Augenblick bitte, ich möchte kurz überprüfen, ob wir noch etwas Wichtiges nicht angesprochen haben.«). Bei den Arbeitsblättern empfiehlt sich üblicherweise die gemeinsame Arbeit, es sei denn, die eigenständige Bearbeitung ist explizit ausgewiesen.

Die einzelnen Informations- und Arbeitsblätter sind nur in Einzelfällen aufeinander aufbauend. Diese Vorgehensweise dient dem vernetzten Charakter des Buches. Querverweise unterstützen Sie bei der Auswahl der passenden Interventionen, entsprechend den wechselhaften Bedürfnissen von Menschen mit Anpassungsstörungen. Die unstete Krisendynamik verunmöglicht ein Durcharbeiten des Buches von vorne bis hinten und erfordert immer wieder eine flexible Anpassung von Therapeut:innen an die situativen Notwendigkeiten.

Wichtig

Eine Krisenintervention zielt nicht auf die Ausbildung neuer Kenntnisse oder Fähigkeiten (Teismann & Willutzki, 2020), sondern darauf, den Bewältigungsprozess der Betroffenen zu unterstützen. Psychoedukation bei Anpassungsstörungen sollte sich daher immer auf wichtige Punkte für die Krisenbewältigung beschränken. Es empfiehlt sich, den Betroffenen prozessrelevante Informationen knapp und präzise zu vermitteln, und die Handouts zur anschließenden Nachbearbeitung mitzugeben. Die präzise mündliche Informationsvermittlung, ergänzt durch umfassendere schriftliche Informationen, kann die fluktuierende Aufnahmekapazität von Betroffenen kompensieren.

Icons

Die folgenden Icons werden Ihnen innerhalb des Buches begegnen:

T **»Therapeut:in«:** Dieses Icon zeigt, dass das Informationsblatt Ihnen als Therapeut dienen soll, beispielsweise als Einleitung in ein Thema.

P **»Patient:in«:** Mit diesem Icon versehene Informationsblätter richten sich an die Betroffenen. Sie werden diesen in der Regel im Anschluss an eine Bearbeitung in der Sitzung ausgehändigt.

T **P** Mit den beiden Icons gekennzeichneten Arbeitsblätter sollten gemeinsam bearbeitet werden, da sich Betroffene in der klinischen Erfahrung in der Einzelarbeit häufig überfordert zeigen.

A Dieses Icon kennzeichnet Materialien, die in der Angehörigen- oder Arbeitgeberarbeit verwendet werden können.

1 Grundlagen

Die Materialien dieses Kapitels dienen dazu, den Betroffenen einen allgemeinen, gut verständlichen und wissenschaftlich fundierten »Frame« für ihr Krisenerleben anzubieten. Die Veränderung des Kontextes, in dem Betroffene ihre Situation bewerten, ist eine der wichtigen therapeutischen Strategien der Systemischen Therapie (Satir, 1975). Im Sinne eines konstruktiven »Reframings« unterstützen Therapeut:innen die Betroffenen dabei, ihr Erleben in einen bewältigungs- und lösungsorientierten Kontext zu setzen.

Die Konsistenztheorie nach Klaus Grawe

Klaus Grawes Konsistenztheorie (1998, 2004) ist ein psychologisches Konzept, das die Entstehung psychischer Probleme und Lebenskrisen erklärt. Analog zur physiologischen Bedürfnisbefriedigung streben Menschen nach Erfüllung ihrer psychologischen Bedürfnisse. Das emotional-motivationale System und die erlernten motivationalen Schemata generieren Motivation und Strategien zur Sicherstellung der Befriedigung der psychologischen und physiologischen Grundbedürfnisse. Die Ressourcen eines Menschen umfassen alles, worauf er zur Befriedigung seiner Bedürfnisse zurückgreifen kann.

Menschliche Krisen zeichnen sich durch einen Ressourcenverlust aus. Je höher die Diskrepanz zwischen Wunsch nach Bedürfniserfüllung und wahrgenommener Bedürfnisrealisierung (Inkongruenz) und je höher die Unvereinbarkeit zwischen einzelnen Bedürfnissen (Diskordanz) ist, umso höher ist das allgemeine Inkonsistenzniveau eines Menschen. Je weniger die Befriedigung der Bedürfnisse nach einem Verlust gelingt, desto stärker steigt der Inkonsistenzdruck in Folge des Ereignisses.

In diesem Buch werden neben den vier Grundbedürfnissen nach Grawe (2004) die Bedürfnisse *Autonomie* sowie die der Maslow'schen Bedürfnispyramide angelehnten Bedürfnisse *Erholung* und *Entwicklung* (Goble, 1970) separat behandelt. Insgesamt werden also sieben psychologische Grundbedürfnisse für die klinische Arbeit vorgeschlagen. Die Arbeit an dem Bedürfnis *Autonomie* kann als Gegenpol und Ausgleich zu einem überaktivierten Bindungsbedürfnis dienen. Anhand des physiologischen Bedürfnisses *Erholung* wird die erhöhte Regenerationsnotwendigkeit bei Anpassungsstörungen erarbeitet. Die Exploration des Bedürfnisses *Entwicklung* bahnt einen veränderungsorientierten Annährungsmodus.

Stress und Stressfolgestörungen

Verschiedene Charakteristika psychosozialer Krisen (Ressourcenverlust, Unkontrollierbarkeit, Bedrohungserleben) aktivieren das psychophysiologische Stresssystem (Sanford et al., 2015). Die Aktivierung des Stresssystems bedingt grundlegende Veränderungen im psychophysiologischen Funktionieren der Betroffenen (Moses et al., 2023). Langfristig steigt die Wahrscheinlichkeit für das Auftreten verschiedener psychischer und somatischer Erkrankungen.

Stress- und Krisenbewältigung

Einige Ansätze der Resilienzforschung halten die erfolgreiche Anpassung aufgrund des häufigen Auftretens als Norm fest (z. B. Smeeth et al., 2021). Aus psychotherapeutischer Sicht sollte die Bewältigung von Krisen weder als selbstverständlich noch als Konsequenz von Gegebenheiten betrachtet werden, sondern als Prozess, der eine aktive und harte Arbeit seitens der Betroffenen beinhaltet. Die meisten Menschen benötigen Unterstützung in der Bewältigung, sei es durch ihr eigenes soziales Umfeld oder das professionelle Helfersystem.

> **Empfehlung zur therapeutischen Haltung**
>
> Eine gelungene Anpassung an widrige Umstände oder eine Verarbeitung schwerwiegender negativer Erlebnisse ist immer eine aktiv vollbrachte Leistung und verdient entsprechend Anerkennung.

Die therapeutischen Interventionen dieses Kapitels basieren neben Grawes Konsistenztheorie (1998, 2004) auf folgenden Theorien bzw. theoretischen Hintergründen:

- Hobfolls aktualisierte Theorie der Ressourcenerhaltung (1998)
- gängige Literatur zu Kriseninterventionen
- Ergebnisse der Stress- und Stressbewältigungsforschung (Filipp & Aymanns, 2018)
- Resilienzforschung

Arbeits- und Informationsmaterial

INFO 1 Begriffsklärung Anpassungsstörung und (Lebens-)Krise
Hier finden Sie eine Erklärung für die Koexistenz der Begrifflichkeiten Anpassungsstörung und Lebenskrise und Empfehlungen für deren Verwendung.

INFO 2 Psychologische Bedürfnisse: Wie entstehen Lebenskrisen?
Klaus Grawes (1998, 2004) Konsistenztheorie und die Entstehung von Krisen wird allgemeinverständlich erklärt.

AB 1 Psychologische Bedürfnisbefriedigung und Lebenskrisen
Nach einer Aufklärung über das psychologische Bedürfnissystem und die Entstehung von Krisen, beispielsweise anhand **INFO 2** »Psychologische Bedürfnisse: Wie entstehen Lebenskrisen?«, können Betroffene unterstützt werden, erste Hypothesen zur Bedeutung der psychosozialen Belastungen für ihr individuelles Bedürfnissystem zu erarbeiten.

INFO 3 Vom Ereignis zur psychologischen Belastung
Mithilfe dieses Informationsblatts können die Betroffenen unterstützt werden, Verständnis für die eigene Belastungsreaktion zu entwickeln und selbststigmatisierende Bewertungen zu revidieren. Es basiert auf der Konsistenztheorie (Grawe, 2004) und dem Konzept des *Relational Meaning* des Stressmodells von Lazarus (2000).

AB 2 Quiz: Stressfolgestörungen
Das Quiz vermittelt einige Fakten der Stressforschung (Moses et al., 2023; Lupien, 2022; Hamama-Raz et al., 2021; Neufeld et al., 2019; Irsing et al., 2012), die Betroffenen dabei helfen, ihren eigenen Zustand zu verstehen, ernst zu nehmen und Überlegungen zu Möglichkeiten der Stressregulation zu entwickeln.

AB 3 Beeinträchtigte kognitive Fähigkeiten im Rahmen einer Krise
Kognitive Defizite können bei situativem und chronischem Stress (Girotti, 2018; Radley et al., 2015) und bei Anpassungsstörungen (Franke Föyen et al., 2023) als Stressfolgestörungen auftreten. Betroffenen werden mögliche neurobiologische Grundlagen hierfür aufgezeigt und die vorübergehende Natur der Defizite erklärt.

INFO 4 Was ist eine Bedrohungskrise?
Das Informationsblatt bietet einen kognitiv-verhaltenstherapeutischen Ansatz für den Einstieg in die Bewältigungsarbeit bei Bedrohungserleben. Die beschriebenen kognitiven Strategien können gemeinsam durchgeführt werden. Bei Bedarf bietet sich eine weitergehende therapeutische Arbeit, beispielsweise auf der Grundlage der Affektregulationssysteme der Compassion Focused Therapy von Paul Gilbert (Stierle, 2022), an.

INFO 5 Gibt es eine »richtige« Krisenbewältigung?
Auf diesem Arbeitsblatt werden unterschiedliche Bewältigungsstile (Miller, 1987) erläutert, ohne eine Strategie als überlegen zu bewerten. Betroffene sind aufgefordert, ihren eigenen Bewältigungsstil zu reflektieren. In der Folge können sie unterstützt werden, ihre Bewältigungsstrategien anzuerkennen, ernst zu nehmen und etwaigen Unterstützungsbedarf gezielter zu kommunizieren.

INFO 6 Einsatzempfehlung: Annäherungspriming
Auf diesem Informationsblatt finden Therapeut:innen Anleitungen für die Arbeit mit Betroffenen, die sich durch die negativen Konsequenzen eines Ereignisses überwältigt fühlen, mit Unterstützung von **AB 4** »Eine Krise birgt auch Möglichkeiten«.

AB 4 Eine Krise birgt auch Möglichkeiten
Das Arbeitsblatt kann Betroffenen unterstützen, aus einem Tunnelblick auszusteigen. Die Zusammenstellung beruht auf der Arbeit von Filipp und Aymanns (2018).

AB 5 Zielablösung und -substitution
Das Arbeitsblatt hilft bei der Ablösung von Zielen und Neuorientierung, eine häufig zentrale therapeutische Aufgabe bei Anpassungsstörungen. Theoretische Hintergründe hierzu finden sich bei Klinger und Cox (2004).

INFO 1 • T

Begriffsklärung Anpassungsstörung und (Lebens-)Krise

Anpassungsstörungen

Der Begriff *Anpassungsstörung* entstammt medizinischen Klassifikationssystemen (*https://icd.who.int/en*). Diese beinhalten eine Zusammenstellung von Kriterien, die eine medizinische Diagnosestellung begründen. Im ICD-10 entstand aus der klinischen Realität eines bunten Bildes an Symptomen, die Betroffene als Folge eines Lebensereignissen entwickeln können, eine ebenso bunte Kategorie F43.2 mit verschiedenen, genauer bezeichneten Symptomen wie Depressivität, Ängsten, oder Störung des Sozialverhaltens. In der ICD-11 beschreibt die Diagnose *Anpassungsstörungen* weiterhin eine Reaktion auf ein auslösendes Ereignis, legt den Fokus jedoch auf den gemeinsamen Nenner der verschiedenen Störungsbilder, dem Symptom der Präokkupation (Eberle & Maercker, 2021), und die daraus entstehenden Funktionseinbußen.

> **Wichtig**
>
> Der Begriff »Anpassungsstörung« benennt mit »Anpassung« den gewünschten Zielzustand als Reaktion auf eine veränderte Lebenssituation. Die unzureichende Zielerreichung bezeichnet er als »Störung«. Aus psychotherapeutischer Perspektive ist diese Begrifflichkeit eher ungünstig, da sie Anpassung als Norm und nicht als Leistung definiert.

Krisenintervention

Für die meisten Betroffenen entspricht der Begriff *Anpassungsstörung* nicht ihrer subjektiven Wahrnehmung. Im Vordergrund steht für sie meist die Ruptur in ihrem gewohnten Lebenslauf. In der Definition von *Krisen* finden Betroffene ihre persönliche Wahrnehmung nachvollziehbarer widergespiegelt:

> »Eine Krise ist eine Wahrnehmung einer Situation oder eines Geschehens als ein unüberwindliches Hindernis, das die unmittelbar verfügbaren Ressourcen und Bewältigungsmöglichkeiten eines Individuums überschreitet.«
>
> James & Gilliland, 2005, S. 3

Welchen Begriff wähle ich in der Therapie?

Ein psychotherapeutischer Grundsatz ist, Menschen dort abzuholen, wo sie stehen. Die Validierung des Erlebens kann erfahrungsgemäß in der Therapie bei Anpassungsstörungen als ebenso zentral angenommen werden wie in der Dialektisch Behavioralen Therapie (DBT).

> **Tipp**
>
> Es ist empfehlenswert, die Begriffe »Anpassungsstörung«, »Krise« oder »Lebenskrise« so zu verwenden, wie es der Selbstwahrnehmung von Betroffenen entspricht. Viele Menschen verwenden den Begriff »Krise« von sich aus, bei anderen sollte man die Stimmigkeit des Begriffes erfragen, und – falls für die Betroffenen zutreffend – verwenden. (»Sie haben mir jetzt bereits einiges von Ihren aktuellen Problemen erzählt. Fühlt es sich für Sie aktuell so an, als wären Sie regelrecht in einer persönlichen Krise?«). Verwenden Betroffene alternative Begriffe für ihre aktuelle problematische Situation, sollten diese von Therapeut:innen übernommen werden.

INFO 2 • P

Psychologische Bedürfnisse: Wie entstehen Lebenskrisen?

Um zu verstehen, wie sich eine Lebenskrise entwickeln kann, ist es wichtig, sich zunächst mit einem grundlegenden Funktionsprinzip des Menschen auseinanderzusetzen: den psychologischen Bedürfnissen und deren Rolle für die psychologische Gesundheit.

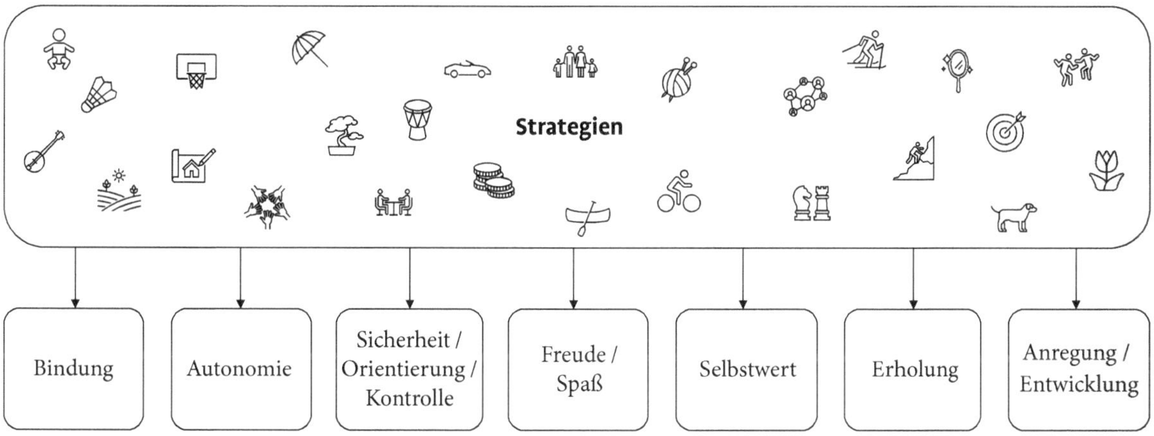

Das psychologische Bedürfnissystem

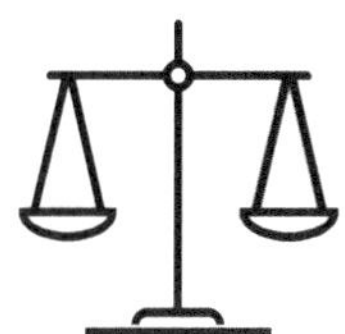

Wir Menschen benötigen neben der Befriedigung unserer physiologischen Bedürfnisse wie Schlaf oder Nahrungsaufnahme auch die Erfüllung psychologischer Bedürfnisse. Beispiele für psychologische Bedürfnisse sind Bindung, Autonomie, Selbstwert, Freude, Kontrolle, Erholung und Anregung. Wir streben nach Dingen, die unsere Bedürfnisse erfüllen, und vermeiden Dinge, die unsere Bedürfnisse bedrohen.

Die Vorlieben und Abneigungen für die Strategien, mit denen wir unsere Bedürfnisse erfüllen, sind geprägt durch unsere Kindheit. Wir lernen, womit wir unsere Bedürfnisse besonders gut befriedigen können, aber auch, was wir besser nicht tun sollten, um unsere Bedürfnisbefriedigung nicht zu gefährden. Unsere Strategien verändern sich im Laufe des Lebens, wir passen uns an sich stetig ändernde Lebensumstände an. Zur Veranschaulichung: In der Kindheit wird unser Bindungsbedürfnis eher durch unsere Familie erfüllt, in der Jugend und im frühen Erwachsenenalter zunehmend durch Freundschaften, im Verlauf zudem von Arbeitskollegen oder im Rahmen von Partnerschaften.

Indikatoren für die Erfüllung unserer psychologischen Bedürfnisse sind unsere Gefühle. Bei einer erfolgreichen Bedürfnisbefriedigung kommt es zu positiven Gefühlen, unerfüllte Bedürfnisse aktivieren dagegen negative Gefühle. Unsere Gefühle helfen uns dabei, Entscheidungen in Richtung der Bedürfnisbefriedigung (Annäherung) und gegen Bedrohungen unserer Bedürfnisse (Vermeidung) zu treffen. Je besser wir unsere psychologischen Bedürfnisse sättigen können, desto höher sind unsere psychologische Gesundheit und unsere selbstwahrgenommene Lebenszufriedenheit.

Psychologische Bedürfnisse: Wie entstehen Lebenskrisen?

Die Entwicklung von Lebenskrisen

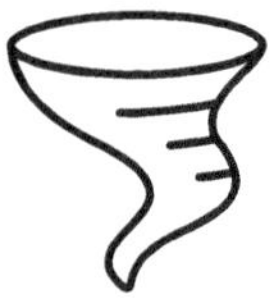

Aufgrund eines negativen Ereignisses können wichtige Strategien zur Bedürfnisbefriedung entfallen. Wenn bedürfniserfüllende Strategien nicht mehr zur Verfügung stehen, bleiben zuvor erfüllte Bedürfnisse nun unerfüllt. Je wichtiger die Strategie für unser psychologisches Bedürfnissystem war, desto »hungriger« werden unsere Bedürfnisse, und desto stärker die negativen Gefühle. Negative Gefühle beginnen unsere Wahrnehmung und unser Verhalten zu bestimmen. Aus dieser Dynamik kann sich eine Abwärtsspirale entwickeln, die das Krisenerleben immer stärker werden lässt.

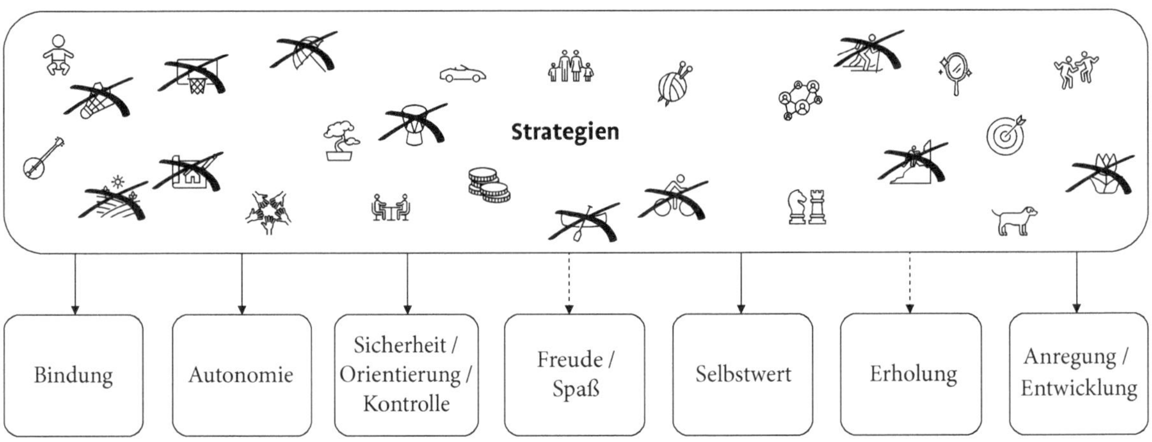

Psychologische Bedürfnisbefriedigung und Lebenskrisen

Was haben Sie im Rahmen dieser Lebenskrise verloren? Neben materiellen Dingen können auch nicht direkt greifbare, also abstrakte Dinge verloren gehen, wie etwa positive innere Grundüberzeugungen oder anderes. Versuchen Sie herauszufinden, was Sie verloren haben, und schreiben Sie es hier auf.

Bindung	Autonomie	Sicherheit / Orientierung / Kontrolle	Freude / Spaß	Selbstwert	Erholung	Anregung / Entwicklung

Für welche Ihrer Bedürfnisse stellen aktuelle Ereignisse oder Veränderungen einen Verlust dar? Ziehen Sie Verbindungen!

Vom Ereignis zur psychologischen Belastung

Welche Faktoren tragen zur aktuellen Belastungssituation bei?
In der Krisenintervention ist es zunächst wichtig, die einzelnen Komponenten der aktuellen Belastungssituation zu identifizieren. Hierbei lassen sich äußere und innere Determinanten unterscheiden. Schauen Sie sich die folgenden Beispiele dazu an.

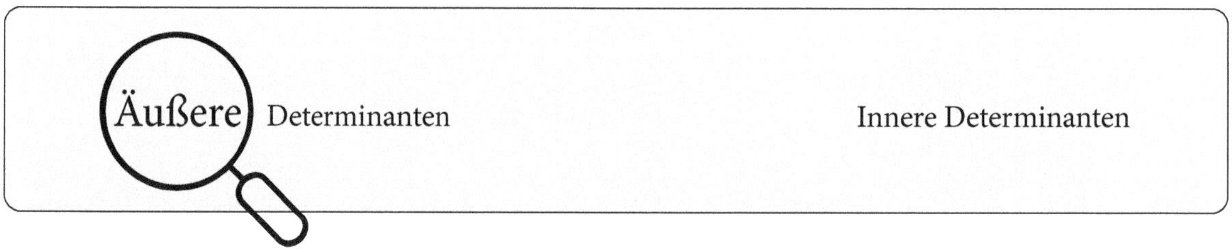

Äußere Determinanten: Was sind die belastenden Umstände?
Frau Meier ist mit der Fürsorge ihrer beiden Kinder so stark gefordert, dass sie sich nicht ausreichend Zeit nimmt für ihre Selbstfürsorge und so in einen Erschöpfungszustand gerät. Äußere Umstände, die dazu beitragen, sind, dass sie Alleinverdienerin ist und durch die hohe Belastung ihres Jobs sehr viel Regenerationszeit benötigen würde.

Herr Müller entwickelt im Rahmen von sich konkretisierenden Trennungsabsichten seiner Ehefrau Selbstzweifel und Ängste, die seine Handlungsfähigkeit zunehmend beeinträchtigen. Äußere Umstände sind, dass im Rahmen der räumlichen Trennung neben vielen anderen Dingen zu regeln ist, wie mit dem gemeinsamen Haus vorgegangen wird.

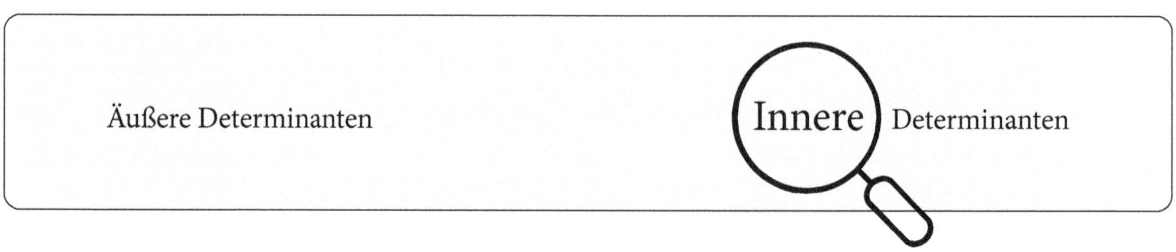

Innere Determinanten: Was sind innere Haltungen, Wertvorstellungen, Grundüberzeugungen, Gewohnheiten, die eine Situation für eine Person besonders belastend machen?
Innere Umstände bei Frau Meier sind, dass sie die Zeit mit ihren Kindern sehr genießt, da sie eine tiefe, liebevolle Bindung zu ihnen spürt und sie vermisst, wenn sie von ihnen getrennt ist. Sie hat zudem Schuldgefühle, wenn sie ihre Kinder in der Obhut ihrer Mutter lässt, da sie die Erwartung an sich hat, dass sie so viel wie möglich für ihre Kinder da sein sollte.

Herr Müller hat die Beziehung zu seiner eher dominanten Ehefrau trotz Differenzen als befriedigend erlebt und ihr Trennungswunsch trifft ihn tief. Er hat zudem in den letzten Jahren die Gewohnheit entwickelt, ihr die meisten Entscheidungen zu überlassen, um Konflikte zu vermeiden. Die neue Situation, in der er von heute auf morgen alle Entscheidungen für sich allein treffen muss, ist für ihn also ungewohnt und er fühlt sich entsprechend unsicher.

Vom Ereignis zur psychologischen Belastung

Individuelle Reaktionen auf äußere Belastungen

Wenn nun Frau Meier in Herrn Müllers Situation wäre, könnte es sein, dass ihre Wünsche, für ihre Kinder da zu sein, ihr Kraft verleihen, die schwierige Trennungssituation zu meistern. Umgekehrt könnte es sein, dass Herr Müller in Frau Meiers Situation keine Schwierigkeiten hätte, die Kinder zur Betreuung anderen Personen zu übergeben, um sich ausreichend erholen zu können. Für eine Person kann eine Situation als zwar belastend, aber prinzipiell lösbar erscheinen, die für jemand anderen eine große Hürde darstellt.

Wichtig

Unterschiedliche Reaktionen sind nicht per se Ausdruck von mehr oder weniger psychischer Gesundheit, sondern ein Abbild unseres Werte- und Bedürfnissystems: Je wichtiger etwas für uns ist, desto schmerzhafter ist dessen Bedrohung oder Verlust. Die Bedeutung desselben Ereignisses für Menschen kann also sehr unterschiedlich sein.

Quiz: Stressfolgestörungen

Auslöser von Stress

(1) Das Stresssystem kann in Situationen aktiviert werden, in denen wir wenig eigene Kontrolle über die Ereignisse wahrnehmen, und/oder angesichts von Ereignissen, die unsere psychologische oder physiologische Bedürfniserfüllung bedrohen.
- ☐ Richtig, war mir bekannt.
- ☐ Ich schätze, das ist richtig.
- ☐ Ich glaube, das ist falsch.
- ☐ Falsch, da bin ich mir sicher.

Konsequenzen von Stress

(2) Die Konsequenzen von Stress auf unseren Organismus sind vielfältig: Stress beeinflusst unsere kognitive Leistungsfähigkeit, unsere Befindlichkeit, unser Immunsystem.
- ☐ Richtig, war mir bekannt.
- ☐ Ich schätze, das ist richtig.
- ☐ Ich glaube, das ist falsch.
- ☐ Falsch, da bin ich mir sicher.

Stress vs. Emotionale Dysregulation

(3) Das, was viele Menschen als Stress erleben, entspricht eher einer emotionalen Dysregulation und ist nicht mit einer Aktivierung des Stresssystems verbunden.
- ☐ Richtig, das war mir bekannt.
- ☐ Ich schätze, das ist richtig.
- ☐ Ich glaube, das ist falsch.
- ☐ Falsch, da bin ich mir sicher.

Vulnerabilität für Stressfolgestörungen

(4) Manche Menschen können per se keine Stressfolgestörungen entwickeln.
- ☐ Richtig, das war mir bekannt.
- ☐ Ich schätze, das ist richtig.
- ☐ Ich glaube, das ist falsch.
- ☐ Falsch, da bin ich mir sicher.

(5) Menschen, die etwas für ihre psychologische Gesundheit tun, haben ein geringes Risiko, nach einem negativen Ereignis Stressfolgeerkrankungen zu entwickeln.
- ☐ Richtig, das war mir bekannt.
- ☐ Ich schätze, das ist richtig.
- ☐ Ich glaube, das ist falsch.
- ☐ Falsch, da bin ich mir sicher.

Bewältigung von Stress

(6) Wenn ich mich aktiv mit der Erfüllung meiner psychologischen Bedürfnisse auseinandersetze, kann ich dazu beitragen, meine Resilienz gegenüber Stressoren zu erhöhen.
- ☐ Richtig, das war mir bekannt.
- ☐ Ich schätze, das ist richtig.
- ☐ Ich glaube, das ist falsch.
- ☐ Falsch, da bin ich mir sicher.

Quiz: Stressfolgestörungen

Antworten:

(1) Das ist richtig. Die physiologische und psychologische Stressantwort unterscheidet sich darin, dass physiologische Stressantworten in »alten« Hirnstrukturen wie dem Hirnstamm ausgelöst werden, während psychologische Stressoren die erste Antwort in höheren Gehirnstrukturen wie dem limbischen System erzeugen. Im Anschluss sind die Antworten auf physiologische und psychologische Stressoren ziemlich ähnlich und können beispielsweise die Reaktionen Kampf / Flucht / Erstarren beinhalten.

(2) Das ist richtig. Stress versetzt unseren gesamten Organismus in die Lage, bedrohliche Situationen zu überleben. Dies beinhaltet kurzfristig auch positive Konsequenzen für unsere Leistungsfähigkeit. Längerfristig hat die Aktivierung des Stressmodus negative Konsequenzen für unsere psychische und körperliche Gesundheit.

(3) Das ist richtig. Selbst Panikattacken können gänzlich ohne eine Aktivierung des Stresssystems stattfinden.

(4) Falsch. Alle Menschen können, je nach Stressor, Stressfolgestörungen entwickeln.

(5) Das ist richtig. Menschen, die allgemein eine gute psychologische Gesundheitspflege betreiben, sind geschützter vor den negativen Konsequenzen stressiger oder negativer Lebensereignisse.

(6) Das ist richtig. Unsere psychische Gesundheit und auch unsere Lebenszufriedenheit hängen eng mit der Befriedigung unserer psychologischen Bedürfnisse zusammen.

Beeinträchtigte kognitive Fähigkeiten im Rahmen einer Krise

Menschen in einer Krise fällt häufig auf, dass ihr Gehirn anders funktioniert als sonst. So kann es ihnen schwerfallen,

☐ **sich mitzuteilen**. Passende Worte, vor allem für inneres Erleben, können für sie schwer zu finden sein.

☐ **ihren Tag zu planen**. Organisieren kann sie mehr Kraft kosten.

☐ **zielorientiert zu handeln**. Es kann schwerer als sonst fallen, ihre Ziele konsequent zu verfolgen und sich nicht in Unwichtigem zu verlieren.

☐ **Entscheidungen zu fällen**. Es kann schwerfallen, Vor- und Nachteile verschiedener Möglichkeiten gegeneinander abzuwägen und zu einer Entscheidung zu kommen.

☐ Ihre **Aufmerksamkeit** so **zu steuern**, wie sie das wollen. Die Aufmerksamkeit kann wie von selbst zu bestimmten Themen zurückkehren.

☐ **sich selbst zu regulieren**. Ihre Fähigkeit, eigene Reaktionen zu verhindern, kann reduziert sein, und sie reagieren impulsiver.

☐ **auf mehreres** zur selben Zeit **zu reagieren**. Zeitgleiche Handlungsaufforderungen zu ordnen und zu erfüllen („Multitasking") kann schwieriger sein.

☐ **Dinge zu erinnern**. Ihr Erinnerungsvermögen kann schlechter sein und sie vergessen Ereignisse, Termine, Gegenstände.

☐ **Reize auszublenden.** In einer Umgebung mit vielen Reizen können sie sich unwohl und überreizt fühlen.

☐ **flexibel** auf die Anforderungen von außen **zu reagieren**. Unvorhergesehenes kann Stress auslösen und die Neuorientierung erschwert sein.

Welche Einschränkungen haben Sie bei sich selbst festgestellt? Kreuzen Sie sie an! Gibt es noch andere Phänomene, die Ihnen aufgefallen sind?

....

....

....

....

Beeinträchtigte kognitive Fähigkeiten im Rahmen einer Krise

Die menschliche Neurobiologie in Krisen

Die Forschung zu diesem Thema lässt noch keine definitiven Aussagen zu, aber die genannten Einschränkungen können unter anderem auf zwei neurobiologische Phänomene zurückzuführen sein:

- Starker psychischer Schmerz, Angst und Stress beeinflussen die Gehirnaktivität und führen zu Veränderungen in lokalen Aktivierungsmustern. Insbesondere die Tätigkeit des Frontalhirns ist beeinträchtigt. Die Aktivität unseres Frontalhirnes befähigt uns jedoch zu den oben beschriebenen Selbststeuerungsprozessen. Durch die Funktionseinschränkung sind diese Fähigkeiten reduziert. Es handelt sich hier um eine unmittelbare Konsequenz der unangenehmen inneren Zustände, die wieder verschwindet, wenn deren Intensität abnimmt.
- Wenn eine Aktivierung der Stressachse über längere Zeit anhält, können zudem Hirnregionen wie das Frontalhirn und der Hippocampus, unser Gedächtniszentrum, geschädigt werden. Die feinen Verbindungen zwischen den dortigen Nervenzellen (»Dendriten«) ziehen sich zurück. Auch dies führt zu Funktionseinbußen in unseren Selbststeuerungsprozessen. Erst wenn sich das Stresssystem wieder beruhigt, regenerieren sich diese. Daher handelt es sich hier um eine länger anhaltende Konsequenz, die sich jedoch ebenfalls wieder vollständig zurückbildet.

Zusammenfassung

Bei Stressfolgeerkrankungen sind bestimmte Hirnareale wie das Frontalhirn und der Hippocampus beeinträchtigt. Hierdurch sind komplexe Selbststeuerungs- und Problemlösungsfähigkeiten reduziert. Diese Beeinträchtigung ist reversibel, das heißt, sie klingt wieder vollständig ab.

Wenn Sie dazu weitere Fragen haben, können Sie diese jederzeit Ihrem Therapeuten oder Ihrer Therapeutin stellen! Bitte notieren Sie diese hier:

....

....

....

....

Was bedeutet dieses Wissen für Sie?

....

....

....

....

INFO 4 • P

Was ist eine Bedrohungskrise?

Bisher ist keine Katastrophe eingetreten – und dennoch empfinden Sie Ihre Situation als äußerst bedrohlich. Ihr inneres Gleichgewicht ist gestört, Sie machen sich Sorgen, schlafen schlechter und haben weniger Appetit.

Auf den ersten Blick mag dies paradox klingen: Obwohl unser Leben (noch immer) stabil ist, fühlen wir uns so schlecht, als wäre das befürchtete Ereignis bereits eingetreten.

Der Bedrohungsmodus

Wir Menschen haben im Gegensatz zu Tieren eine besonders gut ausgeprägte Fähigkeit, die Zukunft vorwegzunehmen, und wir reagieren emotional auf diese inneren Vorstellungen. Wenn wir eine Katastrophe antizipieren, aktiviert unser psychophysiologisches System den Bedrohungsmodus, den wir im Falle des tatsächlichen Eintretens dieser Katastrophe zum Überleben benötigen werden. Dieser Bedrohungsmodus bedeutet eine

- physiologische Anpassung, die eine unmittelbare Bereitschaft ermöglicht, z. B. durch beschleunigten Herzschlag und schnellere Atmung;
- Reduktion des Entspannungsbedarfs und somit auch eine Verminderung des Schlafdrucks;
- Verhaltensaktivierung, die mit körperlicher Unruhe und gedanklicher Hyperaktivität einhergeht.

Wenn wir keine Lösung finden, um das imaginierte Problem abzuwenden, oder unser Gehirn nicht klar signalisiert bekommt, dass die Gefahr gebannt ist, bleibt der Bedrohungsmodus aktiviert. Diese längerfristige Aktivierung hat verschiedene negative gesundheitliche Folgen, die unter anderem auf die verminderte Regenerationsfähigkeit zurückzuführen sind.

Sicherheitssignale

Um den Bedrohungsmodus zu beenden, braucht es klare Signale, dass wir in Sicherheit sind und keine Katastrophe stattfinden wird. Es ist individuell unterschiedlich, wie wir dieses Signal herstellen können. Es ist wichtig, Strategien zu finden, die für Sie persönlich wirksam sind. Folgendes kann hilfreich sein:

- Identifikation der Bereiche Ihres Lebens, die von der Bedrohung nicht betroffen sind, also unabhängig stabil sind
- eine möglichst präzise Definition des antizipierten Verlustes. Dies hilft, die negative emotionale Beeinflussung kognitiver Prozesse zu verhindern (»Katastrophisieren«).
- Entwicklung einer Problemlösungsstrategie zur Abwendung der Gefahr
- Aufbau von Zuversicht hinsichtlich der Zielerreichung
- Konstruktion eines realistischen Szenarios im Fall einer Unabwendbarkeit der Gefahr

Dies sind nur einige der möglichen hilfreichen Strategien. Falls Sie darüberhinausgehendes Interesse an dem Bedrohungsmodus und Regulationsstrategien haben, können Sie dies jederzeit ansprechen.

Gibt es eine »richtige« Krisenbewältigung?

Unterschiedliche Formen der Stressbewältigung

Die Stressregulation in belastenden Situationen variiert von Person zu Person. In Untersuchungen zur Stressbewältigung wurden zwei grundlegend unterschiedliche Varianten identifiziert: das »Monitoring« und das »Blunting«. Keine dieser beiden Strategien ist per se »besser« als die andere, aber sie verfolgen unterschiedliche Ziele. Schauen wir uns diese beiden Formen einmal genauer an:

»Monitors«. Menschen, die mit »Monitoring« auf belastende Situationen reagieren, suchen nach Informationen, durch die sie Klarheit über die Situation gewinnen. Sie wollen das Problem möglichst umfassend verstehen, um effiziente Lösungsansätze zu finden. Monitoring bietet den Vorteil, dass schnell Klarheit darüber entsteht, welche Maßnahmen ergriffen werden müssen. Es ermöglicht einen umfassenden Überblick über die Situation und schafft Orientierung.

Ein Nachteil des Monitorings besteht darin, dass in Situationen, in denen keine unmittelbare Lösung verfügbar ist oder die Lösung nicht in der Hand der Betroffenen liegt, der Fokus verstärkt auf das Problem gerichtet wird. Dadurch kann das Problem im Erleben der Betroffenen immer zentraler werden. Es besteht die Gefahr, dass sich Ängste und Gedankenkreisen entwickeln und eine Negativspirale in Gang gesetzt wird, die stressverstärkend wirkt.

»Blunters«. Menschen, die durch »Blunting« auf Belastungssituationen reagieren, richten ihren Blick auf beruhigende Aspekte eines Problems. Sie orientieren sich an den Informationen, die ihnen Zuversicht schenken, und warten erst einmal ab, welche Aktion überhaupt notwendig wird. Blunting hat den Vorteil, dass eine entspannte Zuversicht auch in schwierigen Situationen lange aufrechterhalten werden kann.

Nachteil ist, dass in Situationen, in denen dringender Handlungsbedarf besteht, durch das Warten Folgeprobleme entstehen. Blunting kann dazu führen, dass Menschen ihre emotionale Reaktion auf eine belastende Situation unterdrücken oder die Auseinandersetzung damit gänzlich vermeiden. Dies kann lösungsorientierte Prozesse verhindern und die Gesamtproblematik aufrechterhalten.

Einige Menschen bevorzugen eine der beiden Formen der Stressbewältigung, und sie greifen in belastenden Situationen intuitiv darauf zurück. Durch ein nicht passendes Informationsangebot erhöht sich ihr Stressniveau. Wenn sie jedoch in der Anwendung ihrer Strategie unterstützt werden, zum Beispiel, indem ihnen viele Informationen angeboten werden, oder sie nur wenige wichtige und zuversichtlich stimmende Informationen erhalten, reduziert sich ihr Stressniveau besonders schnell. Viele Menschen wählen ihre Strategie jedoch auch situationsabhängig, je nachdem, wie viel Kontrolle sie über eine Situation erleben.

Gibt es eine »richtige« Krisenbewältigung?

Erkennen Sie Ihre Stressregulation in einem der beschriebenen Pole wieder – oder reagieren Sie eher situativ?

....

....

....

Wie reagieren Sie in der aktuellen Belastungssituation? Führen mehr Informationen eher zu einer Beruhigung oder regen Sie diese eher auf?

....

....

....

Tipp

Wenn Sie feststellen, dass Sie zu einem der beiden »Bewältigungstypen« gehören, sprechen Sie mit Ihrem therapeutischen und persönlichen Umfeld darüber, damit diese Sie gezielter und wirksamer unterstützen können! Gerade wenn Menschen mit unterschiedlichen Bewältigungsstrategien gemeinsam versuchen, eine Krise zu bewältigen, ist es wichtig, die Unterschiede anzuerkennen und gemeinsam einen Weg zu finden, wie alle Beteiligten ihre bevorzugte Bewältigungsart effektiv nutzen können.

Einsatzempfehlung: Annäherungspriming

Das Ziel der Therapie bei Anpassungsstörungen ist die Förderung einer positiven Anpassung Betroffener an die Folgen negativer Ereignisse oder, nach Ressourcenverlusten, an neue Lebenssituationen. Es kann im therapeutischen Prozess mitunter herausfordernd sein, hierbei attraktive Perspektiven und Annäherungsziele zu finden. Mithilfe von **AB 4** »Eine Krise birgt auch Möglichkeiten« können generelle Gewinne durch Krisen und deren Bewältigung herausgearbeitet werden.

Indikation der Intervention

- Die Betroffenen empfinden sich als »Verlierer auf der ganzen Linie«.
- Das Verlusterlebnis erscheint für die Betroffenen überwältigend.
- Die Betroffenen wünschen Unterstützung, um positive Perspektiven in ihrer aktuellen Lebenssituation zu erkennen.

(Relative) Kontraindikation der Intervention

- Trauer um eine geliebte Person. Falls in der Krise die emotionale Reaktion auf den Tod einer nahestehenden Person im Vordergrund steht, ist der therapeutische Fokus zunächst meist auf die Anerkennung der verlorenen Beziehung, die Trauerbewältigung und ggf. die Auflösung von konfliktiven Gefühlen gegenüber der verstorbenen Person (*unfinished business*, Greenberg, 2006) zu legen, ehe sich Betroffene positiven Konsequenzen zuwenden können.

Handlungsanleitung

Die Bewältigungsforschung stellt prinzipiell eine schädliche gesundheitliche Wirkung negativer oder stresserzeugender Lebensereignisse fest. Positive Konsequenzen entstehen eher aus dem Bewältigungsprozess denn aus den Belastungen per se. Daher ist wesentlich, dass diese Intervention keinen Druck bei den Betroffenen auslöst, »im Schatten wachsen zu müssen« (Filipp & Aymanns, 2018).

Dennoch kann es hilfreich sein, auch vor dem Finden konkreter Lösungen gemeinsam eine behutsam ressourcenorientiert-zuversichtliche Perspektive auf die aktuelle Lebenssituation einzunehmen, um Besserungserwartungen zu erzeugen.

Die Priorisierung der möglichen positiven Entwicklungen durch die Betroffenen geben dem Therapeuten eine Orientierung, wofür die Betroffenen zu dem Zeitpunkt am ehesten motivationale Ressourcen aufbringen können.

Mögliche Schwierigkeiten

Manche Betroffene sehen die positiven Möglichkeiten als »schwachen Trost«. Die Reaktion ist äußerst verständlich und sehr häufig. Sie können folgendermaßen reagieren: »Ich kann es sehr gut nachvollziehen, dass Ihnen die Möglichkeiten wie ein schwacher Trost erscheinen. Gleichzeitig ist es so, dass Krisen Scheidewege für unser weiteres Leben darstellen, und daher ist es wichtig, dass wir uns damit auseinandersetzen, in welche Richtung Sie sich Entwicklung wünschen würden.« Wie bei einer Trauerreaktion kann die Verarbeitung des Verlusts zunächst prioritär sein.

Eine Krise birgt auch Möglichkeiten

Auch wenn es zu Beginn der Krise unmöglich scheint: Krisen bieten uns auch Chancen. Im Allgemeinen werden diese erst im späteren Verlauf der Krisenbewältigung ersichtlich, wenn das Schlimmste überstanden ist. Studien im Bereich der Stress- und Resilienzforschung haben mögliche positive Auswirkungen einer Krise aufgezeigt. Im Folgenden finden Sie eine Übersicht.

- ☐ **Neuorientierung.** In Krisenzeiten sind wir besonders stark damit konfrontiert, dass unser Leben nicht unseren Bedürfnissen entspricht. Die Verlust- oder Beeinträchtigungserfahrungen in einer Krise bieten die Möglichkeit, einen Schritt zurück zu machen und unser Leben distanzierter zu betrachten. Das hilft uns dabei, zu bestimmen, welche Richtung wir einschlagen wollen, um unser Leben besser an unsere Bedürfnisse anzupassen.

- ☐ **Selbstbewusstsein.** In der Auseinandersetzung mit unseren unerfüllten Bedürfnissen können wir erfahren, was wir persönlich in unserem Leben brauchen, und was uns nicht guttut. Dieses neu erworbene Selbstbewusstsein kann längerfristig zu mehr Kompetenz im Umgang mit unseren Bedürfnissen führen. Wenn wir Alltagsentscheidungen bedürfnisgerechter ausrichten können, steigt unsere allgemeine psychologische Gesundheit und Lebenszufriedenheit.

- ☐ **Bewältigungserfahrungen.** Die Bewältigung schwieriger Situationen führt dazu, dass wir unsere Stärken erfahren können: Welche unserer Strategien, Fähigkeiten und Eigenschaften helfen uns im Überwinden von Hindernissen? Zusätzlich können neue Bewältigungsstrategien erlernt und trainiert werden. Dadurch steigt nicht nur unser Selbstvertrauen, sondern auch unsere Fähigkeit, Krisen zu bewältigen. Insbesondere in der heutigen Zeit, in der wir regelmäßig mit Veränderungen konfrontiert sind, ist diese Kompetenz von großer Bedeutung.

- ☐ **Vertiefung sozialer Beziehungen.** Menschen in Krisen wenden sich häufig vermehrt ihren wichtigen Bindungspersonen zu, und erleben hierdurch intensivere und emotionalere Beziehungen. Das kann dazu führen, dass sich längerfristig tiefere Beziehungen ausbilden, die wiederum erfüllend wirken.

- ☐ **Mitgefühl.** Im Verlauf von Krisen erleben einige Menschen, dass sich ihr Mitgefühl für andere Menschen vertieft (gemeinsames Mensch-Sein). Dies hat sehr positive Konsequenzen: Das Gefühl von sozialer Verbundenheit wirkt stresslindernd, emotionsregulatorisch und erhöht das Wohlbefinden.

- ☐ **Achtsamkeit.** Lebenszeiten, in denen alles wie geplant läuft, fördern den sogenannten Autopiloten-Modus, das heißt, eine gewohnheitsmäßige Abfolge von Handlungen, Wahrnehmungen und Bewertungen, die wenig Änderungsspielraum lassen. Eine Krise zwingt uns, diesen Modus zu verlassen, und jeden Moment neu zu erleben. Das Leid, das hiermit verbunden ist, kann als Motor dienen, alte Bahnen zu verlassen und den Alltag neu zu entdecken. Eine erhöhte Achtsamkeit wirkt stresslindernd, emotionsregulatorisch und steigert längerfristig unsere Fähigkeit, im Hier und Jetzt positive Erfahrungen zu machen.

- ☐ **Dankbarkeit.** Viele Menschen in einer Krise erleben zunächst eine Einengung ihres Handlungsspielraums. Diese Einengung kann dazu führen, dass wir beginnen, Kleinigkeiten mehr wertzuschätzen und aus einer unreflektierten Erwartungshaltung auszusteigen. Das Ablegen von Erwartungshaltungen und das Erleben von Dankbarkeitsgefühlen führt zu mehr Lebenszufriedenheit.

Eine Krise birgt auch Möglichkeiten

Wichtig

Es ist wichtig zu beachten, dass diese positiven Konsequenzen nicht automatisch entstehen. Meistens sind Menschen in einer Krise auf Unterstützung von ihren Mitmenschen angewiesen. Vor allem braucht es viel Präsenz, Geduld und Engagement auf Seiten der Betroffenen. Aber es lohnt sich, bleiben Sie dran!

Welche der genannten Punkte ist für Sie in Ihrer aktuellen Situation am wichtigsten? Ordnen Sie die Punkte nach Priorität, von 1 (höchste Priorität) bis maximal 7 (niedrigste Priorität)!

Inwiefern könnte Ihr Leben durch die positiven Konsequenzen gewinnen:

Neuorientierung:

....

....

Selbstbewusstsein:

....

....

Zielablösung und -substitution

Ziele als Strategien zur psychologischen Bedürfnisbefriedigung

Alle Ziele, die wir gewählt haben, stellen Strategien dar, wie wir unsere psychologischen Bedürfnisse jetzt oder in Zukunft optimal erfüllen möchten. Jede Strategie hat jedoch auch Kosten für das psychologische Bedürfnissystem. Mit anderen Worten: Jedes Ziel bringt unweigerlich Verzicht auf andere Möglichkeiten zur Bedürfnisbefriedigung mit sich.

Beispiel

- Wenn ich mich entschieden habe, eine zusätzliche Ausbildung zu beginnen, anstatt weiter Vollzeit zu arbeiten, soll dies vielleicht meiner persönlichen Entfaltung oder der Aussicht auf mehr Lohn dienen. Dafür verzichte ich auf ein unmittelbar höheres Gehalt und ich verpflichte mich, zu lernen, Prüfungen zu bestehen und meine Freizeit einzuschränken.
- Wenn ich mich entschieden habe, mich auf meine Familie zu konzentrieren und meine berufliche Perspektive in den Hintergrund zu stellen, dient dies vielleicht dem Verwirklichen meiner Werte als Mutter oder Vater und ich tue dies aus Liebe. Dafür verzichte ich auf eine bessere Ausbildung oder eine Karriere.

Der Zusammenhang von Krisen und Rentabilität eines Ziels

Unsere Lebenssituation kann sich ändern, so dass sich das Gleichgewicht von Ertrag und Kosten eines Ziels für das psychologische Bedürfnissystem verschlechtert. Eine Krise kann jedoch auch Konsequenz davon sein, dass ein gewähltes Ziel im Hier und Jetzt so viel Verzicht mit sich bringt, dass unsere psychologischen Bedürfnisse nicht mehr in gesundem Maße befriedigt werden können. In jedem Fall stellt sich die Frage: Ist das Ziel, das ich gewählt habe, (immer noch) das, was sich für mich zu verfolgen lohnt, trotz und mit Kosten?

Eine Untersuchung von Ertrag und Kosten meines Ziels

Welches Ziel möchte ich untersuchen?

....

Inwiefern haben sich, etwa durch veränderte Lebensumstände, der Ertrag und die Kosten meines Zieles für meine psychologische Bedürfniserfüllung geändert?

Ertrag:

....

Kosten:

....

Zielablösung und -substitution

Wie sieht das Gleichgewicht zwischen Ertrag und Kosten der Verfolgung meines Ziels für meine psychologische Bedürfniserfüllung im Rahmen meiner gegenwärtigen Lebensumstände aus? Was bringt es mir, worauf muss ich verzichten?

Ertrag:

....

Kosten:

....

Könnte ich in der Art und Weise, wie ich mein Ziel verfolge (z. B. Intensität, Priorisierung, Organisation) das Gleichgewicht zwischen Ertrag und Kosten für meine psychologische Bedürfniserfüllung im Hier und Jetzt ausgewogener werden lassen?

....

....

Falls das aktuelle Ziel zu hohe Kosten aufweist: Gäbe es ein alternatives Ziel mit besserem Ertrag und geringeren Kosten für meine psychologische Bedürfniserfüllung im Hier und Jetzt? Könnte dies auch längerfristig ein lohnendes Ziel darstellen?

....

....

Wenn ja, warum fällt es mir schwer, das alte Ziel aufzugeben und das neue Ziel zu verfolgen? Muss ich mich von etwas verabschieden?

....

....

Was wären die Vorteile des alternativen Ziels für meine psychologische Bedürfniserfüllung im Hier und Jetzt?

....

....

Wie könnte ein erster Schritt in Richtung des alternativen Ziels von meiner Seite her aussehen?

....

....

2 Anamnese und Diagnostik

Im Rahmen von belastenden Situationen ist das Risiko für die Entwicklung psychischer Erkrankungen deutlich erhöht. Häufig handelt es sich hierbei um stressbedingte Symptome, die sich mit Bewältigung der Belastung wieder zurückbilden, es können jedoch auch Erkrankungen mit zusätzlichem Therapiebedarf ausgelöst werden. Die Diagnosestellung kann aufgrund der Überschneidung der Symptomatik einzelner Diagnosen herausfordernd sein. Eine primäre differentialdiagnostische Einschätzung anhand eines sorgfältigen Psychostatus ist im Rahmen der üblichen psychologisch-psychiatrischen Diagnostik fundamental. Der anschließende diagnostische Prozess bei der Diagnosestellung von Anpassungsstörungen besitzt gegenüber der üblichen psychiatrischen Diagnostik zwei wesentliche Charakteristika:

- Die Diagnosestellung ist aufgrund des fluktuierenden und facettenreichen klinischen Bildes von Anpassungsstörungen besonders schwierig. Häufig kann eine verlässliche Differentialdiagnostik erst im Therapieverlauf durchgeführt werden.
- Die diagnostische Perspektive steht für Betroffene nur in den seltensten Fällen im Vordergrund. Diese fühlen sich durch psychologischen Schmerz, Angst und Stresserleben stark beeinträchtigt und wünschen statt einer ausführlichen Diagnostik meist eine optimale Unterstützung in der Bewältigung ihrer belastenden Lebensumstände und eine rasche Abnahme Ihres Leidensdrucks.

Der diagnostische Abgrenzungsprozess zu anderen psychiatrischen und somatischen Erkrankungen nach der Erstabklärung sollte die Therapie bei Anpassungsstörungen möglichst »unsichtbar« begleiten. Therapeut:innen sollten die wichtigsten diagnostischen Aspekte im Kopf haben und diagnostische Kriterien aus den Aussagen der Betroffenen »herausfiltern« bzw. durch Nachfragen situativ sichern. Durch Laboruntersuchungen können somatische Grunderkrankungen ohne viel zeitlichen Zusatzaufwand ausgeschlossen werden. Der Hauptfokus sollte auf der Krisenbewältigung und der Linderung des Leidensdrucks bleiben. Ansonsten gelten die üblichen Regeln der psychiatrischen Diagnostik (Berger, 2018).

Arbeits- und Informationsmaterial

AB 6 ADNM-20

Der gut validierte deutschsprachige Fragebogen (Glaesmer et al., 2015) evaluiert die Selbsteinschätzung der Symptomatik der Betroffenen gemäß den Kriterien der revidierten Diagnose Anpassungsstörung im Klassifikationssystem ICD-11 (Lorenz et al., 2016). Er bildet eine Selbstbeurteilung durch die Betroffenen ab. Der erste Teil ermöglicht einen Überblick über häufige negative Ereignisse, der zweite Teil erfragt die damit in Verbindung stehende Symptomatik. Das Arbeitsblatt kann durch die Betroffenen selbstständig bearbeitet werden. Abdruck mit freundlicher Genehmigung von Prof. Dr. Dr. Andreas Maercker.

AB 7 Anwendung des Adjustment Disorder New Module 20 (ADNM-20)

Auf diesem Arbeitsblatt finden Therapeut:innen Hinweise zu Anwendung und Auswertung der Ergebnisse des ADNM-20.

AB 8 Initiales Assessment bei Anpassungsstörungen

Der Fragebogen unterstützt die psychologisch-psychiatrische Befunderhebung durch die Abfrage von Rahmenbedingungen und weiteren Faktoren, die für Kriseninterventionsprozesse relevant sind (Riecher-Rössler, 2004). Die Selbstbeurteilung des ADNM-20 wird so ergänzt.

AB 9 Psychologisch-psychiatrisches Assessment

Der Fragebogen unterstützt die psychologisch-psychiatrische Befunderhebung, indem er die weitergehende psychologisch-psychiatrische Anamneseerhebung knapp zusammenfasst.

INFO 7 Differentialdiagnose

Gemäß der weiterhin gültigen ICD-10 ist die Diagnose *Anpassungsstörung* eine Ausschlussdiagnose, die dann gestellt werden darf, wenn die Kriterien keiner anderen Diagnose erfüllt sind. Nach der Einführung der ICD-11 ist es möglich, eine Anpassungsstörung komorbid zu anderen psychiatrischen Erkrankungen zu diagnostizieren, nicht jedoch gemeinsam mit Depressionen oder anderweitigen Stressfolgeerkrankungen.

Das Handlungsschema auf diesem Informationsblatt bietet einen Ansatz für das therapiebegleitende differentialdiagnostische Vorgehen in der Praxis. Ansonsten gelten die üblichen Regeln der psychiatrischen Diagnostik (Berger, 2018).

AB 10 Kontaktaufnahme mit Zuweisern / Vorbehandlern

Dieses Arbeitsblatt unterstützt eine informative erste Absprache mit Zuweisern und Vorbehandlern.

AB 11 Stressfolgeerkrankungen und deren Auswirkungen

Um für eine sorgfältige Differentialdiagnose umfassende Informationen vorliegen zu haben, sollte die Perspektive von Bezugspersonen einbezogen werden. Mithilfe dieses Fragebogens können Angehörige selbstständig ihre Beobachtungen festhalten. Alternativ dient er als Leitfaden / Dokumentationsbogen einer persönlichen Erhebung der Fremdanamnese.

ADNM-20

Untenstehend finden Sie eine Liste von belastenden Ereignissen. Wir möchten Sie bitten, zunächst die Ereignisse anzukreuzen, die Sie innerhalb der letzten ... Jahre erlebt haben und die derzeit eine starke Belastung darstellen oder Sie in den letzten sechs Monaten belastet haben. Sie können auch mehrere Ereignisse ankreuzen.

Ja	Ereignis	Dauer des Ereignisses (Monat / Jahr)
	(1) Scheidung / Trennung	von / bis /
	(2) Konflikte in der Familie	von / bis /
	(3) Konflikte am Arbeitsplatz	von / bis /
	(4) Konflikte mit Nachbarn	von / bis /
	(5) Erkrankung oder Pflege eines Angehörigen	von / bis /
	(6) Tod eines Angehörigen oder nahen Freundes	von / bis /
	(7) Umstellung durch Berentung	von / bis /
	(8) Arbeitslosigkeit	von / bis /
	(9) Zu viel oder zu wenig Arbeit	von / bis /
	(10) Termin- und Zeitdruck	von / bis /
	(11) Umzug in eine andere Wohnung	von / bis /
	(12) Finanzielle Probleme	von / bis /
	(13) Eigene schwere Erkrankung	von / bis /
	(14) Schwerer Unfall	von / bis /
	(15) Überfall	von / bis /
	(16) Aufgabe einer wichtigen Freizeittätigkeit	von / bis /
	(17) Andere Belastung:	von / bis /
	(18) Andere Belastung:	von / bis /
	(19) Andere Belastung:	von / bis /

Die gerade von Ihnen angekreuzten Ereignisse können eine Vielzahl von Folgen auf unser Wohlbefinden und Verhalten haben. Bitte schreiben Sie hier auf, welches Ereignis oder welche Ereignisse Sie **besonders belastet** haben bzw. Sie heute noch belasten:

....

....

Im Folgenden finden Sie verschiedene Aussagen darüber, welche Reaktionen derartige Ereignisse auslösen können. Dabei bitten wir Sie zunächst anzugeben, **wie oft die entsprechende Aussage auf Sie zutrifft** (»nie« bis »oft«).

ADNM-20

Im zweiten Schritt möchten wir Sie bitten, anzugeben, **seit wann diese Reaktion bei Ihnen auftritt.** Das kann weniger als ein Monat sein (»< 1 Mo«), seit ca. einem Monat bis zu einem halben Jahr (»1–6 Mo«) oder 6 Monate bis 2 Jahre (»6 Mo-2 Jahre«). Diese Einschätzung wird wahrscheinlich nicht so leicht zu treffen sein, versuchen Sie trotzdem einmal eine grobe Einteilung der Dauer der Reaktion zu geben!

1	Seit dem belastenden Problem fühle ich mich niedergeschlagen und traurig.	☐ nie ☐ selten ☐ manchmal ☐ oft ☐ < 1 Mo ☐ 1–6 Mo ☐ 6 Mo–2 Jahre
2	Ich muss wiederholt an die belastende Situation denken.	☐ nie ☐ selten ☐ manchmal ☐ oft ☐ < 1 Mo ☐ 1–6 Mo ☐ 6 Mo–2 Jahre
3	Ich versuche möglichst nicht über die belastende Situation zu reden.	☐ nie ☐ selten ☐ manchmal ☐ oft ☐ < 1 Mo ☐ 1–6 Mo ☐ 6 Mo–2 Jahre
4	Es belastet mich sehr, immer wieder an die belastende Situation zu denken.	☐ nie ☐ selten ☐ manchmal ☐ oft ☐ < 1 Mo ☐ 1–6 Mo ☐ 6 Mo–2 Jahre
5	Tätigkeiten, die mir früher Spaß gemacht haben, mache ich heute deutlich seltener.	☐ nie ☐ selten ☐ manchmal ☐ oft ☐ < 1 Mo ☐ 1–6 Mo ☐ 6 Mo–2 Jahre
6	Wenn ich an die belastende Situation denke, bekomme ich richtige Angstzustände.	☐ nie ☐ selten ☐ manchmal ☐ oft ☐ < 1 Mo ☐ 1–6 Mo ☐ 6 Mo–2 Jahre
7	Ich vermeide bestimmte Dinge, die mich an die belastende Situation erinnern könnten.	☐ nie ☐ selten ☐ manchmal ☐ oft ☐ < 1 Mo ☐ 1–6 Mo ☐ 6 Mo–2 Jahre
8	Seit der belastenden Situation bin ich nervös und unruhig.	☐ nie ☐ selten ☐ manchmal ☐ oft ☐ < 1 Mo ☐ 1–6 Mo ☐ 6 Mo–2 Jahre
9	Seit der belastenden Situation gehe ich viel schneller in die Luft, auch bei Kleinigkeiten.	☐ nie ☐ selten ☐ manchmal ☐ oft ☐ < 1 Mo ☐ 1–6 Mo ☐ 6 Mo–2 Jahre
10	Seit der belastenden Situation kann ich mich nur schwer auf bestimmte Dinge konzentrieren.	☐ nie ☐ selten ☐ manchmal ☐ oft ☐ < 1 Mo ☐ 1–6 Mo ☐ 6 Mo–2 Jahre
11	Ich versuche die belastende Situation aus meinem Gedächtnis zu streichen.	☐ nie ☐ selten ☐ manchmal ☐ oft ☐ < 1 Mo ☐ 1–6 Mo ☐ 6 Mo–2 Jahre
12	Ich habe gemerkt, dass ich aufgrund der belastenden Situation gereizter werde.	☐ nie ☐ selten ☐ manchmal ☐ oft ☐ < 1 Mo ☐ 1–6 Mo ☐ 6 Mo–2 Jahre
13	Mir kommen andauernd Erinnerungen an die belastende Situation, gegen die ich nichts tun kann.	☐ nie ☐ selten ☐ manchmal ☐ oft ☐ < 1 Mo ☐ 1–6 Mo ☐ 6 Mo–2 Jahre
14	Ich versuche, meine Gefühle zu unterdrücken, weil sie für mich belastend sind.	☐ nie ☐ selten ☐ manchmal ☐ oft ☐ < 1 Mo ☐ 1–6 Mo ☐ 6 Mo–2 Jahre
15	Meine Gedanken kreisen um alles, was mit der belastenden Situation zu tun hat.	☐ nie ☐ selten ☐ manchmal ☐ oft ☐ < 1 Mo ☐ 1–6 Mo ☐ 6 Mo–2 Jahre

ADNM-20

16	Seit der belastenden Situation habe ich Angst, bestimmte Dinge zu tun oder in bestimmte Situationen zu gehen.	☐ nie ☐ selten ☐ manchmal ☐ oft ☐ < 1 Mo ☐ 1–6 Mo ☐ 6 Mo–2 Jahre
17	Seit der belastenden Situation erledige ich ungern die notwendigen Dinge des Alltags.	☐ nie ☐ selten ☐ manchmal ☐ oft ☐ < 1 Mo ☐ 1–6 Mo ☐ 6 Mo–2 Jahre
18	Ich fühle mich seit der belastenden Situation mutlos und habe wenig Hoffnung für die Zukunft.	☐ nie ☐ selten ☐ manchmal ☐ oft ☐ < 1 Mo ☐ 1–6 Mo ☐ 6 Mo–2 Jahre
19	Seit der belastenden Situation kann ich nicht mehr richtig schlafen.	☐ nie ☐ selten ☐ manchmal ☐ oft ☐ < 1 Mo ☐ 1–6 Mo ☐ 6 Mo–2 Jahre
20	Insgesamt beeinträchtigt mich die Situation stark spürbar in meinem Zusammenleben mit anderen, meinen Freizeitbeschäftigungen oder in anderen wichtigen Lebensbereichen.	☐ nie ☐ selten ☐ manchmal ☐ oft ☐ < 1 Mo ☐ 1–6 Mo ☐ 6 Mo–2 Jahre

Anwendung des Adjustment Disorder New Module 20 (ADNM-20)

Dieser Fragebogen kann vor Beginn der Therapie zur eigenständigen Bearbeitung abgegeben werden. Die Auswertung kann anhand folgender Tabelle erfolgen:

Symptomkategorien	Cluster	Items	Punktewert
Kernsymptome	Präokkupationen	2, 4, 13, 15	
	Fehlanpassung	10, 17, 19, 20	
Zusatzsymptome	Vermeidung	3, 7, 11, 14	
	Depressive Stimmung	1, 5, 18	
	Angst	6, 16	
	Störung der Impulskontrolle	8, 9, 12	
Gesamtpunkte > 47?			

Zur Bewertung und Einordnung der Ergebnisse: In einer Studie im deutschsprachigen Bereich erwies sich ein Cut-off ab 48 Punkten mit einer Sensitivität von 87% (95%, KI 73% bis 100%) und einer Spezifität von 74% (95%, KI 63% bis 85%) als hilfreich im Sinne eines Screenings (Lorenz et al., 2016).

Initiales Assessment bei Anpassungsstörungen

Worin besteht die aktuelle Symptomatik (inkl. Suizidalität)?

....

....

....

Was waren Auslöser (Belastungsfaktoren und »letzter Tropfen«)?

....

....

....

Wie sieht das soziale Umfeld des / der Betroffenen aus (systemische Perspektive)?

....

....

....

Welche Ressourcen des / der Betroffenen werden ersichtlich?

....

....

....

Welche Bewältigungsversuche wurden bisher durch den / die Betroffene:n unternommen?

....

....

....

Psychologisch-psychiatrisches Assessment

Psychostatus:

....

....

Psychiatrische Vorerkrankungen:

....

....

Psychiatrische Medikamentenanamnese:

....

....

Psychotherapeutische Anamnese:

....

....

Substanzkonsum:

....

....

Somatische Erkrankungen (inkl. Allergien und Unverträglichkeiten):

....

....

Aktuelle psychologisch-psychiatrische Therapien:

....

....

Aktuelle Medikation:

....

....

INFO 7 • T

Differentialdiagnose

Die Abgrenzung von Anpassungsstörungen zu anderen psychiatrischen Diagnosen kann zu Beginn der Therapie schwierig sein. Die Betroffenen können diverse Symptome präsentieren, die den diagnostischen Kriterien von Angststörungen, Depressionen oder Persönlichkeitsstörungen ähneln.

Dokumentation. Zur Dokumentation empfiehlt sich in solchen Fällen die Diagnosestellung der jeweiligen Erkrankung nach ICD sowie zusätzlich die Dokumentation der psychosozialen Belastung anhand der Z-Diagnosen: »Psychosoziale Belastungssituation mit / bei …«. Die Dokumentation einer psychosozialen Belastungssituation ist aus suizidpräventiven Gründen empfehlenswert, aufgrund des erhöhten Suizidrisikos bei zeitgleichem Auftreten von psychischen Erkrankungen und psychosozialen Belastungssituationen (Currier, 2016; Milton et al., 2020).

Unklare Differentialdiagnostik

In der Praxis ist es wichtig, therapeutisch rasch handlungsfähig zu sein, daher hat sich in diagnostisch uneindeutigen Situationen folgendes Flussdiagramm bewährt, um Diagnostik und Therapie zu vereinbaren.

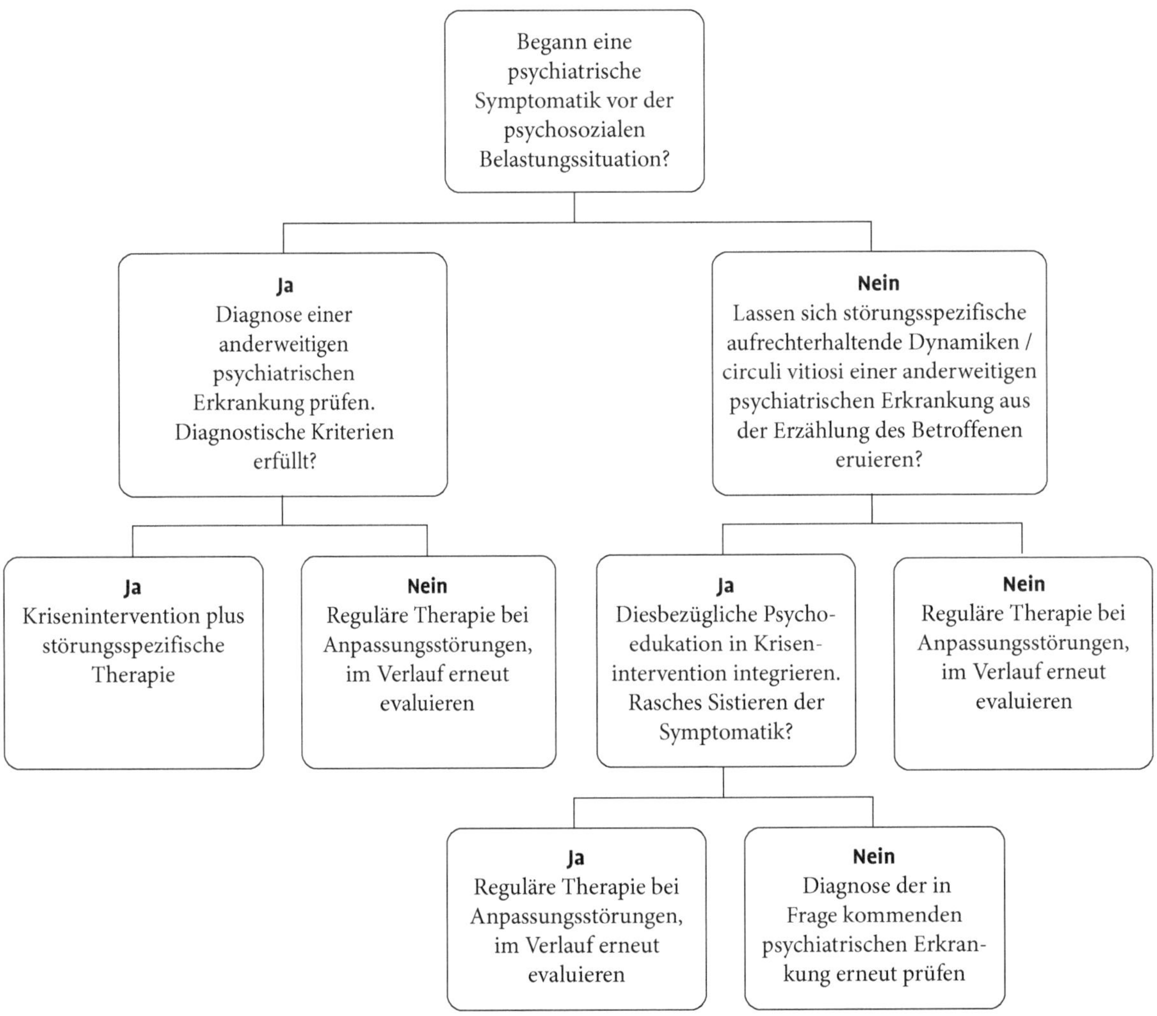

Kontaktaufnahme mit Zuweisern / Vorbehandlern

Welche Diagnosen haben Sie gestellt (falls nicht aus Zuweisungsschreiben zu entnehmen)?

....

....

Was war der bisherige Therapiefokus?

....

....

Wie ordnen Sie die aktuelle Krise in die Gesamtproblematik Ihres Patienten bzw. Ihrer Patientin ein?

....

....

....

Auf der Basis von welchen Therapiemethoden haben Sie die Therapie bisher durchgeführt?

....

....

....

Worauf hat Ihr Patient bzw. Ihre Patientin bisher am besten angesprochen?

....

....

Wovon raten Sie uns ab?

....

....

Kontaktaufnahme mit Zuweisern / Vorbehandlern

Welchen Beitrag wünschen Sie sich von uns für Ihren Patienten bzw. Ihre Patientin?

....

....

....

Haben Sie selbst wichtige Anliegen oder Ziele für unsere Krisenintervention?

....

....

....

Werden Sie Ihren Patienten / Ihre Patientin nach Abschluss der Krisenintervention bei uns weiterbehandeln?

....

....

Wie weit im Voraus und auf welchem Weg sollten wir Sie optimalerweise kontaktieren, damit Sie Ihren Patienten bzw. Ihre Patientin für die Weiterbehandlung einplanen können? Sind Ihrerseits in der nächsten Zeit Ferienabwesenheiten geplant?

....

....

....

Stressfolgeerkrankungen und deren Auswirkungen

Im Rahmen von belastenden Situationen entwickeln Betroffene häufig stressbedingte Symptome, die sich mit der Bewältigung der Belastung wieder zurückbilden. Gleichzeitig ist das Risiko für die Entwicklung psychischer Erkrankungen deutlich erhöht und in Krisensituationen kann eine Erkrankung mit zusätzlichem Therapiebedarf ausgelöst werden. Die Diagnosestellung kann aufgrund der Überschneidung der Symptomatik von Stressfolgen und anderen Diagnosen herausfordernd sein. Daher ist es wichtig, möglichst umfassende Informationen vorliegen zu haben. Die Perspektive von Bezugspersonen ist hierbei häufig sehr aufschlussreich.

Welche Veränderung fällt Ihnen an dem oder der Betroffenen am meisten auf? Können Sie ein Beispiel nennen?

....

....

Gab es schon Verhaltensweisen oder Veränderungen vor Beginn der Belastung, die Ihnen aufgefallen wären?

....

....

Wann sind Ihnen die Verhaltensweisen oder Veränderungen das erste Mal aufgefallen?

....

....

Welche der genannten Auffälligkeiten oder Veränderungen führen für den oder die Betroffene zu den meisten Schwierigkeiten? Können Sie eine Beispielsituation nennen?

....

....

Welche der genannten Auffälligkeiten oder Veränderungen belasten oder sorgen Sie persönlich am meisten? Können Sie eine Beispielsituation nennen, in der Sie hierdurch besonders besorgt oder belastet waren?

....

....

3 Therapieeinstieg und -abschluss

Die Arbeits- und Informationsblätter dieses Kapitels präsentieren Strategien und empfehlenswerte Inhalte für Therapieeinstieg und -ende bei Anpassungsstörungen. Die Interventionen werden in einem Kapitel zusammengefasst, da die Dauer von Therapien bei Anpassungsstörungen sehr unterschiedlich sein kann. Eine einmalige Sitzung kann unter Umständen hinreichend stabilisieren, sodass weitere Sitzungen überflüssig sind.

Ein wesentlicher Bestandteil der Therapie bei Anpassungsstörungen ist die Organisation einer ausreichenden Unterstützung. Auf die Frage, ob dies noch als Psychotherapie zu bezeichnen ist, lässt sich darauf hinweisen, dass der Therapeut bzw. die Therapeutin hier ein gutes Rollenmodell für die Gestaltung konstruktiver Problemlösungsprozesse darstellt.

Wichtig

Der Erfolg der Therapie bei Anpassungsstörungen hängt entscheidend davon ab, wie rasch eine emotionale Entlastung erfolgen kann und wie gut vorbereitet die Betroffenen aus der Therapie entlassen werden. Aufgrund der schlecht abschätzbaren Therapiedauer sollte der Therapieabschluss bereits bei Beginn angedacht und gegebenenfalls vorbereitet werden.

Die therapeutischen Interventionen der Materialien dieses Kapitels basieren neben Grawes Konsistenztheorie auf folgenden Theorien bzw. theoretischen Hintergründen:

- Mentalisierungsgestützte Therapie (MBT, Allen & Fonagy, 2011)
- Dialektisch-behaviorale Therapie (DBT, Linehan, 2008)
- Hobfolls aktualisierte Theorie der Ressourcenerhaltung (1998)
- gängige Literatur zu Kriseninterventionen
- Ergebnisse der Stress- und Stressbewältigungsforschung (Filipp & Aymanns, 2018)

Arbeits- und Informationsmaterial

INFO 8 Emotional Containment

Dieses Informationsblatt für Therapeut:innen erläutert mentalisierende Strategien (Allen & Fonagy, 2011), die die Emotionsregulation der Betroffenen unterstützen und dazu beitragen können, die Krisendynamik zu entaktualisieren.

AB 12 Checkliste Therapieeinstieg

Die Therapie bei Anpassungsstörungen sollte von Anfang an systemisch gedacht und organisiert werden. Die Checkliste ermöglicht dem Therapeuten bzw. der Therapeutin einen Überblick über notwendige Schritte bei Therapieeinstieg.

AB 13 Psychologisches Krisenverständnis

Dieses Arbeitsblatt zum psychologischen Krisenverständnis empfiehlt sich bei emotionalen Reaktionen, die in Verbindung mit der persönlichen Lebensgeschichte und den individuellen Vulnerabilitäten der Betroffenen stehen. Es unterstützt Therapeut:innen dabei, Hypothesen zur Bedeutung des aktuellen Ereignisses im psychischen Funktionieren der Betroffenen zu entwickeln.

AB 14 Die Krise im Kontext meiner Lebensgeschichte
Dieses Arbeitsblatt zum psychologischen Krisenverständnis empfiehlt sich bei emotionalen Reaktionen, die im Zusammenhand mit der persönlichen Lebensgeschichte und den individuellen Vulnerabilitäten der Betroffenen stehen. Es unterstützt die Betroffenen dabei, mit therapeutischer Unterstützung ein Verständnis der persönlichen Bedeutung des aktuellen Ereignisses zu erarbeiten.

INFO 9 Interventionsplanung
In Anlehnung an die Hierarchisierung der Problembereiche (Linehan, 2008) werden Prioritäten in der Interventionsplanung bei Anpassungsstörungen vorgeschlagen.

AB 15 Prioritäre Problembereiche
Dieses Arbeitsblatt erleichtert Therapeut:innen die Identifikation der in **INFO 9** »Interventionsplanung« genannten Problembereiche.

INFO 10 Einsatzempfehlung: Organisation von Unterstützung
Hier finden Therapeut:innen Empfehlungen für den bewältigungs- und selbstwirksamkeitsorientierten Einsatz von Unterstützung, unter anderem mithilfe des Einsatzes von **AB 16** »Das unterstützende Netzwerk« und **AB 17** »Häufiger Unterstützungsbedarf und unterstützende Einrichtungen«.

AB 16 Das unterstützende Netzwerk
Mithilfe dieses Arbeitsblatts können die wichtigen Kollaborateure in der Bewältigung der aktuellen Schwierigkeiten übersichtlich zusammengetragen werden.

AB 17 Häufiger Unterstützungsbedarf und unterstützende Angebote
Das Arbeitsblatt zeigt auf, hinsichtlich welcher Problembereiche Kriseninterventionstherapeut:innen existierende Unterstützungsangebote in ihrer Region kennen sollten. Dies empfiehlt sich, um die Organisation von Unterstützung zu delegieren, insbesondere wenn Therapeut:innen nicht auf ein interdisziplinäres Team zurückgreifen können.

AB 18 Anschlussplanung nach einer stationären Krisenintervention
Nach einem Klinikaustritt kommt es häufig zu einer vorübergehenden Symptomverschlechterung. Das Arbeitsblatt kann dazu beitragen, dass sich diese nicht zu einem Rezidiv entwickelt. Es sensibilisiert die Betroffenen für die Möglichkeit einer vorübergehenden Verschlechterung und motiviert sie dazu, präventiv Lösungsstrategien zu entwickeln. Andererseits normalisiert es die Erstverschlechterung, die somit weniger verunsichernd für Betroffene wirkt. Die Intervention kann ab einer Gesamtaufenthaltsdauer von 7 Tagen hilfreich sein. Die Inhalte dieses Arbeitsblatts sollten bei Betroffenen mit Suizidgedanken standardmäßig eingesetzt werden.

INFO 11 Einsatzempfehlung: Rezidivprophylaxe
Rezidive bei Anpassungsstörungen sind keine Seltenheit, und bisher können keine Risikofaktoren für die Entwicklung eines Rezidivs identifiziert werden (Morgan et al., 2022). Dieses Informationsblatt gibt Empfehlungen zum Einsatz von **AB 19** »Diamanten auf meinem Weg« und **AB 20** »Meine persönliche Verletzlichkeit und wie ich damit umgehe«.

AB 19 Diamanten auf meinem Weg
Das Arbeitsblatt gibt Impulse, um positive Konsequenzen der Krisenbewältigung zu entdecken und Betroffenen ihre Bewältigungskompetenzen bewusst zu machen. Es kann durch die Betroffenen selbstständig bearbeitet werden.

AB 20 Meine persönliche Verletzlichkeit und wie ich damit umgehe
Dieses Arbeitsblatt hilft beim Management der Rückfallgefahr bei Anpassungsstörungen. Es verbindet Elemente einer Verhaltensanalyse mit denen eines Notfallplans (Linehan, 2008).

AB 21 Checkliste Therapieende
In dieser Checkliste finden Sie die wichtigsten Punkte bei Abschluss einer Therapie von Anpassungsstörungen.

INFO 8 • T

Emotional Containment

Allen Psychotherapien gemeinsam ist die Annahme, dass eine Therapie auf eine warme, mitfühlende Art und Weise durchgeführt werden sollte (Jung, 1921; Rogers, 1957; Beck, 1976). Zuwendung zu erfahren, sich akzeptiert und mit anderen Menschen verbunden zu fühlen, ist grundlegend für unser Wohlbefinden und unsere psychophysiologische Regulation (Bowlby, 1969; Siegel, 2007). Aus der Ausschüttung von Endorphinen und Oxytozin (Panksepp, 1998) resultierende Gefühle von Sicherheit und Zufriedenheit reduzieren Depression, Angst und Stress stärker als positive Emotionen wie Begeisterung oder Energiegeladensein (Gilbert et al., 2008). Die menschliche Nähe ist auch in Krisensituationen wirksam zur Emotionsregulation der Betroffenen (Mikulincer et al., 2004).

In der ersten Sitzung wollen wir dieses Geborgenheitssystem möglichst rasch und effektiv aktivieren und in den Dienst der Problemlösung stellen. Die zwei wichtigsten therapeutischen Strategien hierfür sind die Vermittlung von mitfühlendem Verständnis für das Problem in seinen unterschiedlichen und wichtigen Facetten (Allen & Fonagy, 2011) in Kombination mit einer bedürfnisorientierten und zuversichtlichen Haltung.

Wichtige therapeutische Strategien

- Bieten Sie Zusammenfassungen des Gehörten im Kontext der psychologischen Bedürfnisse der Betroffenen an: »Das Problem … (Problemdefinition) hält Sie also aktuell davon ab, … (relevante unzureichend realisierte Bedürfnisse) in Ihrem Leben zu finden, wenn ich das richtig verstanden habe«. Oder: »Das heißt, durch … (Problemdefinition) ist es Ihnen aktuell weniger gut möglich, … (relevante unzureichend realisierte Bedürfnisse)«?
- Validieren Sie bedeutungsvolles Erleben: »… und seit … fühlt es sich für Sie an, als wäre Ihnen der Boden unter den Füßen entzogen worden …«, »Das Problem ist wie ein riesiger Berg, der sich vor Ihnen auftürmt«, »… als stünden Sie vor einer unüberwindbaren Mauer«, »alleine in einem Boot in stürmischer See«, »als wären Sie völlig losgelöst, ganz alleine im Universum« oder »als stünden sie erst einmal vor dem Nichts«.
- Formulieren Sie Gesagtes bedürfnis- oder lösungsorientiert um: »Ihnen wäre unendlich wichtig, endlich wieder …, habe ich das richtig verstanden? »
- Implizieren Sie Zuversicht (»bis jetzt«, »noch nicht«)
- Vermeiden Sie Ratschläge. Formulieren Sie mögliche Lösungsstrategien in gemeinsam überlegenden, an die Problemlösung herantastenden Fragen: »Was haben Sie bisher unternommen und unter welchen Umständen war es hilfreich, wann nicht?»; »Ich frage mich gerade, ob in der aktuellen Situation hilfreich sein könnte, … Was meinen Sie dazu?«

Das konsequente Formulieren der Schwierigkeiten im bedürfnisorientierten Kontext aktiviert zudem die motivationalen Kräfte und Kompassfunktion von psychologischen Bedürfnissen und Werten.

Hinweis

Menschen, die als Kinder ein geringes Maß an Zuwendung und Unterstützung erfahren haben, erleben später häufiger psychische Krisen (van Meter et al., 2021). Es fällt ihnen zudem schwerer, für positive menschliche Zuwendung offen zu sein (Gilbert & Procter, 2006). Vor allem Betroffene mit frühkindlichen negativen Bindungserfahrungen reagieren teils regelrecht misstrauisch auf Mitgefühl und Wärme. Dort ist es wichtig, den Fokus auf verbale therapeutische Strategien zu setzen und nur das Maß an nonverbaler emotionaler Wärme und Mitgefühl zu zeigen, bei dem die Betroffenen keine Zunahme von psychophysiologischer Erregung zeigen.

AB 12 • T

Checkliste Therapieeinstieg

- ☐ Psychiatrisches Assessment
- ☐ Krisenassessment
- ☐ Suizidalität: Erstabklärung
- ☐ Suizidalität: indizierte Präventionsmaßnahmen, z. B.
  - Maßnahmen zur Methodenrestriktion
  - Notfallplan
  - Therapievereinbarung

....

....

- ☐ Klärung, ob Einbezug anderweitiger unterstützender Berufsgruppen indiziert / gewünscht
- ☐ Schweigepflichtentbindung bzw. Erlaubnis zu Kontaktaufnahme mit …
  - Vorbehandler:innen (»Ich würde gerne persönlich bei Ihrem vorherigen Therapeuten nachfragen, welche Themen er in der gemeinsamen Arbeit vertieft hat. Gegebenenfalls hat er auch Ideen, was er für Sie als besonders wichtig in unserer Krisenintervention erachtet. Wäre das für Sie in Ordnung?«)
  - Angehörigen (»Ich würde sehr gerne Ihre(n) … telefonisch kontaktieren. In Krisensituationen sind in der Regel alle Familienmitglieder auf unterschiedliche Weise von der Krise betroffen. Zudem ist es hilfreich, verschiedene Perspektiven einzubeziehen, wenn man gemeinsam gute Lösungen sucht. Mich würde zum Beispiel interessieren, … Bei diesem Gespräch könnte es ausschließlich um eine Informationsgewinnung für mich gehen, wenn Sie das wünschen. Ich unterstehe der Schweigepflicht und werde andere nur dann über Ihren Gesundheitszustand informieren, wenn Sie mir den Auftrag oder die Erlaubnis hierzu erteilen. Und auch dann werde ich nur das weitergeben, was wir zuvor gemeinsam besprochen haben, es sei denn, Sie wünschen explizit, dass ich alle Fragen Ihrer / Ihres … beantworte. Wie stehen Sie dazu?«)
  - Gegebenfalls Arbeitgeber, falls dieser über die Problematik des Betroffenen Kenntnis hat (»Bei diesem Gespräch geht es zunächst ausschließlich um eine Informationsgewinnung für mich. Sie brauchen sich also nicht zu sorgen, dass ich irgendwelche Informationen über Sie an Ihren Arbeitgeber weitergeben würde. Ich unterstehe der Schweigepflicht und das werde ich nicht tun, es sei denn, Sie geben mir explizit den Auftrag oder die Erlaubnis. Die Berücksichtigung von verschiedenen Perspektiven ist von Vorteil, um gemeinsam nach optimalen Lösungen zu suchen. Mich würde zum Beispiel interessieren, … Dies könnte uns helfen, … Zu einem späteren Zeitpunkt kann es sinnvoll sein, dass wir Ihren Arbeitgeber erneut einbeziehen, zum Beispiel um zu planen, wie die Arbeitsreintegration konkret ablaufen kann.«)
- ☐ Kontaktaufnahme Vorbehandler:innen
- ☐ Kontaktaufnahme Angehörige
- ☐ Ggf. Vermittlung an anderweitige Unterstützungsangebote

AB 13 • T

Psychologisches Krisenverständnis

Welche Lebensumstände haben den / die Betroffene:n gegebenenfalls geprägt?

……………………………………………………………………………………………

……………………………………………………………………………………………

Welche Schemata könnten sich aufgrund dessen ausgebildet haben?

……………………………………………………………………………………………

……………………………………………………………………………………………

Welche Ereignisse waren krisenauslösend?

……………………………………………………………………………………………

……………………………………………………………………………………………

Welche problematischen Verarbeitungs- und Verhaltensmuster zeigt der / die Betroffene aktuell? Stehen diese in Zusammenhang mit den genannten Prägungen?

……………………………………………………………………………………………

……………………………………………………………………………………………

Existieren aufrechterhaltende Faktoren und / oder Dynamiken – und wenn ja, welche?

……………………………………………………………………………………………

……………………………………………………………………………………………

Synthese

Im Fall von nachvollziehbaren Zusammenhängen können die Ergebnisse zusammengefasst werden:

Bei den Kindhcitserlebnissen: ……………………………………………………………

kam es zu den Prägungen / Grundannahmen / Schemata: ……………………………………

und in dem Lebenskontext: ………………………………………………………………

entwickelte sich …………………………………………………………………………… .

Aktuell aufrechterhalten wird es durch …………………………………………………… .

Die Krise im Kontext meiner Lebensgeschichte

Welche Kindheitserlebnisse oder sonstigen wichtige Lebenserfahrungen haben mich geprägt?

....

....

Welche Wahrheiten über mich oder die Welt habe ich aufgrund dieser Erlebnisse verinnerlicht?

....

....

Welche Ereignisse der letzten Zeit haben mich besonders belastet / verletzt / beängstigt und waren für meine Krise auslösend?

....

....

Hat meine Reaktion etwas mit meiner Lebensgeschichte zu tun? Wenn ja, inwiefern?

....

....

Was hat sich seit den Ereignissen in meinem Erleben verändert?

....

....

Was erschwert aktuell, dass ich wieder aus der Lebenskrise herausfinde?

....

....

INFO 9 • T

Interventionsplanung

Die hohe Dynamik von Anpassungsstörungen mit der Möglichkeit einer raschen Entwicklung in gefährliche Richtungen (Runeson et al., 1996) bedingt, dass Therapeut:innen die Priorität ihrer Interventionen besonders gut prüfen müssen. Im Gegensatz zu einer elektiven Psychotherapie haben sie in einer Krisenintervention weniger Spielraum bei der Festlegung der Prioritäten. Für die Auswahl der dringendsten Interventionen empfiehlt sich die folgende Richtlinie, angelehnt an die Hierarchisierung der Problembereiche der Dialektisch-Behavioralen Therapie (DBT, Linehan, 2008).

Prioritäre Problembereiche

(1) Suizidalität und Leidensdruck
(2) Therapieverhinderndes Verhalten
(3) Gesundheitsgefährdendes oder selbstschädigendes Verhalten

Hinsichtlich der Priorisierung des Bereichs *Suizidalität* ist die Zielkonsistenz zwischen Therapeut:innen und Betroffenen meist hoch, da Betroffene dort den höchsten Leidensdruck verspüren und für Therapeut:innen die Sicherung des Lebens Vorrang hat. Demgegenüber ist die Haltung von Therapeut:innen und Betroffenen bezüglich therapieverhinderndem Verhalten häufig diskrepanter. Es ist empfehlenswert, diesbezügliche Beobachtungen unter dem Aspekt der Selbstwirksamkeit zu besprechen. So kann zum Beispiel ein Betroffener eingeschränkt therapiemotiviert wirken, dies jedoch darauf zurückzuführen sein, dass er sich die Lösung des Problems (bereits wieder) aus eigener Kraft zutraut. Hier wäre es eher schädlich, auf das Einhalten von Verbindlichkeiten zu bestehen. Ein Schritt zurück in Richtung einer niederschwelligen Krisenintervention kann angezeigt sein. Der Problembereich 3 *Gesundheitsgefährdendes oder selbstschädigendes Verhalten* entsteht meist im Kontext der Selbstregulationsschwierigkeiten.

Triage. Eine kontinuierliche Triage sollte durchgeführt werden, um das optimale Setting (ambulant, teilstationär, stationär) für die Therapie zu bestimmen, das die Sicherung des Gefährdungspotenzials und den Erfolg der Unterbrechung der Krisendynamik gewährleisten kann.

Prioritäre Interventionen. Die Interventionen sollten zunächst auf die Themen fokussiert sein, die den höchsten Leidensdruck und ggf. sogar Suizidgefahr für Betroffene implizieren. Die Interventionsplanung beinhaltet eine zügige Delegation vorrangig zu bearbeitender Themen an entsprechende Fachstellen wie Rechtsberatung, Opferhilfe, Sozialdienst.

Eine weitere Möglichkeit, um sich auf die dringendsten Punkte zu konzentrieren, besteht in der zeitlichen Delegation. In einer Krisenintervention werden auch Themen angesprochen, bei denen kein unmittelbarer Handlungsbedarf besteht. Es ist empfehlenswert, einen etwaigen längerfristigen Therapiebedarf klar von der Krisenintervention abzugrenzen. Diesbezügliche Wünsche und Möglichkeiten der Betroffenen können dann diskutiert werden. (»Sie haben gesagt, dass Sie seit Langem Schwierigkeiten mit … haben. Da könnte es gut sein, dass wir dieses Thema in unserer Krisenintervention für Sie nicht ausreichend behandeln können. Halten Sie es für sinnvoll, dies im Anschluss weiter zu bearbeiten, sei es für sich selbst oder im Rahmen einer weiterführenden Therapie?«)

Therapieziele. Die Übereinstimmung der Therapieziele von Betroffenen und Therapeut:innen ist für den langfristigen Verlauf auch bei Anpassungsstörungen zentral (Reisch et al., 2004). Im Falle fehlender Übereinstimmung sollten die Diskrepanzen geklärt werden, um wieder zu einer gemeinsamen Haltung zu gelangen.

Prioritäre Problembereiche

(1) Zeigt der / die Betroffene suizidale Verhaltensweisen (inkl. Gedanken)? Wenn ja, welche?

....

....

Passende therapeutische Interventionen inkl. Methodenrestriktion:

....

....

(2) Wenn ja: Welche Probleme bzw. Situationen setzt der / die Betroffene in besonders engen Zusammenhang mit suizidalem Verhalten?

....

....

Passende therapeutische Interventionen (inkl. proaktive Sicherungsmaßnahmen):

....

....

(3) In welchem Zusammenhang ergibt sich der größte Leidensdruck für den / die Betroffene:n?

....

....

Passende therapeutische Interventionen (inkl. Selbstregulationsstrategien):

....

....

Prioritäre Problembereiche

(3) Zeigt der / die Betroffene Verhaltensweisen, die die Therapiedurchführung beeinträchtigen? Wenn ja, welche?

....

....

Passende therapeutische Interventionen:

....

....

(4) Welche gesundheitsschädlichen Verhaltensweisen zeigt der / die Betroffene?

....

....

Passende therapeutische Interventionen (inkl. Selbstregulationsstrategien):

....

....

Einsatzempfehlung: Organisation von Unterstützung

Die Problemlösung bei Anpassungsstörungen bedingt häufig den Einbezug von Fachpersonen anderer Professionen, wie zum Beispiel Rechtsberatung, Opferhilfe oder Sozialdienst.

Viele Menschen erleben zu Beginn einer Krise eine signifikante Verringerung ihrer Selbstwirksamkeitserwartung. Sie beschreiben dies als Verlust des Selbstvertrauens oder Entsetzen darüber, dass es ihnen nicht gelingt, die Situation zu bewältigen. Die notwendige Unterstützung zur Krisenbewältigung kann im weiteren Verlauf ebenfalls selbstwirksamkeitsreduzierend wirken (Filipp & Aymanns, 2018).

Wichtig

Bei der Organisation der Unterstützung sollte der Therapeut bzw. die Therapeutin daher darauf achten, dass die Unterstützung möglichst so gewährleistet wird, dass sie nicht selbstwertreduzierend wirkt. Der Erhalt und (Wieder-)Aufbau von Selbstwirksamkeitserwartungen ist ein wesentliches sekundäres Ziel der Therapie bei Anpassungsstörungen.

Hierfür sollte, wenn möglich, »unsichtbare« soziale Unterstützung geschaffen werden. Dies kann auf mehrere Arten erreicht werden:

- ▶ Konsequente Ressourcenaktivierung
- ▶ Betonung der Delegation an Expert:innen mit einem ausbildungsbedingt hohen Fachwissen
- ▶ Vereinbarung von Entlastungen durch vorübergehende, zeitlich terminierte Aufgabenabnahme durch Angehörige

AB 16 »Das unterstützende Netzwerk« erleichtert den Überblick über bereits vorhandene systemische Ressourcen. Fachstellen können bereits vor Beginn der Krisenintervention involviert sein. Sie stellen Ressourcen im Krisenbewältigungsprozess dar, die durch einen koordinierten Einsatz noch effektiver genutzt werden können.

Je nach Unterstützungsbedarf des Betroffenen ist es in der Therapie notwendig, Institutionen aus dem regionalen Unterstützungsnetzwerk hinzuziehen. **AB 17** »Häufiger Unterstützungsbedarf und unterstützende Angebote« gibt einen Überblick, welche Problembereiche Kriseninterventionstherapeut:innen durch bestehende Angebote in ihrer Region abzudecken in der Lage sein sollten.

Indikation der Interventionen

Aus dem Bericht der Betroffenen zeigt sich ein über die psychotherapeutische Krisenintervention hinausgehender Beratungs- und Unterstützungsbedarf.

Einsatzempfehlung: Organisation von Unterstützung

Handlungsanleitung

Es empfiehlt sich, den Betroffenen am Ende der ersten Stunde **AB 16** »Das unterstützende Netzwerk« zur Bearbeitung auszuhändigen. Im Gegensatz zu »regulären« verhaltenstherapeutischen Hausaufgaben ist es empfehlenswert, hierbei gegenüber den Betroffenen zu betonen, dies bitte nur auszufüllen, wenn sie sich hierzu zwischenzeitlich bereit und in der Lage fühlen.

- **Implizite Unterstützung der Selbstwirksamkeit.** Die interprofessionelle Zusammenarbeit mit Expert:innen auf dem jeweiligen Fachgebiet kann dazu genutzt werden, um die bei Betroffenen situativ reduzierte Selbstwirksamkeit implizit zu stärken. Dies findet statt, indem man auf die eigene mangelnde Fachkenntnis und somit das Angewiesensein auf externe Hilfe durch Expert:innen mit einem hohen Fachwissen hinweist. (»Dieses Problem scheint wirklich sehr vielschichtig und komplex zu sein. Ich kenne mich da selbst nicht gut genug aus und denke, dass wir hier auf einen Experten oder eine Expertin in dem Bereich … angewiesen sind. Könnten Sie sich vorstellen, diesbezüglich eine Beratung bei … in Anspruch zu nehmen?«)
- **Begrifflichkeit: »Verbündete«.** Das Konzept von »Verbündeten in der Problemlösung« dient dazu, Betroffenen die grundlegende soziale Verbundenheit vor Augen zu führen. Auch Ämter (Sozialdienst) können in den Rang von Verbündeten gehoben werden. Das Gefühl von sozialer Verbundenheit kann durch das entsprechende Wording unterstützt werden (»So wie es uns guttut, wenn wir anderen Menschen Unterstützung schenken, gibt es Menschen oder auch Institutionen, die uns in schwierigen Situationen unterstützen. Manchmal ist uns diese gegenseitige Verbundenheit bewusst, manchmal nicht. Ich würde gerne mit Ihnen gemeinsam untersuchen, wer aktuell in Ihrer Problemlösung unterstützend an Ihrer Seite steht.)

Mögliche Schwierigkeiten

Der / Die Betroffene erlebt die Unterstützung durch Bezugspersonen wiederholt als nicht hilfreich, beschreibt Vorwürfe oder Abwertungen. In diesem Fall können **INFO 5** »Gibt es eine ›richtige‹ Krisenbewältigung?« und **AB 34** »Unterstützung optimieren« helfen. Es empfehlen sich in jedem Fall Systemgespräche.

Das unterstützende Netzwerk

Tragen Sie hier bitte die Bekannten, Fachpersonen und Institutionen ein, die dazu beitragen, dass Sie die aktuellen Schwierigkeiten lösen, und die Sie aktiv unterstützen. Darunter beschreiben Sie deren Beitrag für die Problemlösung.

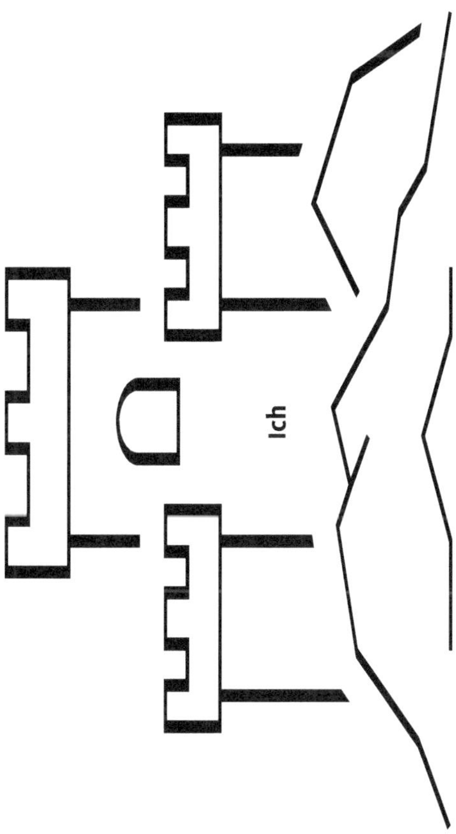

Problembereich	
Verbündete?	Beitrag?

Problembereich	
Verbündete?	Beitrag?

Problembereich	
Verbündete?	Beitrag?

Häufiger Unterstützungsbedarf und unterstützende Angebote

Bitte ergänzen Sie die Einrichtungen um lokale Angebote. In vielen Fragen unterstützen zudem behördliche oder institutionsangegliederte Sozialdienste:

....

Arbeitsunfähigkeit

Klärung von versicherungsrechtlichen Fragen

Krankenversicherungen: ....

Arbeitslosenversicherungen: ....

Renten- oder Invalidenversicherungen: ....

....

Arbeitsrehabilitation

Case Manager: ....

Arbeitscoach: ....

Renten- oder Invalidenversicherungen: ....

....

Gewalterleben

Opferberatungsstellen: ....

....

Todesfall

Kirchliche oder säkuläre Institutionen wie Malteser oder ProSenectute: ....

Trauerbegleiter, Seelsorger: ....

....

Häufiger Unterstützungsbedarf und unterstützende Angebote

Ausbildungsschwierigkeiten

Ausbildungsverantwortliche: ....

Berufsinformationszentren: Berufs- und Laufbahnberatung: ....

....

Institutionen oder Vereine, die von Krankheiten Betroffene unterstützen:

....

Fehlende Tagesstruktur

Ehrenamtliche Betätigungsmöglichkeiten: ....

Treffpunkte: ....

Selbsthilfegruppen: ....

....

Schwierigkeiten in der Selbstversorgung

aufsuchende Pflege / Spitex: ....

....

Mahlzeitendienst (z. B. Deutsches Rotes Kreuz): ....

....

Integrationsschwierigkeiten

Institutionen wie das Rote Kreuz, Caritas, Binational.ch oder Verband-binationaler.de:

....

....

Häufiger Unterstützungsbedarf und unterstützende Angebote

Schwierigkeiten aufgrund chronischer Erkrankung

Angehörigenberatung: ....

Institutionen wie z. B. die Nathalie-Stiftung (Autismus) ....

Finanzielle Engpässe

Schuldenberatung: ....

Budgetberatungsstellen: ....

Sozialdienste: ....

....

Scheidung

Beratungsangebote religiöser Institutionen: ....

Mediatoren: ....

Familienbegleitung: ....

....

Anschlussplanung nach einer stationären Krisenintervention

Herausforderungen nach Klinikaustritt

Die Zeit nach dem Klinikaustritt stellt eine besondere Herausforderung für Betroffene dar, bedingt durch verschiedene Faktoren:

- Viele Menschen fühlen sich während der stationären Krisenintervention beschützt und relativ geborgen. Die anderen Betroffenen, die gleichfalls mit der Bewältigung von Krisen zu kämpfen haben, das Personal und die verlässlichen Strukturen auf der Station geben Sicherheit, und es kommt zu einer emotionalen Entlastung. Nach Austritt kann der Verlust dieses »Nestgefühls« ein Schock sein. Dieser Kontrast, verbunden mit der Wahrnehmung, mit den Problemen wieder alleine zu sein, kann sehr belastend wirken.
- Nach der Rückkehr werden manche Menschen erneut mit Problemen konfrontiert, zu denen sie während der stationären Krisenintervention Distanz hatten. Dies passiert besonders, wenn Probleme nicht hinreichend gelöst werden konnten. Die Belastung kann somit mit einem Schlag zurückkehren und in der Unmittelbarkeit überfordern.
- Einige Menschen haben in der stationären Krisenintervention nicht die Besserung erlebt, die sie sich erhofft haben. Es fällt ihnen schwer, die Geduld für eine längerfristige Therapie aufzubringen, die jedoch für bestimmte Schwierigkeiten unerlässlich ist.

Welche Punkte treffen auf mich besonders zu? Welche Schwierigkeiten könnten sich in der Zeit nach dem Austritt für mich ergeben?

Sorgfältige Vorbereitung

Aus diesem Grund ist es wichtig, die Zeit nach dem Austritt besonders sorgfältig und achtsam vorzubereiten. Ein unterstützendes Netzwerk kann hier hilfreich sein.

Welche Personen des professionellen Helfernetzes unterstützen mich in der ersten Woche nach Ende der Krisenintervention, und wann sehe ich sie?

Anschlussplanung nach einer stationären Krisenintervention

Wann ist der nächste Termin nach dem ersten Treffen geplant? Kann ich das bereits jetzt herausfinden?

....

....

....

Zu welchen Menschen aus meinem privaten Umfeld kann ich in der ersten Woche nach Austritt Treffen organisieren? (Besonders hilfreich können hier die Menschen sein, mit denen man offen über seine Probleme sprechen kann und die emotional unterstützend wirken)

....

....

....

Und nicht zuletzt: Mit welchen Problemen werde ich wieder konfrontiert sein? Ist hierfür derzeit keine kurzfristige Lösung zu finden oder wurden bisher keine ausreichende Problemlösungsversuche unternommen? Welche Aspekte können noch während der restlichen stationären Krisenintervention behandelt werden?

....

....

....

Einsatzempfehlung: Rezidivprophylaxe

Rezidive bei Anpassungsstörungen sind keine Seltenheit, und bisher können keine Risikofaktoren für die Entwicklung eines Rezidivs identifiziert werden (Morgan et al., 2022). Eine Auseinandersetzung mit dem Thema Rückfallprophylaxe kann beim Abschluss der Krisenintervention daher sinnvoll sein.

Handlungsanleitung

AB 19 »Diamanten auf meinem Weg« kann zur Festigung der Bewältigungserfahrungen bearbeitet werden. Aufgrund seiner ressourcenorientieren Herangehensweise eignet es sich für die selbstständige Bearbeitung durch die Betroffenen.

AB 20 »Meine persönliche Verletzlichkeit und wie ich damit umgehe« verbindet Elemente einer Verhaltensanalyse mit denen eines Notfallplans (Linehan, 2008). Es setzt eine behutsame und sensible Anwendung des Instruments durch Therapeut:innen voraus. Während der Durchführung müssen sich Betroffene mit schmerzhaftem Erleben konfrontieren und sind entsprechend verletzlich. Informationen, die durch **AB 13** »Psychologisches Krisenverständnis« oder **AB 14** »Die Krise im Kontext meiner Lebensgeschichte« gewonnen wurden, können zur Vertiefung des Analyseprozesses dienen.

Die Wirksamkeit von **AB 20** »Meine persönliche Verletzlichkeit und wie ich damit umgehe« beruht auf mehreren Faktoren und kann durch deren Vertiefung verstärkt werden:

- **Validierung und Normalisierung schmerzhafter Schemata.** Die positive Wirkung kann verstärkt werden, indem Therapeut:innen die universelle Natur der Verletzlichkeit betonen, die ein gemeinsames Merkmal menschlicher Erfahrung ist.
- **Erneute Exposition mit Schematypischem Erleben, insbesondere Emotionen und Körperempfindungen.** Durch warmes, behutsames Explorieren können die Betroffenen unterstützt werden, die schmerzhaften Kognitionen, Emotionen und Körperempfindungen zu aktivieren. Sie können so in einer wohlwollenden Atmosphäre als aushaltbar erlebt werden.
- **Identifikation von auslösenden Situationen, Frühwarnzeichen und Notfallsignalen.** Für Betroffene kann es schwierig sein, die besonderen Charakteristika von potenziell auslösenden Situationen zu erkennen sowie Frühwarnzeichen (»Alte Wunden bluten wieder«) und Notfallsignale (»dringend Hilfe suchen«) zu beschreiben. Therapeut:innen können durch Rückmeldungen und Präzisierungen beitragen (»Sie hatten im Eintrittsgespräch gesagt, dass Sie damals … gedacht haben. Ich frage mich gerade, ob das auch ein Frühwarnzeichen oder ein Notfallsignal ist?«).
- **Festigung von Strategien im Umgang mit dem Problemschema.** Therapeut:innen können die Überlegungen der Betroffenen eventuell um weitere Strategien ergänzen, die sich im therapeutischen Prozess als hilfreich erwiesen hatten.
- **Determinierung von bei Schemaaktivierung hilfreichen Personen.** Therapeut:innen können durch sorgfältiges Reflektieren ggf. den möglichen Personenkreis erweitern.
- **Notieren von Notfallanlaufstellen.** Hier tragen Therapeut:innen durch ihre Kenntnisse des regionalen Netzwerkes bei.

Mögliche Schwierigkeiten

Es können bei Abschluss der Krisenintervention zu wenig Informationen vorliegen, als dass Therapeut:innen zur Bearbeitung von **AB 20** »Meine persönliche Verletzlichkeit und wie ich damit umgehe« beitragen könnten. In dem Fall kann **AB 19** »Diamanten auf meinem Weg« sowie bei erhöhtem Suizidrisiko ein regulärer Notfallplan revidiert oder erarbeitet werden.

AB 19 • P

Diamanten auf meinem Weg

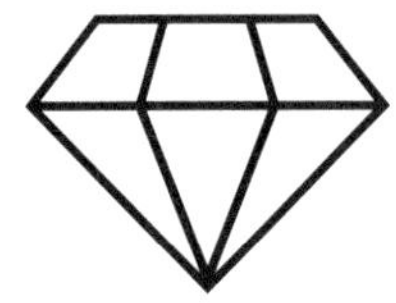

Es gilt nun, die bedeutsamen Erfahrungen festzuhalten, die Sie auf Ihrem Weg durch die Krise bisher gemacht haben. Mit anderen Worten: Was nehmen Sie mit aus dieser Zeit?

Folgendes hat mir in dieser Zeit besonders gutgetan:

Das habe ich über mich und über das, was ich im Leben brauche, gelernt:

Folgende Wahrnehmungen über mich / das Leben / die Menschen haben sich verändert:

Folgende Handlungen haben sich als besonders wichtig für die Bewältigung meiner Krise erwiesen:

Diese Stärke von mir habe ich in der Krise kennengelernt:

Meine persönliche Verletzlichkeit und wie ich damit umgehe

Aufgrund individueller Lebensgeschichten haben nahezu alle Menschen unterschiedliche »wunde Punkte«. Eine persönliche Verletzlichkeit zeichnet sich dadurch aus, dass wir gegenüber bestimmten Ereignissen besonders sensibel reagieren und starke Emotionen ausgelöst werden. In schwierigen Lebenssituationen geben sich diese häufig besonders schmerzhaft zu erkennen. Aber dies birgt auch eine Chance: Wenn wir unsere persönlichen wunden Punkte kennengelernt haben, können wir in Zukunft verletzenden Situationen vorbeugen oder sie frühzeitig erkennen.

Welche lebensgeschichtlichen Erfahrungen machen mich besonders verletzlich?

....

....

....

In welchen Situationen können diese alten Wunden wieder aufreißen?

....

....

....

Was denke ich dann typischerweise?

....

....

....

Was fühle ich dann typischerweise?

....

....

....

Meine persönliche Verletzlichkeit und wie ich damit umgehe

Was passiert dann typischerweise in meinem Körper?

....

....

Wie verhalte ich mich dann typischerweise?

....

....

Woran kann ich als erstes erkennen, dass meine alten Wunden wieder schmerzen?

....

....

Was hilft mir im Umgang hiermit?

....

....

Mit wem fühle ich mich in solchen Momenten am meisten verbunden, oder wer lenkt mich besonders gut ab?

....

....

Woran merke ich, dass ich mir dringend Hilfe suchen muss?

....

....

Wo kann ich Hilfe suchen?

....

....

Checkliste Therapieende

Therapeutischer Abschluss

☐ Rezidivprophylaktische Strategien wurden erarbeitet, beispielsweise mithilfe von **AB 19** »Diamanten auf meinem Weg« und / oder **AB 20** »Meine persönliche Verletzlichkeit und wie ich damit umgehe«.

☐ Bei Ende einer stationären Therapie: Der / Die Betroffene ist auf die Zeit nach dem Austritt vorbereitet, beispielsweise mithilfe von **AB 18** »Anschlussplanung nach einer stationären Krisenintervention«.

Systemische Arbeit

☐ Bei Ende einer stationären Krisenintervention: Persönliche Bezugspersonen sind vorbereitet auf den Austritt des / der Betroffenen, insbesondere wenn diese mit den Betroffenen gemeinsam wohnen. Letzte Fragen aller Involvierten sind geklärt.

☐ Arbeitssituation: Die Umstände des Arbeitswiedereinstieges sind geklärt (wann, unter welchen Umständen, zu wieviel Prozent?)

Anschlussbehandlung (falls notwendig)

☐ Das Hilfsnetz ist ausreichend ausgebaut.

☐ Anschlusstermine sind organisiert.

☐ Mit Nachbehandler:innen wurde frühzeitig Kontakt aufgenommen

Suizidprävention (bei Suizidgedanken vor Beginn oder im Verlauf der Krisenintervention)

☐ Ein Notfallplan wurde erstellt.

☐ Bei Ende einer ambulanten Krisenintervention: Eine telefonische Kontaktaufnahme ein bis drei Wochen nach Abschluss der Krisenintervention ist empfehlenswert.

☐ Bei Ende einer stationären Krisenintervention: Die Verfügbarkeit der Mittel daheim wurde überprüft und auf ein Minimum reduziert.

☐ Bei Ende einer stationären Krisenintervention: Die erste Sitzung der Anschlussbehandlung wurde innerhalb der ersten Woche nach Austritt organisiert. Falls keine externe Anschlussbehandlung organisiert werden konnte, sollte dies durch den Krisentherapeuten bzw. die Krisentherapeutin gewährleistet werden.

Organisatorischer Abschluss

☐ Rezept und ärztliches Zeugnis wurden, falls notwendig, ausgehändigt.

☐ Die Dokumentation wurde überprüft und gegebenenfalls vervollständigt.

4 Assessmentinstrumente in der Praxis

Strukturierte Assessmentinstrumente bei Anpassungsstörungen dienen der Diagnostik, der Feststellung von nicht primär erfassten Symptomen, dem Monitoring gefährdender Symptomatik oder Verhaltensweisen, für Verlaufsbeobachtung und -kontrolle und zur Wirksamkeitsevaluation.

Wichtig

Die kontinuierliche Prozessevaluation der Therapie von Anpassungsstörungen ist insbesondere aufgrund der hohen Symptomdynamik von Anpassungsstörungen mit dem Risiko von raschen Verschlechterungen wichtig.

Viele Fragebögen sind lizenziert und daher nicht in jedem Setting verfügbar. Für die Behandlung bei Anpassungsstörungen empfehlen sich insbesondere Fragebögen, die gezielt die individuell relevanten Symptome für die Betroffenen abfragen (z. B. der BDI-II bei Anpassungsstörungen mit vorwiegend depressiver Symptomatik, McElroy et al., 2018) sowie solche, die eine psychiatrische Symptomatik breit abfragen (z. B. der BSCL, Franke, 2000). Falls lizenzierte Fragebogen nicht zur Verfügung stehen oder sich aufgrund der individuellen Ausprägung der Symptomatik nicht zur Anwendung bei den Betroffenen eignen, kann eines der folgenden Assessmentinstrumente eingesetzt werden. Alternativ können mithilfe von Likert-Skalen individuelle Protokollbögen konstruiert werden. Die Arbeitsblätter dieses Kapitels werden von den Betroffenen selbstständig ausgefüllt.

Die therapeutischen Interventionen dieses Kapitels basieren neben Grawes Konsistenztheorie insbesondere auf der Dialektisch-Behavioralen Therapie (DBT, Linehan, 2008).

Arbeitsmaterial

AB 22 Therapieverlauf und -ziele

Der Fragebogen kann vor Beginn einer Sitzung durch die Betroffenen ausgefüllt werden. Er beruht auf den drei wesentlichen Pfeilern der Krisenintervention: Problemlösung, Selbstregulation, Ressourcenorientierung. Der Fokus liegt auf dem Engagement und Bedarf der Betroffenen in diesen drei Bereichen.

AB 23 Meine Befindlichkeit über den Tag

Das Protokoll kann eingesetzt werden zum Monitoring gefährdender Symptome, zur Verlaufsbeobachtung oder Feindiagnostik. Hierbei empfiehlt sich der Fokus auf maximal drei Hauptsymptome. Im Sinne eines Gefährdungsmonitorings könnten dies beispielsweise Anspannung, Leidensdruck und Suizidgedanken sein.

AB 24 Die Erfüllung meiner Bedürfnisse

Das Protokoll kann vollständig oder für einzelne Bedürfnisse eingesetzt werden, um die erreichte tägliche Bedürfniserfüllung zu untersuchen.

AB 25 Problembereiche

Mithilfe des Fragebogens können sich Therapeut:innen einen raschen Überblick über die Veränderung von häufigen Symptomen bei Anpassungsstörungen seit der letzten Sitzung verschaffen.

AB 26 Diary Card

Die in der Dialektisch-Behavioralen Therapie (DBT) angewendete Diary Card (Linehan, 2008) findet sich hier in einer an die Bedürfnisse von Menschen mit Anpassungsstörungen angepassten Version.

Therapieverlauf und -ziele

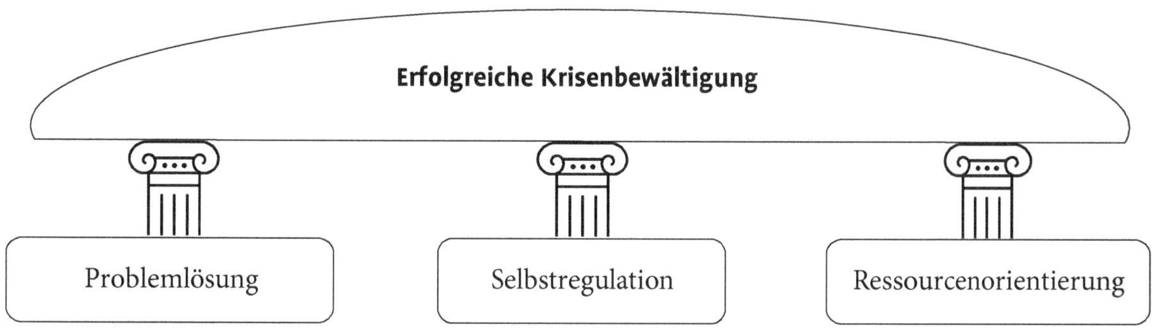

Seit der letzten Sitzung …

Problemlösung

…habe ich Lösungen für folgende Probleme gesucht:

Selbstregulation

…hat mir Folgendes im Umgang mit meinem Leidensdruck geholfen:

Ressourcenorientierung

…habe ich Folgendes für meine Bedürfniserfüllung und mein Wohlbefinden unternommen:

Therapieverlauf und -ziele

Behandlungsziele

In der kommenden Zeit möchte ich …

Problemlösung

…über Lösungsmöglichkeiten für folgende Probleme nachdenken bzw. an Ihnen arbeiten:

…………………………………………………………………………………………

…………………………………………………………………………………………

Selbstregulation

…Strategien im Umgang mit folgenden Symptomen entwickeln :

…………………………………………………………………………………………

…………………………………………………………………………………………

Ressourcenorientierung

…Folgendes für meine Bedürfniserfüllung und mein Wohlbefinden tun:

…………………………………………………………………………………………

…………………………………………………………………………………………

Wichtig für die Behandlung!
Das sollte während der Krisenintervention unbedingt stattfinden:

…………………………………………………………………………………………

…………………………………………………………………………………………

AB 23 • P

Meine Befindlichkeit über den Tag

Tragen Sie hier bitte den Verlauf Ihrer Belastung ein. Es ist normal, wenn diese stark schwankt. Mit verschiedenen Farben können Sie einen guten Überblick gewinnen, wie die Symptome sich verhalten und welche Beziehung sie untereinander haben. Der Wert 10 entspricht einer maximalen Intensität der Symptombelastung, der Wert 0 bedeutet, dass Sie aktuell nicht belastet sind durch das Symptom.

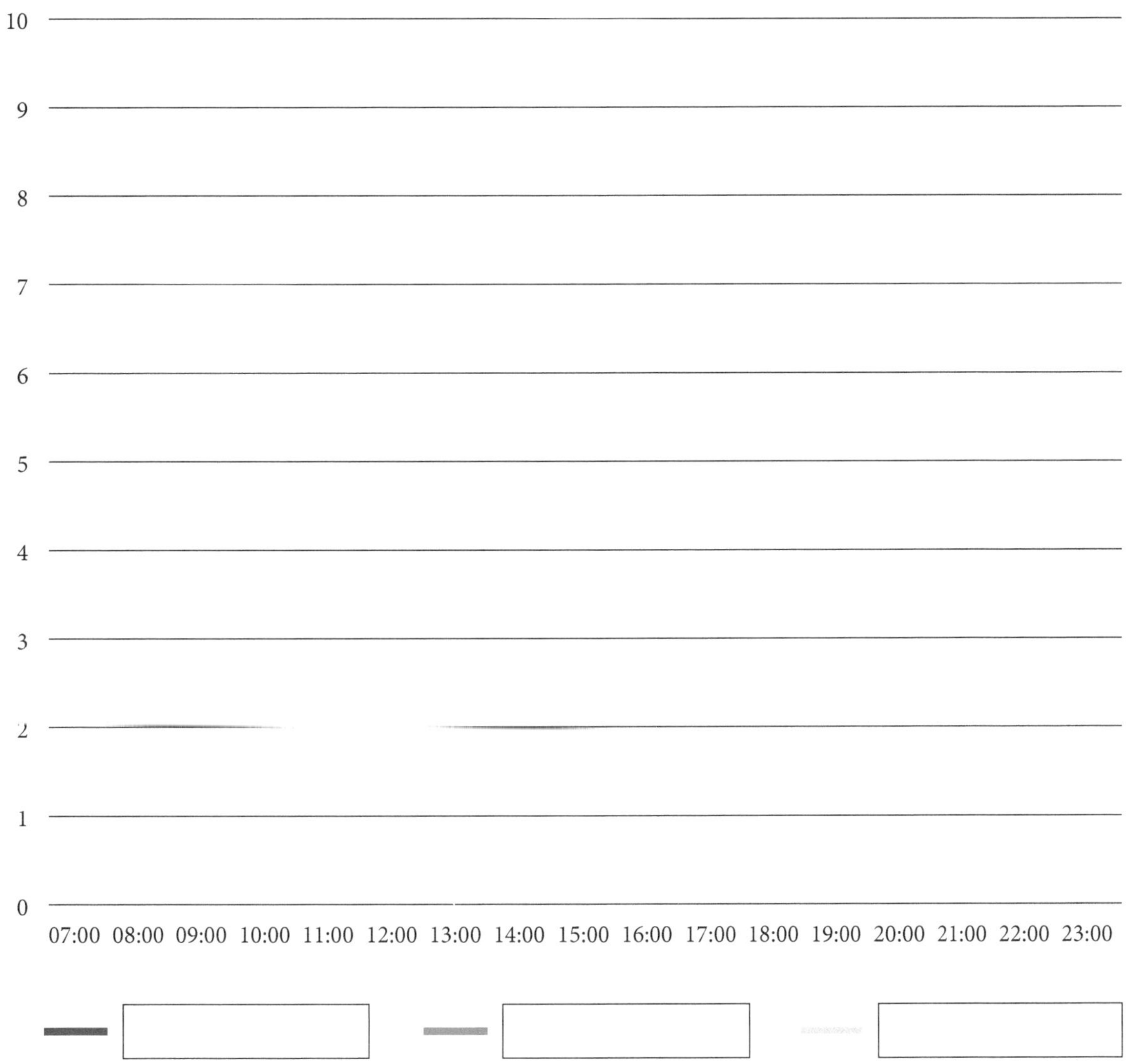

Die Erfüllung meiner Bedürfnisse

Tragen Sie hier ein, wie gut es Ihnen gelungen ist, an einem Tag Ihre psychologischen Bedürfnisse zu erfüllen.

1 = gar nicht 2 = ein wenig 3 = mittelmäßig 4 = recht gut 5 = voll erfüllt

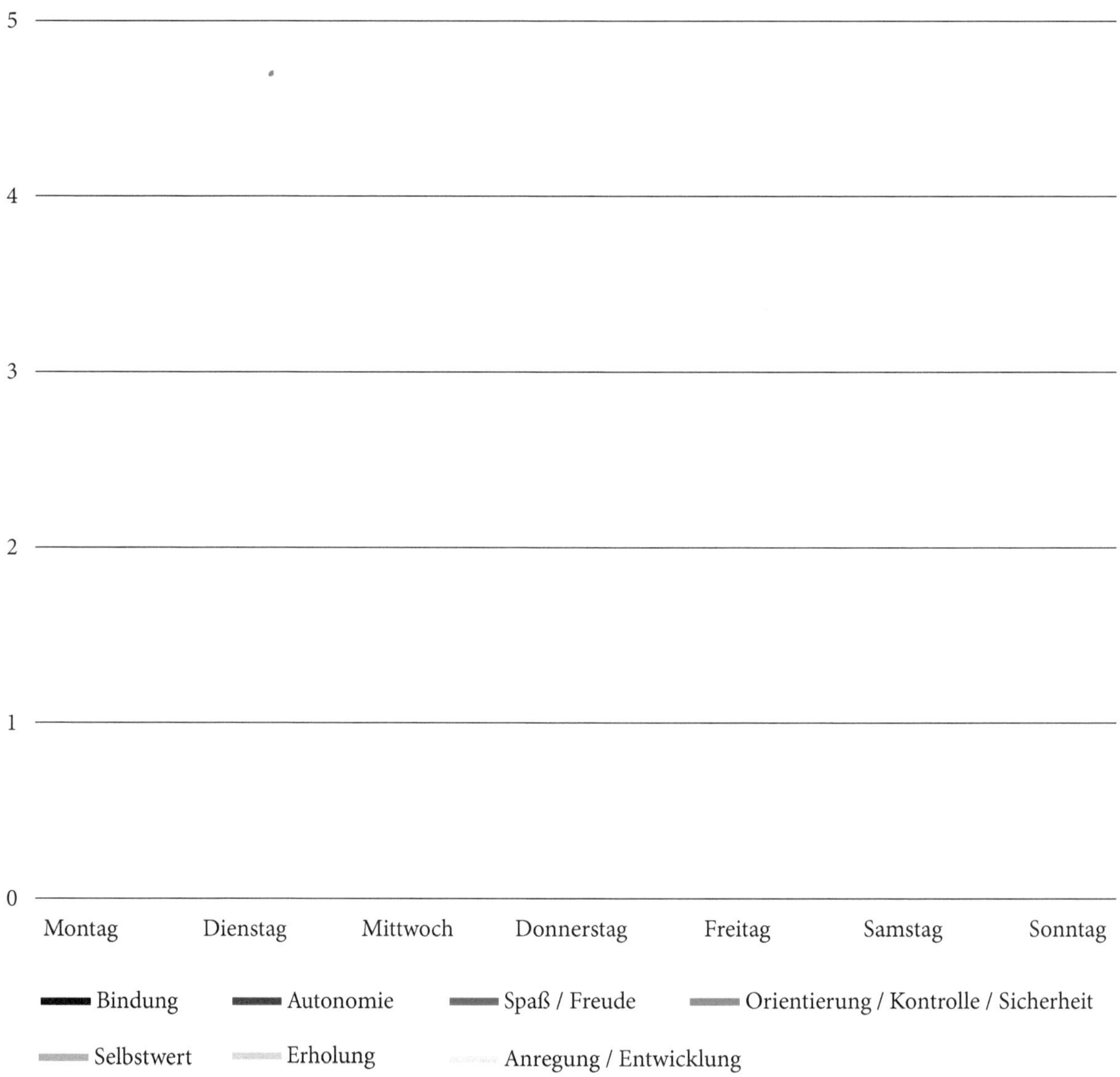

Problembereiche

Bitte schätzen Sie die Veränderung der in der folgenden Skala genannten Symptome seit der letzten Sitzung ein. Sie dürfen unter »Kommentar / Interpretation« gerne Ihre Gedanken hierzu notieren, wenn Sie dies möchten.

	Besser geworden	gleich geblieben	schlechter geworden	Kommentar / Interpretation:
Einschlafstörungen				
Durchschlafstörungen				
Psychischer Schmerz				
Depressivität / Niedergeschlagenheit				
Innere Anspannung				
Unruhe / Stress				
Reizbarkeit				
Ängste				
Bedrohungserleben				
Gedankenkreisen				
Schuldgefühle				
Verringerte Erholungsfähigkeit				
Erschöpfung				
Motivationsminderung				
Versagensgefühle				
Reduziertes Gefühl von Sinnhaftigkeit				
geringe Zuversicht				

AB 26 • P

Diary Card

Datum	Tag	Psychischer Schmerz / Not / Leiden	Suizid-gedanken	Symptomatik		Schlaf	Schwierige Ereignisse	Unerfüllte Bedürfnisse	Problematische Selbstregulation		Positive Selbst-regulation	Positive Ereignisse	Pos Gefühle
									Drang	Handl.			
		(0–5)	(0–5)	(0–5)	(0–5)	(0–5)			(0–5)	(j/n)	(0–7)		(0–5)
	Mo												
	Di												
	Mi												
	Do												
	Fr												
	Sa												
	So												

Suizidgedanken

0 = keine
1 = kaum
2 = mäßig
3 = drängend
4 = sehr drängend
5 = das Denken ist komplett auf suizidale Ideen eingeengt

Problematische Selbstregulation

0 = keine
1 = kaum
2 = mäßig
3 = starker Drang
4 = sehr starker Drang
5 = nicht kontrollierbar

Not / Leiden / Symptomatik / Positive Gefühle

0 = kein
1 = kaum
2 = etwas
3 = mittelmäßig
4 = groß
5 = sehr stark

Schlaf

0 = gar nicht
1 = sehr schlecht
2 = schlecht
3 = mittelmäßig
4 = gut
5 = sehr gut

Positive Selbstregulation

0 = nicht daran gedacht und nicht angewandt
1 = daran gedacht, aber nicht angewandt, wollte nicht
2 = daran gedacht, nicht angewandt, hätte aber gewollt
3 = habe es versucht, konnte es aber nicht anwenden
4 = versucht, konnte sie anwenden, aber es half nicht
5 = automatisch angewendet, aber es half nicht
6 = versucht, konnte sie anwenden und es hat geholfen
7 = automatisch angewendet und es hat geholfen

5 Umgang mit Suizidalität

Psychosoziale Belastungssituationen sind neben psychiatrischen Erkrankungen weltweit die wichtigsten Risikofaktoren für einen vollendeten Suizid (Arafat, 2022; Foster, 2011) und erhöhen das Risiko für das Auftreten von suizidalen Verhaltensweisen in der Allgemeinbevölkerung (Howarth, 2020). Das Risiko für den Gebrauch von hoch-letalen Suizidmethoden bei Suizidversuchen könnte bei bestimmten psychosozialen Belastungen, die die grundlegende soziale Zugehörigkeit in Frage stellen, höher sein (Zarghami, 2002; Kim, 2020).

In der klinischen Praxis finden sich häufig psychische Erkrankungen verbunden mit einer Reaktion auf eine psychosoziale Belastung. Die Co-Inzidenz von psychiatrischer Erkrankung und Belastungssituationen verstärken das Risiko für das Auftreten von Suizidgedanken und suizidalen Verhaltensweisen (Currier, 2016; Milton et al., 2020). Eine erfolgreiche Bewältigung der Belastungssituation wirkt somit primär suizidpräventiv.

Wichtig

Bei zeitgleichem Auftreten der beiden Risikofaktoren (1) *psychosoziale Belastungssituation* und (2) *psychiatrische Erkrankung* sollte die Unterstützung in der Bewältigung der Belastungssituation gegenüber der Therapie der psychiatrischen Erkrankung nicht vernachlässigt werden.

Forschungsergebnisse legen eine besondere Achtsamkeit bei Suizidalität im Rahmen von psychosozialen Belastungssituationen nahe: In Studien auf der Grundlage der klinischen Diagnose einer Anpassungsstörung finden sich immer wieder Hinweise, dass suizidale Verhaltensweisen früher, impulsiver, weniger geplant und bei geringerer Symptomatik stattfinden als bei »reinen« Depressionen (z. B. Runeson et al., 1996; Kim, 2020; Casey et al.,, 2015; Doherty et al., 2019a).

Zusätzlich zu den Materialien dieses Kapitels eignen sich folgende Tools besonders gut für die Arbeit mit suizidalen Menschen: Die Arbeit mit **AB 26** »Diary Card« oder **AB 25** »Meine Befindlichkeit über den Tag« unterstützt das Monitoring von Suizidalität während des Therapieverlaufs. Selbstregulationsstrategien aus dem Kapitel 9 »Selbstregulation« bieten sich ebenfalls an, insbesondere zur Normalisierung von Schlafstörungen und Selbstvorwürfen. Es ist empfehlenswert, diese durch Hochspannungs-Skills (Linehan, 2008) zu ergänzen. Eine medikamentöse Begleitung der psychotherapeutischen Krisenintervention kann notwendig sein, wozu **INFO 56** »Möglichkeiten und Risiken der medikamentösen Unterstützung der Selbstregulation« beitragen kann. Der Abschluss bei einer stationären Therapie kann mithilfe von **INFO 20** »Anschlussplanung nach einer stationären Therapie« vorbereitet werden.

In der ersten Sitzung empfiehlt sich immer das Erstellen oder Überprüfen eines Notfallplans. Durch den Einsatz von **AB 18** »Meine persönliche Verletzlichkeit und wie ich damit umgehe« kann der Notfallplan im Verlauf präzisiert und weiter individualisiert werden. Die Betroffenen sollten den Notfallplan in Form eines Leporellos in Kreditkartenform bei sich tragen.

Tipp

Wenn möglich, sollten Betroffene nach einem Suizidversuch als Ergänzung zur regulären Therapie eine suizidspezifische Intervention, z. B. das Attempted Suicide Short Intervention Programm (ASSIP), erhalten (Gysin & Michel, 2015).

Die therapeutischen Interventionen dieses Kapitels basieren auf folgenden Theorien bzw. theoretischen Hintergründen:

- therapeutische Prinzipien der Aeschi Working Group (Michel & Jobes, 2011)
- Joiners Interpersonal Theory of Suicide (Joiner, 2005)
- Konzept der erlernten Hilflosigkeit nach Seligman (Maier & Seligman, 2016)
- gängige Literatur zu klinischer Suizidprävention
- Ergebnisse der Suizidforschung

Arbeits- und Informationsmaterial

INFO 12 Therapeutische Grundhaltung während der Suizidalitätsabklärung
In Anlehnung an die Leitlinien der Aeschi working group (Michel & Jobes, 2011) ist es empfehlenswert, die in diesem Informationsblatt zusammengetragenen therapeutischen Grundhaltungen während einer Suizidalitätsabklärung durchgängig zu verwirklichen.

INFO 13 Einsatzempfehlung: Strukturierte Suizidalitätsabklärung
Hier finden sich Informationen zu Anwendung und Ziel des Arbeitsblatts **AB 27** »Der Tod als Lösung?« zur Unterstützung und Dokumentation der ersten Suizidalitätsabklärung mit den Betroffenen.

AB 27 Der Tod als Lösung?
Mithilfe dieses Arbeitsblatts sollte in einer kollaborativen therapeutischen Haltung, gemäß Jobes et al. (2005), Seite an Seite mit dem Betroffenen die Suizidalität untersucht werden. Das Ergebnis kann Therapeut:innen als Grundlage und Ergänzung der Dokumentation der ersten Suizidalitätsabklärung dienen.

INFO 14 Suizidpräventive Strategien
Hier findet sich ein Überblick über mögliche Strategien zur Senkung des Suizidrisikos. Ziel ist es, den Therapeut:innen möglichst viele Strategien an die Hand zu geben, damit diese aus einem reichhaltigen Repertoire die jeweils indizierten suizidpräventiven Interventionen zusammenstellen können.

AB 28 Psychischer Schmerz
Dieses Arbeitsblatt wurde auf der Grundlage des Konzepts von Shneidman (1996), Orbach (2003) und Michel und Jobes (2010) zu psychischem Schmerz erarbeitet. Psychischer Schmerz ist ein gut belegter, zentraler Faktor für Auftreten und Verlauf von Suizidalität (Ducasse, 2018; Li et al., 2018). Ziele der Intervention sind die Förderung einer positiven Selbstzuwendung und Fokus auf Selbstregulation während des Erlebens psychischer Schmerzen. So kann Vermeidungsverhalten (Hao et al., 2023) und Intensität des psychischen Schmerzes (Verrochio et al., 2016) reduziert werden.

AB 29 Der suizidale Modus
Hier wird der suizidale Modus im Sinne eines Problemlöseverhaltens zur Linderung von unerträglichem psychischem Schmerz beschrieben (Michel & Jobes, 2010). Die Ergebnisse der Intervention dienen als Grundlage, um direkt im Anschluss einen lösungsorientierten Blick auf die aktuelle Lebenssituation zu werfen (Bedürfnisorientierte Problemlösung, Kap. 8), um erste Selbstregulationsstrategien zu erarbeiten (Bedürfnisorientierte Selbstregulation, Kap. 9), und relevante Ressourcen und Werte vor Augen zu führen (Bedürfnisorientierte Ressourcenorientierung, Kap. 10).

INFO 15 Einsatzempfehlung: Hoffnungslosigkeit und erlernte Hilflosigkeit
Diese Information gibt Therapeut:innen Ideen zur Anwendung der Materialien **INFO 17** »Hoffnungslosigkeit vs. Zuversicht«, **AB 29** »Die Zuversicht stärken«, **INFO 18** »Erlernte Hilflosigkeit« und **AB 30** »Umgang mit erlernter Hilflosigkeit«.

INFO 16 Hoffnungslosigkeit vs. Zuversicht
Das Blatt dient der Information der Betroffenen über die Auswirkungen von Hoffnungslosigkeit und Zuversicht. Dies kann die Motivation von Betroffenen für die aktive Auseinandersetzung mit dem Thema erhöhen. Zudem wird das Konzept der erlernten Hilflosigkeit eingeführt.

AB 30 Die Zuversicht stärken
Das Arbeitsblatt dient der konkreten Umsetzung einer zuversichtsorientierten Arbeit. Nach einer kurzen Einleitung zur emotionsregulatorischen Evozierung von positiven Gefühlen (van Cappellen, 2020) finden Sie Strategien zu Förderung einer zuversichtlicheren Haltung. Die einzelnen Items entsprechen den von Marshall et al. (2023) zusammengetragenen Faktoren, die der Induktion von Zuversicht dienen.

INFO 17 Erlernte Hilflosigkeit
Die Psychoedukation über den Modus der erlernten Hilflosigkeit gemäß dem Konzept von Maier und Seligman (2016) dient als motivationale Vorbereitung zur Arbeit mit **AB 31** »Umgang mit erlernter Hilflosigkeit: der neue innere Standard«.

AB 31 Umgang mit erlernter Hilflosigkeit: der neue innere Standard
Auf der theoretischen Grundlage des Konzeptes der erlernten Hilflosigkeit nach Maier und Seligman (2016) kann gemeinsam eine Diskriminationsübung durchgeführt werden.

INFO 18 Einsatzempfehlung: Sinnlosigkeit und Lebenssinn
Ein fehlender Lebenssinn ist Risikofaktor für Suizidalität (Linehan et al., 1983), während umgekehrt ein klarer Lebenssinn suizidprotektiv wirkt (Kleiman & Beaver, 2013). Unabhängig von dem Bestehen von Suizidgedanken gibt es Hinweise für eine Relevanz des Lebenssinnes bei der positiven Bewältigung von Anpassungsstörungen (Marco et al., 2021). Dieses Informationsblatt enthält eine Anleitung der therapeutischen Intervention mithilfe von **AB 31** »Lebenssinn«.

AB 32 Lebenssinn
Das Arbeitsblatt unterstützt Betroffene darin, einen Lebenssinn herauszuarbeiten, wodurch die Bewältigung von Krisensituationen unterstützt werden kann (Marco et al., 2021).

INFO 19 Wäre es besser für die Menschen, die mir nahe sind, wenn ich nicht mehr da wäre?
Das Informationsblatt greift gängige Fehlannahmen suizidaler Menschen auf und korrigiert diese, gemäß Joiners Interpersonal Theory of Suicide (van Orden et al., 2010).

INFO 20 Die Anschlussplanung nach einer stationären Therapie
Hier erfahren Sie, warum eine frühzeitige und sorgfältige Anschlussplanung bei Abschluss einer stationären Therapie bei Betroffenen mit Suizidgedanken unumgänglich ist.

INFO 12 • T

Therapeutische Grundhaltung während der Suizidalitätsabklärung

Während der Suizidalitätsabklärung bei Anpassungsstörungen sollten Therapeut:innen stets …

- **… eine therapeutische Beziehung anstreben.** Auch in einem Erstgespräch (oder Notfallgespräch) entsteht eine therapeutische Beziehung. Die Relevanz der therapeutischen Beziehungsgestaltung muss Therapeut:innen während der gesamten Durchführung der Suizidalitätsabklärung bewusst sein. Dies ist vor allem wichtig, damit sie nicht aus dem Wunsch heraus, alles perfekt zu machen, und Angst davor, etwas zu vergessen, innerlich versehentlich auf Checklisten anstelle der Betroffenen fokussieren.

- **… eine empathische und mentalisierende Haltung einnehmen.** Die therapeutische Haltung sollte empathisch und mentalisierend sein. Dies zeigt sich darin, dass Therapeut:innen der individuellen Geschichte der Betroffenen gegenüber offen sind und bereit, zuzuhören sowie das Erlebte nachzuvollziehen. Die Haltung wertschätzt die Tatsache, dass die Betroffenen sich soeben in ihrer tiefsten inneren Not und Verletzlichkeit zeigen.

- **… ein zusammenhängendes Verständnis der inneren Not und der suizidalen Reaktion erleichtern.** Es ist empfehlenswert, mithilfe der Explorationstechnik ein Narrativ zu erleichtern. Einigen Betroffenen fällt es schwer, eigene Reaktionen zu verstehen und zu kommunizieren. Das trifft besonders auf viele Menschen zu, die unter chronischer Suizidalität leiden. In dem Fall sollte die Explorationstechnik auf ein konsistenzerzeugendes Verständnis der inneren Prozesse abzielen, durch Aufbau einer Beziehung zwischen äußeren Triggerereignissen sowie Bedürfnissen und Zielen der Betroffenen.

- **… die individuelle Logik der Suizidalität im Lebenskontext der Betroffenen suchen.** Eine suizidale Krise hat eine persönliche Vorgeschichte (biografischer Bezug). Eine Exploration von Suizidalität sollte immer eine Exploration des individuellen psychologischen Kontextes beinhalten.

- **… das Verständnis der Not mitfühlend und wertschätzend spiegeln.** Therapeut:innen sollten das Erleben der Betroffenen verständlich, mitfühlend und wertschätzend in Worte fassen. Indem sie sich bemühen, das innere Erleben der Betroffenen zu verstehen und nachzuvollziehen, können sie Rückzugstendenzen suizidaler Betroffener entgegenwirken.

- **… ein gemeinsames Verständnis der Suizidalität anstreben.** Therapeut:innen sollten sich bemühen, ein gemeinsames Verständnis der Suizidalität zu finden. Es ist empfehlenswert, die Worte, mit denen das Verständnis vermittelt wird, achtsam zu wählen. Die Nachvollziehbarkeit von Suizidalität als Lösung in der individuellen Situation sollte vermittelt werden, nicht jedoch, dass Suizid in der Situation tatsächlich die einzige Lösung ist.

Wichtig

Das Ziel der therapeutischen Beziehungsgestaltung während einer Suizidalitätsabklärung ist, den Betroffenen einen Raum zu schenken, in dem sie offen über ihren inneren Schmerz sprechen können und sich darin verstanden fühlen.

Einsatzempfehlung: Strukturierte Suizidalitätsabklärung

Eine gute Dokumentation einer Suizidalitätsabklärung macht auf einen Blick die Determinanten und die Intensität der Suizidalität des / der Betroffenen ersichtlich. Wichtig ist hier der Kontext von Suizidgedanken: Es muss für jeden klar ersichtlich werden, was riskante Umstände sind. So können potenzielle Risikosituationen während der Krisenintervention antizipiert und proaktiv gesichert werden.

Dokumentation Suizidalitätsabklärung

Die Dokumentation einer Suizidalitätsabklärung beinhaltet die folgenden Punkte:

- Die Charakteristika und der zeitliche Verlauf der Suizidalität
- Ereignisse oder Umstände, die Suizidgedanken auslösen / verstärken
- Relevante psychosoziale Charakteristika
- Suizid begünstigende und protektive Faktoren
- Die aktuelle Intensität von Suizidalität und Leidensdruck
- Die Einschätzung des Suizidrisikos durch den Therapeuten / die Therapeutin
- Die getroffenen Maßnahmen zur Suizidprävention

Eine Unterstützung in der Abklärung und Dokumentation der Suizidalität von Betroffenen kann **AB 27** »Der Tod als Lösung?« sein. Ziel der Intervention ist es, von Beginn an Kooperativität, Verbindlichkeit, Verlässlichkeit und Gemeinsamkeit im Angesicht der Suizidalität herzustellen. Somit ist die in **INFO 12** »Therapeutische Grundhaltung während einer Suizidalitätsabklärung« beschriebene therapeutische Beziehungsgestaltung durchgängig zu verwirklichen. Das ausgefüllte **AB 27** »Der Tod als Lösung?« kann als Grundlage und Ergänzung der Dokumentation des Therapeuten bzw. der Therapeutin dienen.

Handlungsanleitung

AB 27 »Der Tod als Lösung?« sollte immer gemeinsam bearbeitet werden. Es empfiehlt sich eine therapeutische Haltung einzunehmen, die einen gemeinsamen Blick auf die Suizidalität ermöglicht. Bildlich gesehen stehen Therapeut:innen dabei Seite an Seite mit den Betroffenen als Expert:innen gegenüber ihrem Leben und ihren Schwierigkeiten (Jobes et al., 2005), ganz konkret sitzt man in der Situation am besten tatsächlich Seite an Seite.

- Die Betroffenen benötigen bei Frage 1 Unterstützung darin, die Situationen zu eruieren, die mit Suizidgedanken einhergingen. Die Analyse ermöglicht Therapeut:innen, potenzielle Risikosituationen zu antizipieren.
- Bei Frage 3 sollten Therapeut:innen mögliche Lebensereignisse und Episoden psychischer Erkrankungen mit Einfluss auf Suizidalität erfragen.
- Frage 4 erfragt die Intensität von Suizidgedanken, von »passive Todeswünsche« bis zu »Suizidgedanken mit klarer Vorstellung zu Methode und Handlungsplanung«.
- Frage 11 und 12 können als Einstieg in die indizierten therapeutischen Interventionen zur Reduktion und Sicherung bei Suizidalität dienen. Hierbei sollte der Fokus durch Therapeut:innen klar auf kurzfristig hilfreiche Strategien gelegt werden: »Natürlich können wir mit den Überlegungen, die wir uns jetzt machen, nicht unmittelbar Ihre Situation verändern. Deshalb geht es mir darum, dass Sie am Leben bleiben, bis wir längerfristige Lösungen gefunden haben. Dafür ist es wichtig, dass wir Sie zunächst so weit wie möglich vor einem allzu hohen Leidensdruck und seinen Konsequenzen schützen.«

Der Tod als Lösung?

(1) In welchen Situationen ging es mir so schlecht, dass ich es kaum mehr aushalten konnte? Beispiele: »In dem Moment, als mir die Kündigung ausgesprochen wurde«, »Immer wenn ich alleine bin nach einem Konflikt« oder »Wenn ich daran denke, dass ich nicht mehr gesund werden könnte«.

....

....

(2) Wann habe ich zum ersten Mal in meinem Leben gedacht, dass mein Tod einem unerträglichen Zustand ein Ende bereiten könnte?

....

....

(3) Wenn der Beginn der Gedanken an den möglichen eigenen Tod bereits vor längerer Zeit war: Wie sah dies im Verlauf aus? Sind die Gedanken zwischenzeitlich völlig verschwunden gewesen oder haben sie mich bis jetzt begleitet? In gleicher oder in schwankender Intensität?

....

....

(4) Wie sahen meine Gedanken an den Tod als mögliches Ende des unerträglichen Zustands aus? Beispiele: Habe ich dies einfach als Möglichkeit gedacht im Sinne von »Es wäre einfacher, wenn ich nicht mehr am Leben wäre« oder konkreter als »Was könnte ich tun, um zu sterben?« oder noch konkreter als »Was brauche ich dazu? Wann könnte ich es tun? Habe ich bereits an ein Datum gedacht?»

....

....

(5) Habe ich jetzt oder in der Vergangenheit einmal etwas unternommen, mit dem Ziel zu sterben, z. B. vorbereitende Handlungen oder einen Suizidversuch? Was habe ich getan?

....

....

(6) Was ist meine Einstellung gegenüber Suizid im Allgemeinen?

....

....

Der Tod als Lösung?

(7) Habe ich in der Familie oder in dem engeren Freundeskreis jemanden, der sich das Leben genommen hat?

....

....

(8) Was hat mich bisher davon abgehalten, mir das Leben zu nehmen, und was ist für mich aktuell ein Grund, am Leben zu bleiben?

....

....

(9) Was müsste passieren, damit mich das nicht weiter davon abhalten würde?

....

....

(10) Wie stark ist aktuell mein Leidensdruck und wie stark meine Suizidgedanken auf einer Skala von 1–10 (1: niedrigster Leidensdruck / keine Suizidgedanken; 10: maximaler Leidensdruck / drängende Suizidgedanken, denen ich nichts entgegensetzen kann)? Was war das Maximum in der letzten Woche?

....

....

(11) Gibt es etwas, das helfen könnte, meinen Leidensdruck kurzfristig zu reduzieren?

....

....

(12) Was hilft mir, sicherzustellen, dass ich am Leben bleibe, bis wir einen Weg gefunden haben, meinen Leidensdruck zu verringern?

....

....

Suizidpräventive Strategien

Für den Umgang mit einem erhöhten Suizidrisiko ist es hilfreich, viele therapeutische Strategien vor Augen zu haben, um aus einem großen Repertoire an Möglichkeiten die Strategien auszuwählen, die für den konkreten Fall indiziert sind.

Hinter einigen Strategien findet sich eine kurze Erinnerung an wichtige Punkte für die Anwendung oder eine Idee für die Umsetzung.

Bindungsbasierte Strategien

- Engmaschige Gespräche
- Proaktive therapeutische Haltung in Kontaktaufnahme und Antizipation von Risikosituationen
- Unvorbereitete Kontaktaufnahmen, auch per Telefon / E-Mail (z. B. vor dem Nachhausegehen: »Ich habe eben nochmals an Sie gedacht und wollte nachfragen, wie Sie sich fühlen, und ob Sie noch irgendetwas brauchen, ehe ich jetzt gehe?«)
- Aktivierung eines stützenden Netzes (Angehörige, Bezugspersonen)
- Information der Behandler / chain of care / Kontinuität der Betreuung
- Psychoedukation bezüglich Konsequenzen eines Suizids für Angehörige / therapeutisches System / Mitpatient:innen / Bekannte
- Therapievereinbarung
- Antisuizidales Versprechen (»Wir haben heute darüber gesprochen, wie hoch Ihre Belastung derzeit ist, und auch über Ihre Suizidgedanken. Ich merke, dass ich mir Sorgen um Sie mache, und wollte noch einmal ganz sicher gehen, dass Sie bis zu unserer nächsten Sitzung am … in Sicherheit sind und Ihnen nichts geschehen wird. Kann ich mich wirklich darauf verlassen?«)

....

....

Hinweis

In der Indikationsstellung von Therapievereinbarung und antisuizidales Versprechen ist relevant, sich vor Augen zu halten, dass es sich bei den Interventionen nicht um rechtsverbindliche Verträge handelt. Weder schützen sie das Leben der Betroffenen noch bewahren sie Therapeut:innen vor juristischen Konsequenzen. Grundsätzliche Voraussetzung für die Interventionen ist das Entstehen bzw. Bestehen einer therapeutischen Beziehung und ein klares Commitment der Betroffenen hierfür. Sie ermöglichen es Therapeut:innen als Teil einer suizidpräventiven Beziehungsgestaltung, ihren Sorgen und dringenden Wunsch nach Verlässlichkeit und Gegenseitigkeit Ausdruck zu verleihen und erinnern die Betroffenen daran, dass sie wichtig sind und eine Verantwortung gegenüber ihren Mitmenschen haben.

Suizidpräventive Strategien

Therapeutische Strategien

- Kurzfristige medikamentöse Strategien: Behandlung von Schlaflosigkeit, Anspannung und Ängsten
- Optimierung der Therapie einer komorbiden psychiatrischen Erkrankung, je nach Indikation mit dem Fokus auf Suizidprävention (Antidepressiva, Antipsychotika, Lithium, Clozapin, Ketamin etc.)
- Falls möglich Entlastung (Krankschreibung bei Überforderung, cave: Strukturverlust)
- Strategien bei hohem Leidensdruck erarbeiten (Skills)
- Bewältigung der Belastungssituation vorantreiben
- Bedürfnisorientierte Selbstregulationsstrategien optimieren
- Arbeit an suizidalitätsnahen intrapsychischen Phänomenen wie Hoffnungs- oder Sinnlosigkeit, Selbstvorwürfe/-ablehnung
- Psychoedukation: Prinzip des suizidalen Modus erklären
- Vertiefung von protektiven Faktoren und deren Bedeutung

....

....

Sicherungsstrategien

- Methodenrestriktion: Verfügbarkeit der Mittel zum Suizid (z. B. Waffen, Medikamente etc.) ansprechen und wenn möglich immer sichern, notfalls mittels Einbezug von Behörden und Polizei
- Notfallplan mit Notfallprozedere: 24 Stunden Erreichbarkeit von Hilfe. Schlecht ausgearbeitete Notfallpläne gehen mit einem höheren Suizidrisiko einher als gut und vollständig ausgearbeitete. Relevante Qualitätsmerkmale sind neben der Vollständigkeit (a) eine persönliche Relevanz: Kontext und Verständnis der persönlichen Suizidalität, (b) die gemeinsame Erarbeitung, (c) die individuelle Passung: ggf. bestehender Notfallplan erfragt, optimiert und Einsatz oder Hürden evaluiert (Green et al., 2018)
- Absprachen von Konsequenzen bei Nichteinhalten von Terminen / Schwierigkeiten in Kontaktaufnahme
- Antizipierte Risikosituationen proaktiv sichern
- Klinikeinweisung freiwillig, notfalls unfreiwillig
- Ausgangsregelung (begrenzte Zeit, in Begleitung von Angehörigen / Pflege, kein Ausgang)
- Station schließen
- 1:1-Betreuung

....

....

Psychischer Schmerz

Psychischer Schmerz ist ein Phänomen, dessen Existenz uns allen bewusst ist. »Etwas schmerzt mich« oder »Mein Herz bricht« drücken psychischen Schmerz aus. Aufgrund der Komplexität von psychischem Schmerz existieren eher wenige Forschungsergebnisse dazu – im Gegensatz zu körperlich verursachtem Schmerz. Hier finden Sie einige Erkenntnisse aus Studien. Sie können untersuchen, wie Sie Ihren psychischen Schmerz wahrnehmen, ob dies den Studienergebnissen entspricht oder Ihre eigene Erfahrung anders aussieht.

Psychischer Schmerz kann daraus resultieren, dass jemand einen schlimmen Verlust erlitten hat, zu Schaden gekommen ist oder verletzt werden könnte. Das sind häufig wir selbst, es kann aber auch jemand anderes sein, der uns sehr wichtig ist. Wie sieht das bei Ihnen aus? Was ist Ihnen aktuell so wichtig, dass es psychischen Schmerz verursacht?

....

....

Psychischer Schmerz resultiert nicht nur aus äußeren Ereignissen, sondern auch aus Gedanken daran. Das führt dazu, dass er in seiner Intensität sehr stark schwanken und manchmal völlig unerwartet auftreten kann. Kennen Sie psychischen Schmerz, der unvermittelt und als Reaktion auf eigene Gedanken beginnen kann? Bei welchen Gedanken passiert das typischerweise?

....

....

Es gibt einige Studien, die zeigen, dass körperlicher und psychischer Schmerz zum Teil ähnliche Hirnregionen aktiviert. Das ist zum Beispiel der anteriore cinguläre Cortex, der eine wichtige Rolle für unsere Aufmerksamkeitslenkung spielt. Dies kann zur Konsequenz haben, dass unser Bewusstsein in Momenten, in denen wir unter psychischem Schmerz leiden, völlig auf diesen eingeengt ist. Erleben Sie diese Einengung der Aufmerksamkeit, wenn Sie unter psychischem Schmerz leiden? Was sind Lebensbereiche, die dann für Sie völlig aus dem »inneren Horizont« zu verschwinden scheinen?

....

....

Psychischer Schmerz kann unsere Fähigkeit, uns mitzuteilen, beeinträchtigen. Haben Sie bereits einmal erlebt, dass Sie in dem Moment, in denen sie unter psychischem Schmerz litten, weniger gut in der Lage waren, sich mitzuteilen?

....

....

Psychischer Schmerz

Psychischer Schmerz kann bei Überschreiten einer gewissen Intensität unerträglich werden. Diese obere Belastungsgrenze kann individuell sehr unterschiedlich sein. Es scheint Menschen zu geben, die viel Schmerz aushalten, und andere, die rascher psychische Schmerzen entwickeln und darauf sensibler reagieren. Kennen Sie unerträglichen Schmerz, der Ihre Belastungsgrenze überschreitet? Wo im Körper und wie fühlen Sie ihn?

....

....

Meist versuchen wir alles, um einem unerträglichen Schmerz zu entkommen. Unerträglicher psychischer Schmerz kann »als letzte Notlösung« sogar Suizidgedanken auslösen, um dem Schmerz ein Ende zu setzen. Was tun Sie üblicherweise, wenn Sie unter starkem psychischem Schmerz leiden, um diesen zu lindern? Hatten Sie bereits einmal Suizidgedanken im Zusammenhang mit Schmerz?

....

....

Psychischer Schmerz ist ein Hinweis darauf, was uns im Leben wirklich wichtig ist, denn nur das ruft Schmerz hervor. Er »zwingt« uns dazu, hinzuschauen, und darin liegt sein Wert. Eine warme, fürsorgliche Selbstzuwendung in Momenten mit hohem psychischem Schmerz kann uns unseren Bedürfnissen und Werten näherbringen.

Auf der anderen Seite sollte psychischer Schmerz, so wie körperlicher Schmerz auch, auf ein erträgliches Maß reduziert werden. Ein passives »Aushalten« von unerträglichen Schmerzen kann auf Dauer dazu führen, dass sie als Motor für Suizidgedanken wirken. Aufgrund der Abhängigkeit psychischen Schmerzes von unseren Gedanken kann eine hilfreiche Strategie hierfür das Ablenken, beispielsweise durch Kontaktaufnahme mit Mitmenschen, sein.

Tipp

Erarbeiten Sie mit Ihrem Therapeuten oder Ihrer Therapeutin Strategien, die Ihnen im Umgang mit psychischen Schmerzen helfen!

Der suizidale Modus

Bestimmte Ereignisse können sehr intensive negative innere Reaktionen hervorrufen, sei es, da sie unsere wunden Punkte berühren, oder da sie in ihrer persönlichen Bedeutung für uns höchst bedrohlich oder verletzend wirken. Welche Situationen haben bei Ihnen diese intensiven inneren Reaktionen hervorgerufen?

....

....

....

Unser Leidensdruck kann so überwältigend werden, dass wir den Eindruck bekommen, es nicht mehr auszuhalten. In der Situation rückt die Frage »Was kann ich tun, um dieses Leid zu beenden?« in den Vordergrund. Wenn längerfristig keine Lösungen gefunden werden können, kann der Gedanke auftauchen, sich selbst das Leben zu nehmen, um den Zustand nicht mehr länger ertragen zu müssen. Welche Lösungen haben Sie gefunden und wieder verworfen?

....

....

....

Der Gedanke daran, nicht mehr weiterzuleben, verspricht kurzfristig die Ruhe, die man sich vor dem Leid wünscht. Er reguliert somit zunächst unser Leid und kann dadurch mit der Zeit immer attraktiver werden. Haben Sie festgestellt, dass Sie sich mit der Zeit immer mehr mit dem Gedanken an Suizid »angefreundet« haben?

....

....

Suizidgedanken sind demnach der Versuch, Linderung, Ruhe und Erleichterung bei unerträglichen inneren Zuständen zu finden. Suizidgedanken konkretisieren sich häufig erst, wenn der Leidensdruck über längere Zeit anhält, in Einzelfällen kann dies aber auch rasch stattfinden. Der typische Verlauf geht von »Wenn ich tot wäre, müsste ich all das nicht mehr aushalten« bis zu »Mit dieser Methode kann ich mir das Leben nehmen. Dafür muss ich …«. Möchten Sie beschreiben, wie sich die Suizidgedanken bei Ihnen entwickelt haben?

....

....

Der suizidale Modus

Unser Leidensdruck ist demnach der »Motor«, der die Suizidgedanken aufrechterhält oder deren Konkretisierung vorantreibt. Dadurch, dass unser Leidensdruck durch äußere oder innere Ereignisse wie Erinnerungen oder Gedanken stark schwanken kann, kommt es auch zu Schwankungen in der Intensität von Suizidgedanken. Wie erleben Sie das bei sich? Erleben Sie Ihre Suizidgedanken immer gleich intensiv oder unterschiedlich präsent?

....

....

....

Durch die starke Abhängigkeit der Suizidgedanken vom Leidensdruck hat seine zeitnahe Linderung eine vorrangige Bedeutung in der Krisenintervention. Hierfür sind drei zentrale Strategien wichtig: die Suche nach Lösungen für belastende Probleme, die aktive Selbstregulation, und der bewusste Blick auf eigene innere oder äußere Ressourcen, vor allem die Gründe, die uns mit dem Leben verbinden.

Problemlösung: Für welche Ihrer Probleme sollten besonders rasch Lösungen gefunden werden?

....

....

....

Selbstregulation: Welche Ereignisse lösen besonders starken Schmerz und Angst aus? Welche inneren Zustände sind für Sie besonders schwierig aushaltbar?

....

....

....

Ressourcenorientierung: Welche inneren oder äußeren Ressourcen verlieren Sie über der belastenden Situation aus den Augen? Was verbindet Sie mit dem Leben oder hält sie davon ab, sich das Leben zu nehmen?

....

....

....

Einsatzempfehlung: Hoffnungslosigkeit und erlernte Hilflosigkeit

Hoffnungslosigkeit ist eng mit Suizidgedanken assoziiert (Beck, 1974). Krisensituationen zeichnen sich häufig durch eine geringe Beeinflussbarkeit negativer externer Umstände aus, wodurch sich Betroffene überfordert oder sogar ausgeliefert fühlen können. Dies impliziert ein erhöhtes Risiko für das Auftreten von Hoffnungslosigkeit.

Die Induktion von Zuversicht kann die Resilienz gegenüber den negativen Konsequenzen von Hoffnungslosigkeit bei suizidalen Individuen fördern (Huen et al., 2015). Das Konzept der erlernten Hilflosigkeit (Maier & Seligman, 2016) kann ebenfalls zu Verständnis und Bewältigung von Hoffnungslosigkeit beitragen.

Indikation der Interventionen

- Betroffene berichten über ein Gefühl der Hoffnungslosigkeit.
- Die Hoffnungslosigkeit ist eng mit Suizidgedanken assoziiert oder verhindert eine aktive Therapieteilnahme und Problemlösung durch die Betroffenen.

Handlungsanleitung

INFO 16 »Hoffnungslosigkeit vs. Zuversicht« liefert Informationen über die Hoffnungslosigkeit und ihren Gegenspieler Zuversicht. Ziel des Arbeitsblatts ist die Auseinandersetzung mit negativen Konsequenzen von Hoffnungslosigkeit. Die Vorteile einer aktiven Auseinandersetzung mit dieser Reaktionsweise und der bewussten Förderung einer zuversichtlicheren Haltung werden verdeutlicht. Dies impliziert eine zwar geringe, aber dennoch vorhandene Entscheidungsfreiheit. Wichtig ist hierbei, therapeutisch den »guten Grund« für eine hoffnungslose Haltung anzuerkennen, und sicherzustellen, dass die Arbeit an Zuversicht nicht invalidierend für die Betroffenen wirkt (»Die Entwicklung von Hoffnungslosigkeit ist bei vielen Menschen völlig nachvollziehbar. Gleichzeitig ist es so, dass sie die Bewältigungsfähigkeiten eines Menschen sehr stark reduziert. Interessanterweise scheint Zuversicht unabhängig von Hoffnungslosigkeit zu sein. Das heißt: Auch Menschen mit einer hohen Hoffnungslosigkeit können Zuversicht entwickeln und diese reduziert dann die negativen Auswirkungen der Hoffnungslosigkeit. Klingt das gut für Sie?«).

AB 30 »Die Zuversicht stärken« kann im Anschluss bearbeitet werden.

Falls die Betroffenen bei der Lektüre von **INFO 16** »Hoffnungslosigkeit vs. Zuversicht« Anzeichen einer erlernten Hilflosigkeit bei sich sehen, kann **INFO 17** »Erlernte Hilflosigkeit« Selbstverständnis und Motivation der Betroffenen erhöhen.

Im Anschluss bietet sich **AB 31** »Umgang mit erlernter Hilflosigkeit: der neue innere Standard« an. Es ist empfehlenswert, dass Therapeut:innen hier die innere Haltung eines Trainers annehmen, und in der Anfangsphase sowohl ausgeprägte Schwierigkeiten beim Erarbeiten einer Alternativhaltung als auch geringe subjektive Effekte des Trainings antizipieren. Dies impliziert eine kleinschrittige Vorgehensweise (»baby steps«).

Mögliche Schwierigkeiten

Die Betroffenen zeigen Hilflosigkeit im Umgang mit ihrer erlernten Hilflosigkeit.

Hierbei handelt es sich eher um die Regel als um die Ausnahme. Betroffene mit erlernter Hilflosigkeit brauchen eine supportive therapeutische Anleitung in der Auseinandersetzung mit ihrer Hilflosigkeit. Es ist hilfreich, wenn Therapeut:innen einerseits behutsam probatorische Vorschläge zu möglichen Antworten auf die Fragen machen, sobald sie eine Blockade bei den Betroffenen feststellen, und in ihrer Aktivität wieder unmittelbar nachlassen, sobald die Betroffenen Initiative zeigen.

INFO 16 • P

Hoffnungslosigkeit vs. Zuversicht

In Krisensituationen ist es häufig sehr schwierig, eine Lösung zu finden. Vielleicht haben Sie schon einige Strategien ausprobiert, die sich als nicht zielführend oder nicht ausreichend erwiesen haben, oder vielleicht stehen Sie dem Problem komplett ratlos gegenüber. Dies führt dazu, dass bei Menschen in einer Krisensituation mit der Zeit die Zuversicht, eine Lösung finden zu können, sinkt, und sich stattdessen Hoffnungslosigkeit breit macht.

- **Hoffnungslosigkeit und ihre Folgen.** Dabei kann sich die Hoffnungslosigkeit selbst zu einem Problem entwickeln. Eine geringe Aussicht auf Erfolg kann uns davon abhalten, Neues auszuprobieren, oder lässt uns bei Lösungsversuchen rascher aufgeben, wenn sich Schwierigkeiten ergeben.
- **Zuversicht.** Zuversicht hingegen erleichtert Menschen, entspannter in Situationen mit unsicherem Ausgang hineinzugehen, und eigene Ziele trotz Widerstand zu verfolgen.
- **Zuversicht und Hoffnungslosigkeit in Krisensituationen.** In Krisensituationen kann es besonders schwerfallen, zuversichtlich in die Zukunft zu schauen, aber zugleich ist Zuversicht unter widrigen Umständen besonders hilfreich.

Daher kann es wesentlich sein, während Krisensituationen die eigene Zuversicht gezielt zu unterstützen. In Studien gibt es Hinweise, dass Hoffnungslosigkeit und Zuversicht voneinander unabhängig sein können, und dass Zuversicht in der Lage sein kann, die negativen Auswirkungen von Hoffnungslosigkeit zu mildern. Zuversicht kann dadurch gefördert werden, indem wir uns mit denjenigen Aspekten der Situation auseinandersetzen, die uns zuversichtlich stimmen, zum Beispiel:

- den Aspekten einer Angelegenheit, die ein positives Ergebnis versprechen
- unseren relevanten Fähigkeiten und positiven Eigenschaften
- den Aspekten, die nicht für ein negatives Ergebnis sprechen
- Ihrem starken Wunsch, etwas zu erreichen, der Sie davor schützt, das Ziel aus den Augen zu verlieren
- Gesprächen mit Menschen, die Ihnen Mut machen

Erlernte Hilflosigkeit

Manche Menschen haben aufgrund von wiederholten, anhaltenden negativen Erfahrungen oder Prägungen in der Kindheit regelrecht Angst vor Zuversicht. Häufig können sie dies sehr gut begründen: »Ich habe bisher die Erfahrung gemacht, dass nichts so funktioniert, wie ich es mir wünsche. Für mich ist es einfacher, wenn ich gar nicht erst dran glaube, dass ich meine Ziele erreichen könnte. Dann bin ich nicht so enttäuscht.« Betroffene spüren einen inneren Widerstand, wenn sie sich zuversichtsfördernden Aspekten zuwenden. So kann die Entstehung von Zuversicht regelrecht blockiert sein und die Hoffnungslosigkeit wird zu einem anhaltenden oder immer wieder auftretenden Zustand.

Tipp

Wenn Sie feststellen, dass Sie davon betroffen sind, sprechen Sie bitte mit Ihrem Therapeuten oder Ihrer Therapeutin darüber. Eine Therapie, die über die Bewältigung der aktuellen Krisensituation hinausgeht, kann in diesen Fällen hilfreich sein, um die Blockade zu überwinden.

Die Zuversicht stärken

Sie haben sich entschieden, Ihre Zuversicht zu stärken, um Hoffnungslosigkeit und / oder Angst etwas entgegenzusetzen. Leider können wir Zuversicht nicht einfach so »herbeiwünschen«. Im Gegenteil kann es sein, dass wir uns hierdurch noch hoffnungsloser fühlen, wenn wir das gewünschte Ziel nicht erreichen.

Zuversicht kann entstehen, wenn wir unsere Konzentration auf positive Aspekte der Realität lenken. Es kann mitunter eine Herausforderung sein, solche Aspekte zu identifizieren. Insbesondere in Krisensituationen ist es möglicherweise schwierig – vielen Betroffenen fallen aber nach einer Zeit zum Nachdenken doch Kleinigkeiten auf, die zuversichtliche Gefühle hervorrufen können.

Gewünschter Zielzustand

Zunächst einmal ist jetzt wichtig, Ihren gewünschten Zielzustand möglichst genau zu beschreiben. Was möchten Sie in Ihrer aktuellen Situation erreichen? Falls Ihnen zunächst nur einfällt, was Sie NICHT wollen, können Sie das positive Ergebnis vielleicht mit einem Umkehrblick auf Ihre NICHT-Formulierung erarbeiten:

....

....

....

Zur Stärkung der Zuversicht

Welche Aspekte Ihres Vorhabens sprechen für ein positives Ergebnis?

....

....

....

Versetzen Sie sich in einmal in eine Zukunft, in der Sie Ihr Ziel erreicht haben. Alles verlief so optimal, wie es nur vorstellbar ist. Sie haben hart gearbeitet und sich voll eingesetzt, sodass Sie letzten Endes Ihre Vorstellungen verwirklichen konnten. Sie haben Ihr volles Potenzial erreicht. Wie geht es Ihnen dann? Welche Ihrer Eigenschaften und Fähigkeiten waren für die Zielerreichung wichtig?

....

....

....

Die Zuversicht stärken

Denken Sie an alle äußeren Umstände, die für die Erreichung Ihres Ziels wichtig sind. Welche Umstände sind neutral, sprechen also nicht *gegen* die Erreichung Ihres Ziels?

....

....

....

Was genau macht das Ziel für Sie so attraktiv, dass Sie es unbedingt erreichen wollen?

....

....

....

Welchen Menschen in Ihrer Umgebung gelingt es am besten, Ihnen Mut und Zuversicht hinsichtlich Ihrer Zielerreichung zu vermitteln?

....

....

....

Gibt es eine Strategie, die bei Ihnen persönlich besonders wirkungsvoll ist? Oder ist es eine Kombination mehrerer Strategien?

....

....

....

....

INFO 17 • P

Erlernte Hilflosigkeit

Manche Menschen haben aufgrund von wiederholten, anhaltenden negativen Erfahrungen oder Prägungen in der Kindheit gelernt, dass sie nichts tun können, um negative Situationen zu verbessern. Häufig entwickeln sie Haltungen wie diese: »Ich habe bisher die Erfahrung gemacht, dass nichts so funktioniert, wie ich es mir wünsche. Für mich ist es einfacher, wenn ich gar nicht erst daran glaube, dass ich meine Ziele erreichen könnte. Dann bin ich nicht so enttäuscht.«

- **Negative Konsequenzen.** Das Dilemma der erlernten Hilflosigkeit besteht darin, dass sie Betroffene dauerhaft davon abhält, sich für ihre eigenen Ziele und Bedürfnisse einzusetzen.
- **Erlernte Hilflosigkeit erhält sich selbst aufrecht.** Auftretende Schwierigkeiten werden sehr rasch als Beweis für die Richtigkeit der hoffnungslosen Grundhaltung gespeichert. »Ich habe es ja gewusst. Es ist so traurig. Es bringt alles nichts.« Gegenteilige Erfahrungen, in denen die Betroffenen etwas erreichen, indem sie sich für sich eingesetzt haben, werden typischerweise nicht als Gegenbeweise, sondern als Ausnahmen verbucht. Durch die Einordnung als Ausnahme können sie nicht dazu beitragen, die inneren Überzeugungen der erlernten Hilflosigkeit zu verringern.

Was ist erlernte Hilflosigkeit?

Was passiert eigentlich im Gehirn bei erlernter Hilflosigkeit? Seligman und Maier (2016) setzen sich seit Jahrzehnten mit erlernter Hilflosigkeit auseinander und sehen sich allmählich in der Lage, die einzelnen Puzzlesteinchen an Studienergebnissen zusammenzufügen.

Psychologie der erlernten Hilflosigkeit. Es scheint so, dass bedrohliche Situationen im Gehirn unterschiedliche Reaktionen auslösen können, und zwar abhängig von dem Maß an Kontrolle, das die Betroffenen in der Situation erleben. Wenn wir in einer äußerst unangenehmen Situation die Erfahrung machen, keine Kontrolle über die Situation zu haben, nimmt unsere Aktivität in folgenden ähnlichen Situationen ab. Wir setzen uns also nicht mehr für uns ein. Es scheint sich hierbei um die uralte evolutionäre Standardantwort eines Lebewesens auf Bedrohung zu handeln: »Verschleudere deine Energie nicht für das Abwenden von Unabwendbarkeiten, sondern konzentriere dich auf das Überleben.»

Machen wir hingegen die Erfahrung, dass wir eine potenziell bedrohliche Situation positiv beeinflussen können, also Kontrolle über sie haben, zeigen wir in Folgeschwierigkeiten ein ausdauernderes Problemlöseverhalten und weniger Angst. Entgegen der Bezeichnung »Erlernte Hilflosigkeit« handelt es sich somit nicht um das Erlernen von Hilflosigkeit, sondern um ein Nicht-Erlernen von Möglichkeiten, wie wir in bedrohlichen Situationen Kontrolle haben können.

Neurobiologie der erlernten Hilflosigkeit. Im Gehirn scheint sich dabei Folgendes abzuspielen: Bedrohliche Situationen aktivieren eine sehr alte Hirnstruktur, die dorsalen Raphekerne. Bei länger anhaltenden Bedrohungen verursacht diese Aktivierung passives und ängstliches Verhalten. Wenn zugleich mit der Bedrohung Kontrollmöglichkeiten wahrgenommen werden, bremsen Nervenzellen des ventromedialen präfrontalen Kortex jedoch die Reaktion der dorsalen Raphekerne. Das reduziert Passivität und Ängstlichkeit.

Fazit

Der wesentliche Punkt in der Beeinflussung von erlernter Hilflosigkeit ist es, unsere Möglichkeiten von Einflussnahme bzw. Kontrolle in bedrohlichen Situationen wahrzunehmen. Da es sich bei der erlernten Hilflosigkeit im Grunde genommen nicht um eine erlernte Reaktion, sondern um eine evolutionäre Standardantwort im Gehirn handelt, ist für ihre Bewältigung ein aktives Training nötig, um Kontrollmöglichkeiten (wieder) zu erkennen.

AB 31 • T P

Umgang mit erlernter Hilflosigkeit: der neue innere Standard

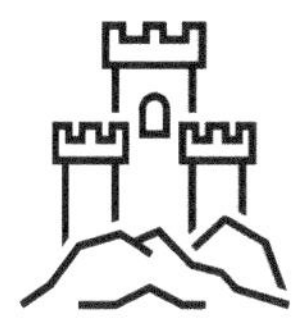

Damit erlernte Hilflosigkeit verringert werden kann, ist es wesentlich, dass wir in schwierigen Situationen gezielt wahrnehmen, welche Möglichkeiten wir haben, diese Situationen zu beeinflussen oder zu kontrollieren. Da es sich bei der »erlernten Hilflosigkeit« nicht um eine erlernte Reaktion, sondern um eine evolutionäre Standardantwort im Gehirn handelt, ist für ihre Bewältigung ein aktives Training nötig, um unsere Kontrollmöglichkeiten (wieder) zu erkennen.

Welche bedrohlichen Situationen haben bei Ihnen den Modus der erlernten Hilflosigkeit ausgelöst? Versuchen Sie sich möglichst weit zurückzuerinnern. Finden Sie die Ursprungssituation?

Welche Sätze symbolisieren für Sie persönlich die Stimme Ihrer erlernten Hilflosigkeit?

Hat Sie die erlernte Hilflosigkeit einmal davon abgehalten, sich für sich einzusetzen? Wie?

Werfen Sie noch einen Blick auf ihr Leben zurück: Gab es schwierige Situationen, die Ähnlichkeiten mit der Ursprungssituation aufwiesen, in denen Sie die Situation zu ihrem Vorteil verändern konnten? Also Situationen, die Sie bisher als »Ausnahmen« verbucht haben?

Bitte versetzen Sie sich so konkret wie möglich in die die »Ausnahmesituation« hinein. Wie haben Sie sich verhalten? Was haben Sie gedacht? Wie haben Sie sich gefühlt?

Es bietet sich an, diese Bewältigungssituation aus der Kategorie »Ausnahme« in die Position des Gegenbeweises zu erheben. Sie könnte Ihnen als »neuer innerer Standard« dienen. Welche Aussagen analog des Satzes der erlernten Hilflosigkeit könnten für Sie Ihre Kontrollmöglichkeiten ausdrücken, als Stimme des »neuen inneren Standards«?

INFO 18 • T

Einsatzempfehlung: Sinnlosigkeit und Lebenssinn

Der Verlust des Lebenssinns und ein hoher Leidensdruck in psychischen Belastungssituationen fördern das Auftreten von Suizidalität (Orbach et al., 2003). Bei fehlendem Lebenssinn erweist sich die Exploration von Gründen für das Leben (Reasons For Living) meist unergiebig (Linehan et al., 1983). Umgekehrt kann die dauerhafte Existenz eines Lebenssinns das Suizidrisiko mildern (Kleiman & Beaver, 2013). Darüber hinaus gibt es Hinweise darauf, dass der Lebenssinn eine wesentliche Rolle bei der Bewältigung von Anpassungsstörungen spielt (Marco et al., 2021).

Indikation der Intervention

- Betroffene berichten über einen fehlenden Lebenssinn.
- Der fehlende Lebenssinn ist mit Suizidgedanken assoziiert oder behindert die positive Bewältigung der Krisensituation.

Handlungsanleitung

Die Suche nach dem Lebenssinn sollte möglichst an den Werten und den individuell relevanten psychologischen Bedürfnissen der Betroffenen ausgerichtet sein. **AB 32** »Lebenssinn« ist ausschließlich zur gemeinsamen Bearbeitung mit den Betroffenen vorgesehen. Zur Veranschaulichung des therapeutischen Prozesses mag folgendes Beispiel dienen:

Frau Schneider kann die Fragen des Arbeitsblatts nicht beantworten. Sie gibt jedoch an, sich bisher nicht das Leben genommen zu haben, weil sie dies ihrer Familie nicht antun möchte. Auf der Werte- und Bedürfnisebene könnte hier entnommen werden, dass ihr einerseits der Wert »Rücksichtnahme auf Menschen, die Sie lieben« und andererseits das Bedürfnis nach Bindung wichtig ist. Hieraus könnte sich im Dialog die Erkenntnis ergeben, dass ihr Lebenssinn zurzeit ist, für Menschen, die sie liebt, da zu sein. Gerade prosoziale Werte und Lebenssinne können durch den Therapeuten oder die Therapeutin menschlich wertgeschätzt werden. Hierdurch kann das Bedürfnis nach Selbstwert gestärkt werden, ggf. sogar in einer expliziten Intervention (»Sie haben mir jetzt wiederholt gesagt, dass Sie sich als wertlos empfinden. In meinen Augen machen Sie schon allein Ihre Wertvorstellungen zu einem äußerst wertvollen Menschen für Ihre Umgebung, und auch ich finde diese Werte sehr sympathisch und wichtig.«).

Mögliche Schwierigkeiten

Die Betroffenen können den erarbeiteten Lebenssinn nicht unmittelbar bejahen.

Dies stellt in der Praxis die Regel und nicht die Ausnahme dar. Häufig kommt es in der Nachbearbeitung jedoch dazu, dass Betroffene sich positiver dazu positionieren. Eine zuversichtliche Gelassenheit des Therapeuten oder der Therapeutin ist somit angebracht: »Der Gedanke ist für Sie jetzt sehr ungewohnt, das kann ich gut nachvollziehen. Ich schlage vor, Sie setzen sich in den nächsten Tagen damit auseinander, vielleicht finden Sie ja heraus, dass der Lebenssinn sogar sehr gut zu Ihnen passt. Und in unserer nächsten Sitzung können Sie mir berichten, was die weitere Reflexion bei Ihnen ausgelöst hat.«

Tipp

Für die Entwicklung eines werteorientierten Lebenssinns kann eine Empfehlung von Viktor Frankl hilfreich sein: Therapeut:innen mögen sich nicht ein realistisches, sondern ein idealistisches Bild des Gegenübers machen. Darüber hinaus können in Viktor Frankls Abhandlungen zahlreiche Inspirationen im therapeutischen Umgang mit dem Thema Lebenssinn gewonnen werden.

Lebenssinn

Menschen, die einen Sinn im eigenen Leben sehen, entwickeln seltener Suizidgedanken. Auf der anderen Seite sind Suizidgedanken häufig mit dem Gefühl von Sinnlosigkeit verbunden.

Auf der Suche nach dem Sinn des Lebens: Eine buddhistische Perspektive

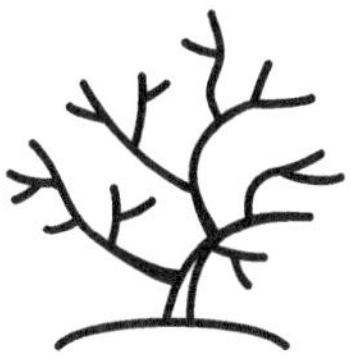

Im Tempelgarten blühte ein Strauch mit wunderschönen, großen gelben Blüten. Er war der Stolz eines jungen Novizen, der ihn sorgfältig gepflegt und in Trockenzeiten mit Wasser versorgt hatte. Nach Rückkehr des Meisters, der sich für ein paar Wochen auswärts aufgehalten hatte, wollte er ihn unbedingt vorzeigen. Die Blüten waren jedoch bereits am Verwelken.

Der Meister wurde der Enttäuschung und Traurigkeit des Jungen gewahr und bemerkte mitfühlend: »Das ist die Natur des Lebens. Alles ist vergänglich. Die Blüten entfalten sich aus Knospen, welken und aus ihnen formt sich am Ende ihrer Lebenszeit der Samen. So wie auch wir eines Tages sterben.«

Der Junge seufzte tief auf: »Aber wenn alles vergeht, was ist dann der Sinn meines Engagements?«

»Der Sinn, mein Junge, liegt nicht im Erreichen eines Ziels, sondern im Gestalten des gegenwärtigen Augenblicks entsprechend unserer Vorstellungen. Wenn wir uns aus ganzem Herzen auf das Leben einlassen und das Schöne daran fördern und genießen, dann führen wir ein erfülltes Leben.«

Der Junge betrachtete den Strauch zweifelnd. Da fiel sein Blick auf eine Blüte, die noch im vollen Leben stand und groß und prächtig anzusehen war. In dem Moment verstand er die Worte seines Meisters und zeigte sie ihm aufgeregt: »Schau, auch diese Blüte wird welken, aber jetzt ist sie so schön und perfekt, wie sie nur sein kann.« Der Meister lachte: »Und so hast du diesen Augenblick auf eine einzigartige und wertvolle Weise gestaltet. Lass uns das Leben in seinem ganzen Reichtum jetzt erleben und gemeinsam Tee trinken.«

Mein persönlicher Lebenssinn

Haben Sie sich einmal Gedanken gemacht, was im Hier und Jetzt ein Sinn in Ihrem Leben sein könnte? Was ist Ihnen besonders wichtig im Leben?

....

....

....

....

Lebenssinn

Haben Sie in Ihrem Leben vor Beginn der Krise einen (anderen) Sinn gesehen? Was war das?

....

....

....

....

Manchmal ist es schwierig, konkrete Lebensinhalte als Lebenssinn zu spüren. Das ist jedoch wesentlich, denn ein Lebenssinn existiert nicht kognitiv, also gedanklich oder »im Kopf«, sondern man fühlt ihn, positiv und erfüllend. Dafür kann es hilfreich sein, von einem konkreten Lebensinhalt den dahinterliegenden Sinn zu erforschen. Zur Veranschaulichung:

- Herr Zbinden fühlt sich mit seiner Arbeit verbunden. Den Sinn, den er darin sieht, ist, etwas in der Welt zu bewirken, zu erschaffen, etwas beizutragen.
- Dominik spielt Klavier. Er möchte sein eigenes Leben durch Musik schöner und harmonischer machen und auch seinen Mitmenschen einen kleinen Moment Glück im Alltag schenken.
- Frau Richter ist Hausfrau und Mutter. Sie möchte für Ihre Kinder, Familie und Freunde da sein. Zu lieben und für andere da zu sein, macht für sie den Sinn ihres Lebens aus.

Wenn Sie den Lebenssinn aus dieser Perspektive anschauen, kommen Ihnen dann Ideen?

....

....

....

....

....

Wäre es besser für die Menschen, die mir nahe sind, wenn ich nicht mehr da wäre?

Viele Menschen in einer suizidalen Krise fühlen sich abgetrennt von den anderen, in ihrem Schmerz alleine und in ihrem Innersten einsam. Dabei sind den Menschen ihre Familien oft sehr wichtig. Typische Gedanken sind: »Ich bin eine Belastung für die anderen. Es wäre besser für sie, wenn ich nicht mehr da bin.«

Betroffene schreiben beispielsweise Abschiedsbriefe, um ihnen mitzuteilen, dass sie sie geliebt haben, und dass ihre Angehörigen nicht schuld seien an ihrem Tod, mit der Absicht, es ihnen zu erleichtern. Eine häufige Annahme von Menschen im Zusammenhang mit ihrem Tod ist, dass es ihren Familien am Anfang vielleicht schlecht geht, sie aber darüber hinwegkommen und dann glücklicher sind als jetzt.

Wichtig

Diese Annahmen treten sehr häufig im Zusammenhang mit Suizidgedanken auf und entsprechend nicht der Realität.
Realität ist: Das Empfinden, abgetrennt und in seinem Schmerz einsam zu sein, ist ein häufiges Phänomen bei suizidalen Krisen. Es ist rein subjektiv und entspricht nicht den Tatsachen. Sie sind mit den Menschen um Sie herum auf vielfältigste Art und Weise verbunden. Psychologischer Schmerz ist etwas, das alle Menschen kennen. Es macht unser gemeinsames Menschsein aus.

Menschen, denen es schlecht geht, sind nicht per se eine Belastung für andere. Im Gegenteil fühlen viele Menschen sich gut, wenn sie anderen helfen können. Es ist ein warmes und positives Gefühl. Zwischenzeitlich können andere Menschen dadurch, dass sie einen anderen Menschen unterstützen, in eine Erschöpfung geraten. Sie können jedoch lernen, besser für sich selbst da zu sein und achtsamer mit ihren Kräften zu haushalten. Dadurch wiederholt sich dies nicht.

Menschen, die jemanden durch Suizid verlieren, geraten häufig selbst in eine schwere Krise. Bei Hinterbliebenen sind viele Fragen offen, die sie nie beantwortet bekommen werden. Die psychische Belastung der Verbliebenen bleibt häufig über Jahre bestehen und der Suizid des Angehörigen überschattet in Einzelfällen das ganze Leben. Insbesondere Mütter leiden häufig bis zu ihrem Tod darunter. Abschiedsbriefe können keine Fragen beantworten. Abschiedsbriefe erleichtern nicht das Gefühl von Verantwortung oder Schuld.

Suizide erhöhen für Mitmenschen die Gefahr, dass diese sich selbst das Leben nehmen, wenn sie in einer Krise sind und nicht weiterwissen. Das wird Eltern, Geschwister, Kinder, die Kinder von Geschwistern, Freunde und andere Menschen, die von einem Suizid betroffen sind, treffen.

Wichtig

Bitte kämpfen Sie weiter für eine andere Lösung und arbeiten Sie daran, Ihre Krise zu überwinden. Gemeinsam ist es möglich!

INFO 20 • T

Die Anschlussplanung nach einer stationären Therapie

Die Anschlussplanung an einen stationären Aufenthalt bei Menschen, die über Suizidgedanken berichten, sollte folgende Erkenntnisse berücksichtigen.

- In einer Metaanalyse von Chung et al. (2019) konnten in der ersten Woche nach Klinikaustritt 200- bis 300-fach erhöhte Suizidraten gegenüber der globalen Suizidrate festgestellt werden.
- Im restlichen ersten Monat waren die Suizidraten bis zu 100x erhöht (Chung et al., 2019)
- In einer norwegischen Studie im Jahr 2022 fand sich im gesamten Jahr nach Austritt ein absolutes Suizidrisiko von 1,4 % (Fredriksen et al., 2022).
- Davon betroffen waren zu 70 % Männer.
- Prädiktoren für den Suizid in der ersten Woche nach Austritt waren eine depressive Stimmung und Schuldgefühle bei Austritt.
- Ab der zweiten Woche war das Suizidrisiko mit der Angabe von anhaltenden Suizidgedanken bei Austritt assoziiert.
- In der Zeitspanne über einen Monat bis zu einem Jahr nach Austritt war der wichtigste Prädiktor ein vorhergehender Suizidversuch.
- Riblet et al. (2017) fanden ein erhöhtes Suizidrisiko vor allem bei Betroffenen mit ungeplantem Austritt.

Fazit

Die Zeit nach Austritt ist eine Hochrisikosituation für Suizid. Insbesondere die erste Woche ist davon betroffen, mit im ersten Jahr abnehmendem, aber weiterhin deutlich erhöhtem Suizidrisiko gegenüber der restlichen Lebenszeit. Besonders in der ersten Woche nach Klinikaustritt ist das Suizidrisiko aufgrund von unspezifischen Warnzeichen schwer antizipierbar. Das bedeutet, dass die nahtlose Anschlussplanung nach Klinikaustritt eine hohe Priorität hat, mit dem Ziel, die erste Woche nach Austritt zu sichern. Da vor allem ungeplante Austritte davon betroffen zu sein scheinen, ist der Beginn der Organisation bereits ab Eintrittstag empfehlenswert.

6 Systemische Krisenintervention

Die Komplexität menschlicher Krisen erschließt sich erst aus der systemischen Perspektive (Hobfoll & Buchwald, 2004). Die systemische Arbeit ist zudem aufgrund der Möglichkeit der direkten Reduktion von Inkongruenz unverzichtbar in der Therapie bei Anpassungsstörungen. Dabei sollten die Prinzipien der Ressourcen- und Bedürfnisorientierung umgesetzt werden:

(1) **Ressourcenorientierung**: Das systemische Umfeld von Betroffenen ist zunächst als uneingeschränkte Ressource der Betroffenen zu betrachten und entsprechend in den Kriseninterventionsprozess einzubeziehen.
Von dieser Position ausgehend ist zu eruieren, was ggf. diese Ressource behindern, einschränken oder bedrohen könnte. Die orientierende Frage von Therapeut:innen in der Analyse und Interpretation der systemischen Situation der Betroffenen ist somit: »Was hält die Bezugsperson zum aktuellen Zeitpunkt davon ab, eine uneingeschränkte Ressource für den Betroffenen zu sein und dies auch zu bleiben?«
Hindernisse können hierbei situativer Natur sein, im Bezugspersonensystem verortet liegen, aber auch aus dem Interaktionsverhalten der Betroffenen entstehen.

(2) **Bedürfnisorientierung**: Eine bedürfnisorientierte Krisenintervention bezieht unerfüllte Bedürfnisse des Umfelds mit ein.
Die orientierende Frage der Therapeut:innen in der Analyse und Interpretation der systemischen Situation der Betroffenen ist hier: »Inwiefern hat das Bezugspersonensystem der Betroffenen selbst im Rahmen der Belastungssituation einen Ressourcenverlust erlebt?«
Das System kann ebenso von den externen Stressoren belastet, in der Unterstützung des / der Betroffenen überfordert sein und selbst einen erhöhten Unterstützungsbedarf aufweisen. Wenn man diesen anspricht und dazu beitragen kann, dass auch Angehörige oder der Arbeitgeber unterstützt werden, können sie zu einer wirksameren Ressource für den / die Betroffene:n werden. Ziel ist zudem, den systemischen Ressourcenverlust zu unterbrechen.

Interventionsplanung

Unter diesen beiden Gesichtspunkten sind Interventionen zu planen, die die eruierten Einschränkungen und Belastungen reduzieren können. Es kann sich hierbei um unmittelbare Interventionen mit dem Ziel der emotionalen Entlastung der Beteiligten oder längerfristige Interventionen wie beispielsweise eine Paartherapie oder die Begleitung der beruflichen Wiedereingliederung durch einen Job-Coach handeln. Unmittelbare Interventionen werden in der Krisenintervention durchgeführt, längerfristige Interventionen initiiert oder empfohlen.

> **Wichtig • Umgang mit Gewalt im System**
>
> Ein Einbezug von Opferberatungsstellen ist bei Gewalt im System immer empfehlenswert. Es handelt sich nicht selten um einen längeren Prozess, bis sich ein von familiärer Gewalt Betroffener vor der Gewaltanwendung schützen kann. Wenn es um anhaltende körperliche Gewaltanwendung durch einen Angehörigen geht, kann es sinnvoll sein, andere erwachsene Angehörige, die ebenfalls von der Gewalt betroffen sein können, einzuladen, um das Thema Gewalt im System zu enttabuisieren und einen sozialen Schulterschluss im Umgang mit den Übergriffen herzustellen.

Die therapeutischen Interventionen der Materialien dieses Kapitels basieren neben Grawes Konsistenztheorie auf folgenden Theorien bzw. theoretischen Hintergründen:

- Hobfolls aktualisierte Theorie der Ressourcenerhaltung (1998)
- Gewaltfreie Kommunikation, GFK (Rosenberg, 1999)
- Bowlbys Bindungstheorie (1969, 1973)
- Ergebnisse der Stress-, Stressbewältigungs- sowie Resilienzforschung.

Arbeits- und Informationsmaterial

INFO 21 Einstieg in das Paar- oder Familiengespräch
Das Informationsblatt bietet Therapeut:innen eine Zusammenfassung der ersten Punkte, deren Behandlung als Einstieg in ein Systemgespräch empfohlen werden, und jeweils beispielhafte Formulierungen.

INFO 22 Einsatzempfehlung: Systemische Auswirkungen einer psychosozialen Belastungssituation
Es gibt verschiedene Gründe für eine gemeinsame Betroffenheit durch einen Ressourcenverlust innerhalb eines Systems (Buchwald et al., 2004; Bodenmann, 2000). Je nachdem, wie die geteilte Stressbelastung entsteht, bieten sich andere therapeutische Interventionen an. Auf diesem Informationsblatt finden Sie konkrete Ideen und Empfehlungen für die Arbeit mit **AB 33** »Angehörige: Systemische Konsequenzen einer psychosozialen Belastungssituation«.

AB 33 Systemische Stressbelastung im Rahmen einer psychosozialen Belastungssituation
Anhand dieses Arbeitsblatts kann eruiert werden, auf welche Weise die Stressbelastung des familiären Systems zustande kommt (Buchwald et al., 2004; Bodenmann, 2000).

INFO 23 Selbstfürsorge für Angehörige
Auf diesem Informationsblatt wird erklärt, wie es zu einer abnehmenden Selbstfürsorge bei Angehörigen von psychisch beeinträchtigen Menschen kommen kann. Angehörige erhalten Anregungen für eine bedürfnisorientierte Untersuchung und Optimierung ihrer aktuellen Selbstfürsorge.

AB 34 Unterstützung optimieren
In vielen Studien konnten negative Effekte von sozialer Unterstützung in Krisensituationen nachgewiesen werden (für eine Zusammenschau s. Filip & Aymanns, 2018). Auf diesem Arbeitsblatt werden Unterstützungsformen mit potenziell schädlichen Auswirkungen angesprochen und zur Diskussion mit den wichtigen Bezugspersonen gestellt. Es ist sehr wichtig zu vermeiden, dass Angehörige sich für ihren Einsatz abgewertet fühlen. Der Fokus sollte daher auf die Schwierigkeiten für Bezugspersonen gelegt werden, eine als hilfreich empfundene Unterstützung anzubieten. Dies kann durch die Studienergebnisse über Häufigkeiten nicht hilfreicher Unterstützungsversuche (»Damit sind Sie in guter Gesellschaft«) oder die extensive Liste an Beispielen hierfür (»egal was man macht«) verwirklicht werden.

INFO 24 Einsatzempfehlung: Sprachliche Unterstützung der systemischen Lösungsorientierung
Auf diesem Informationsblatt wird die Arbeit an einer stress- und konfliktreduzierenden Sprache (Rosenberg, 1999) vorgestellt, die mit **AB 35** »Schuld vs. Verantwortlichkeit«, **AB 36** »Lösungsorientierte Sprache« **und INFO 25** »Psychologische Selbstverteidigung« unterstützt wird. Sie finden hier Ideen, wie Sie die Interventionen durchführen können.

AB 35 Schuld vs. Verantwortlichkeit
Während psychosozialen Belastungssituationen taucht im betroffenen System häufig die Frage nach der Schuld auf. Mit diesem Arbeitsblatt erhalten Betroffene eine motivationale Einführung, die sie ermutigt, sich von der Frage nach Schuld ab- und der Klärung von Verantwortlichkeiten zuzuwenden.

AB 36 Lösungsorientierte Sprache
In vereinfachter Anlehnung an die Gewaltfreie Kommunikation (Rosenberg, 1999) werden Sprachregeln formuliert, die stressreduzierend und konfliktlösend wirken können. Das Kommunikationstraining kann mithilfe des Arbeitsblatts, optimalerweise im Kontext einer konkreten Konfliktsituation, erfolgen.

INFO 25 Psychologische Selbstverteidigung
In einigen Fällen besteht eine von emotionaler oder körperlicher Gewalt geprägte einseitige Beziehung. In dem Augenblick kann es für Betroffene wichtig sein, verschiedene Formen nichtkonstruktiver Kommunikation identifizieren zu können, um sich emotional von dem meist verletzenden Inhalt distanzieren zu können. Das Informationsblatt kann bei dem Einstieg in die Arbeit helfen, indem es eine Grundhaltung zur psychologischen Selbstverteidigung vorschlägt und einen Überblick über häufige nichtkonstruktive Kommunikationsformen gibt.

INFO 26 Eltern sein während einer Krise
Eine Psychoedukation über den Inhalt dieses Arbeitsblatts kann indiziert sein, wenn Betroffene verunsichert wirken, wie sie im Rahmen der Krise mit ihren Kindern umgehen können. Angesichts der Tatsache, dass negative Ereignisse und Krisen zum Leben dazugehören, können sie unterstützt werden, sich ihren eigenen Werten zuzuwenden und eine werteorientierte Einstellung gegenüber ihrer Krise einzunehmen, die sie ihren Kindern mitgeben möchten.

INFO 27 Bindungsverletzungen
Paarkonflikte können Auslöser von Anpassungsstörungen sein, insbesondere wenn Verhaltensweisen und Äußerungen aufgetreten sind, die die Bindungssicherheit des Paares (Fraley, 2019) reduzieren. Eine besondere Situation ist ein Vertrauensbruch, beispielsweise durch eine nicht abgesprochene außerpartnerschaftliche Beziehung. Eine Psychoedukation bezüglich der Bedeutung einer sicheren Bindung kann im Paargespräch hilfreich sein, um Konsequenzen für die Betroffenen aufzuzeigen und gemeinsam Lösungen zu generieren. Ein wichtiger Fokus ist hier die Arbeit an der Beziehungszufriedenheit (Benson et al., 2013). Die Arbeit mit dem Sozialen Atom kann darüber hinaus hilfreich sein, um das Wissen über die verschiedenen Beziehungsebenen zu erhöhen.

INFO 28 Einsatzempfehlung: Arbeit mit dem sozialen Atom
Das Informationsblatt gibt Therapeut:innen Ideen, wie sie mit Gefühlen von Einsamkeit bei Betroffenen umgehen können. Unsere sozialen Beziehungen lassen sich gemäß den Studienergebnissen von Hawkley et al. (2005) in drei unterschiedliche Ebenen oder Bereiche einteilen, auf denen Einsamkeit entstehen kann: der intime Bereich, der soziale Bereich und die kollektive Ebene. Sie finden Empfehlungen für die Arbeit mit **INFO 29** »Das soziale Atom« und **AB 37** »Mein soziales Atom«.

INFO 29 Das soziale Atom
Das Informationsblatt hilft Betroffenen dabei, ein Bewusstsein über die Relevanz verschiedener sozialer Beziehungen zu entwickeln. Individuelle Unterschiede im Bindungsbedürfnis sowie Schwierigkeiten im Ausbilden von Beziehungen werden wertschätzend angesprochen.

AB 37 Mein soziales Atom
Das Arbeitsblatt bietet eine Struktur zur gemeinsamen Analyse der sozialen Beziehungen an (Hawkley et al., 2005), als Grundlage für eine lösungsorientierte Arbeit, um eine ausgewogenere soziale Einbindung zu erreichen.

INFO 30 Einsatzempfehlung: Arbeitsreintegration bei Anpassungsstörungen
Das Informationsblatt dient Therapeut:innen als Orientierung für den Einsatz von **INFO 31** »Schwierigkeiten in der Wiederaufnahme der Arbeitstätigkeit« und **INFO 32** »Selbstmanagement während der Arbeitsintegration«.

INFO 31 Schwierigkeiten in der Wiederaufnahme der Arbeitstätigkeit
Reduzierte Selbstwirksamkeit, weiterbestehende Symptome und Angst vor einem Rückfall (Andersen et al., 2012) erschweren die Rückkehr an den Arbeitsplatz nach Anpassungsstörungen. Das Informationsblatt dient der Psychoedukation von Betroffenen und Arbeitgebern.

AB 38 Selbstmanagement während der Arbeitsreintegration
Hier werden die wichtigsten durch die Betroffenen beeinflussbaren Faktoren für das Gelingen der Arbeitsreintegration diskutiert und einige Strategien für den Umgang mit Stolperfallen dargestellt.

Einstieg in das Paar- oder Familiengespräch

(1) Den Angehörigen Dankbarkeit und Anerkennung aussprechen

»Ich wollte mich bei Ihnen bedanken, dass Sie heute hierhergekommen sind. Dies ist ein starkes Zeichen Ihrer Bereitschaft, für Ihren Angehörigen da zu sein und beizutragen, und das ist keineswegs selbstverständlich.«

(2) Agenda-Setting

»Es würde mich nun interessieren, was für jeden von Ihnen an diesem Gespräch besonders wichtig ist, denn es ist mir ein Anliegen, dass niemand in seinen Wünschen übersehen wird.« Es ist empfehlenswert, zunächst die Rückmeldungen von Besuchern einzuholen. Inhaltliche Punkte von Seiten des Therapeuten bzw. der Therapeutin könnten hier das Anliegen sein, Informationen zu gewinnen, bestehende Fragen über die psychische Erkrankung zu beantworten, und die Unterstützung möglichst adäquat und effizient zu organisieren.

(3) Aufklärung über mögliche Unterbrechungen

»Ich möchte Sie an dieser Stelle um Ihre Erlaubnis bitten, dass ich Sie unterbrechen darf. Ich würde Sie gerne unterbrechen, wenn Sie etwas Bedeutsames gesagt haben, das ich vertiefen möchte. Das ist für Sie sicher ungewohnt, und eigentlich wird ja niemand gerne unterbrochen, aber es hat sich erwiesen, dass genau das zentral ist, um das Gespräch für Sie möglichst hilfreich werden zu lassen. Wie gesagt, ich unterbreche dann, wenn ich den Eindruck habe, dass gerade etwas sehr Wichtiges gesagt wurde, das ich gemeinsam genauer anschauen möchte. Wäre das in Ordnung für Sie?»

(4) Einstieg in die Anliegenbearbeitung

Es kann hilfreich sein, wenn der Therapeut bzw. die Therapeutin zu Beginn kurz Fragen von Angehörigen beantwortet, ehe die eigentlichen Hauptthemen gearbeitet werden.

Tipp

Bei einem Paarkonflikt bietet sich ggf. als Einstieg in das Gespräch die an den Besucher gerichtete Frage »Wie haben Sie sich kennengelernt?« an.

Einsatzempfehlung: Systemische Auswirkungen einer psychosozialen Belastungssituation

Verschiedene Mechanismen der systemischen Stressbelastung und -bewältigung lassen sich unabhängig voneinander feststellen (nach Buchwald et al., 2004). Im Folgenden wird über Familien gesprochen, damit sind jedoch auch dyadische Beziehungen gemeint.

- **Gemeinsamer Stress:** Ein belastendes Ereignis beansprucht mehrere Familienmitglieder.
- **Ressourcenverlust:** Ein Ressourcenverlust eines Individuums durch Belastungen außerhalb der familiären Beziehungen (z. B. Arbeitsplatzverlust) hat den Verlust einer gemeinsam genutzten Ressource (z. B. Einkommen) zur Folge.
- **Ressourcenabzug:** Ein Ressourcenverlust eines Individuums durch Belastungen außerhalb der Familie (z. B. berufliche Belastungen) werden durch den Abzug von Ressourcen ausgeglichen, die vorher anderen Mitgliedern innerhalb der Familie zur Verfügung standen.
- **Stressansteckung:** Durch Einfühlung in betroffene Mitglieder werden emotional-kognitive Ressourcen der nicht betroffenen Mitglieder verbraucht. Je größer die Empathie zwischen den Familienmitgliedern, desto größer kann die Ressourcenbeanspruchung aller werden.
- **Unterstützungsbedarf:** Durch die vorübergehende Bedürftigkeit des betroffenen Familienmitglieds werden die Bedürfnisse der nicht betroffenen Mitglieder als sekundär eingeordnet und deren Befriedigung zurückgestellt. Dauert dies über längere Zeit an und sind die nicht betroffenen Familienmitglieder nicht in der Lage, sich zugunsten ihrer Bedürfnisbefriedigung ausreichend zu distanzieren, steigt die psychische Inkonsistenz und das Stresserleben auch bei ihnen.

AB 33 »Systemische Auswirkungen im Rahmen einer psychosozialen Belastungssituation« erfragt diese unterschiedlichen Formen der systemischen Belastung.

Indikation der Interventionen

- Abklärung des Unterstützungsbedarfs zu Beginn der systemischen Arbeit.

Handlungsanleitung

AB 33 »Systemische Stressbelastung im Rahmen einer psychosozialen Belastungssituation« kann Therapeut:innen als Gedächtnisstütze für die erste Abklärung im Mehrpersonensetting dienen, sie können es jedoch auch zur selbstständigen Bearbeitung aushändigen. Im Folgenden finden Sie spezifische Empfehlungen für das Vorgehen in verschiedenen Ausgangssituationen.

Wichtig

In der Therapie von Anpassungsstörungen sollten Interventionen, die auf eine Veränderung systemischer Interaktionen abzielen, wenn möglich durch unterstützende Interventionen wie Aufgleisung einer Schuldenberatung, Organisation einer zusätzlichen Kinderbetreuung o.Ä. begleitet werden (Lavner & Bradbury, 2017).

Einsatzempfehlung: Systemische Auswirkungen einer psychosozialen Belastungssituation

Bei der Antwort »unklar« kann zunächst eine Klärung erfolgen, sodass der / die Angehörige sich auf ein »ja« oder »nein« festlegen kann. Diese Klärung kann in der Sitzung erfolgen oder sie kann bedeuten, dass die Familie dies zunächst untereinander klärt, wenn nicht alle Familienangehörigen anwesend sind.

- **Frage 1 positiv:** Der Unterstützungsbedarf der betroffenen Familienmitglieder ist für jedes Mitglied einzeln zu bestimmen, um über Lösungen nachzudenken. Dabei ist es oft sinnvoll, bereits anzusprechen, dass ein erhöhter Unterstützungsbedarf einer Person nicht dazu führen sollte, dass die anderen Betroffenen ihren eigenen Unterstützungsbedarf vernachlässigen (s. Fragen 8 und 9): »Jeder Mensch reagiert auf ein Ereignis anders. Ich möchte Sie nun dazu auffordern, einmal für sich zu überlegen, wie Sie persönlich von dem Ereignis betroffen sind und was Sie aktuell brauchen würden. Wichtig ist: Auch wenn ein Familienmitglied besonders betroffen ist, heißt das nicht, dass die anderen Familienmitglieder kein Anrecht auf Unterstützung haben. Im Gegenteil, die Bewältigung eines negativen Ereignisses kann effektiver sein, wenn mehrere Personen davon betroffen sind, und in der Lage sind ihren eigenen Unterstützungsbedarf kommunizieren. Durch gegenseitige Unterstützung können die Betroffenen besser mit der Situation umgehen und gemeinsam Lösungen finden, die die Bedürfnisse aller Beteiligten berücksichtigt.«
- **Frage 2 positiv:** Manchmal können mitbetroffene Personen in einem System nicht direkt in die Therapie einbezogen werden. Wenn ein erhöhtes Bewusstsein für den möglichen Unterstützungsbedarf abwesender Familienmitglieder entsteht, kann ein besseres Gleichgewicht in der Berücksichtigung der Bedürfnisse aller hergestellt werden. Es ist empfehlenswert, anwesende Familienmitglieder zu ermutigen, die nicht Anwesenden auf die persönliche Betroffenheit und ihren individuellen Unterstützungsbedarf anzusprechen.
- **Frage 3 positiv:** Ein Ereignis kann eine Anpassungsleistung aller Familienmitglieder erfordern, auch wenn diese nicht direkt betroffen sind, zum Beispiel der Arbeitsplatzverlust des / der Hauptverdienenden, oder eine nicht bestandene Abschlussprüfung, die eine eigenständige Wohnform des Betroffenen verunmöglicht. Zunächst sollte zusammengetragen werden, welche hieraus resultierende Einschränkungen für die Familienmitglieder wichtig sind. Gute Lösungen für den Umgang damit können für alle Beteiligten entlastend wirken, und den Druck auf das direkt betroffene Familienmitglied reduzieren.
- **Frage 4 und / oder 5 positiv:** Finanzielle oder zeitliche Einschränkungen des einen Familienmitglieds zum Beispiel durch Schulden oder Überzeiten durch Arbeitsüberlastung können zur Folge haben, dass andere Familienmitglieder durch den Einsatz eigener Ressourcen den Ausfall kompensieren. Gerade bei längerfristigen Einschränkungen können indirekt Betroffene ungeduldig gegenüber der Situation und dem direkt betroffenen Familienmitglied werden. Dieses erlebt durch den erhöhten Druck eine Mehrbelastung, die eine Verschlechterung des Funktionsniveaus zur Folge haben kann, was wiederum als fehlendes Engagement interpretiert werden kann. Die daraus entstehende Negativspirale resultiert in der Regel rasch in einer Dysbalance im Familiensetting. Sie bedingt eine rasche gemeinsame Lösungssuche, häufig unter Einbezug einer externen Beratung und / oder Unterstützung.

Einsatzempfehlung: Systemische Auswirkungen einer psychosozialen Belastungssituation

- **Frage 6 und / oder 7 positiv:** Je empathischer und näher das System, desto eher hat der Leidensdruck eines der Mitglieder einen erhöhten Leidensdruck der restlichen Familienmitglieder zur Folge. Auch wenn dies ein positives Zeichen für Nähe und Familienzusammenhalt ist, kann sich daraus eine belastende Dynamik entwickeln. Nicht direkt betroffene Familienmitglieder können zum Beispiel unter Sorgen um das betroffene Familienmitglied leiden. Diese Sorgen können wiederum das direkt betroffene Mitglied verunsichern und / oder Schuldgefühle hervorrufen, was wiederum eine erhöhte emotionale Belastung bei dem Betroffen bewirkt. Nach einer Psychoedukation hinsichtlich dieser Negativspirale sollte eine gemeinsamen Problemlösungssuche erfolgen. Hier kann auch das **AB 34** »Unterstützung optimieren« beitragen.
- **Frage 8 und / oder 9 positiv:** Ein erhöhter Unterstützungsbedarf eines Familienmitglieds kann dazu führen, dass andere Familienmitglieder die Kommunikation eigener Bedürfnisse reduzieren, ihre Bedürfnisse hintenanstellen oder verstecken, um den Betroffenen nicht zu belasten. Es ist empfehlenswert, dies offenzulegen und zu diskutieren. Kurzfristige und langfristige Nutzen und Kosten dieser Strategie können gegeneinander aufgerechnet werden. Momente, in denen Angehörige aktuell nicht ausreichend für ihre eigene psychologische Gesundheit (unter anderem die eigene Regeneration) sorgen, können eruiert werden. Anhand einer spezifischen Situation kann untersucht werden, wie es zu der identifizierten Dysbalance kommt und Alternativen für die Zukunft können gesucht werden. Hier kann **INFO 23** »Selbstfürsorge für Angehörige« unterstützen.

Mögliche Schwierigkeiten

Das System zeigt keine positiven Veränderungen im Umgang miteinander.

In einer psychosozialen Belastungssituation mit einer erhöhten Stressbelastung sind Verhaltensänderungen allgemein deutlich erschwert. Es ist wichtig, sich dessen bewusst zu sein. Das heißt konkret: Der hilfreiche Input wird behutsam gegeben, und die Erwartungshaltung auf Seiten des / der Therapeut:in sollte niedrig sein. So können die zu erwartenden Schwierigkeiten in der Veränderung von eingeschliffenen Verhaltensmustern während einer Krise bereits vorweggenommen werden: »Unter einer erhöhten Stressbelastung sind unsere Fähigkeiten, wie etwa in Konflikten entspannt zu bleiben, bestimmte Kommentare zu unterlassen oder anders miteinander zu kommunizieren, reduziert. Daher werden Sie vielleicht feststellen, dass Sie, auch wenn Sie den Wert einer bestimmten Strategie jetzt anerkennen, Mühe haben werden, das umzusetzen. Das ist, wie gesagt, in Krisensituationen völlig normal. Mein Tipp wäre: Versuchen Sie es dennoch, aber bleiben Sie bitte geduldig und nachsichtig mit sich selbst und miteinander, falls es Ihnen aktuell nicht gleich gelingen mag.«

AB 33 • A

Systemische Stressbelastung im Rahmen einer psychosozialen Belastungssituation

Eine psychosoziale Belastungssituation belastet häufig nicht nur ein Individuum (den betroffenen Menschen, im Folgenden kurz »Betroffener« genannt), sondern auch das familiäre Umfeld. Dasselbe gilt auch für eine feste Partnerschaft. Diese Belastungsausweitung kann auf unterschiedliche Arten entstehen. Im Folgenden können Sie diese Zusammenhänge für Ihr System untersuchen.

		nein	unklar	ja	Bemerkungen
1	Ich bin von dem Ereignis selbst direkt betroffen.				
2	Das Ereignis betrifft andere Personen unseres Systemes direkt.				
3	Das Ereignis führt dazu, dass gemeinsame Ressourcen unseres Systemes reduziert werden (zB finanziell).				
4	In der letzten Zeit habe ich dem Betroffenen meine eigenen Ressourcen (zB finanziell, zeitlich) zur Bewältigung des Ereignisses zur Verfügung gestellt.				
5	In der letzten Zeit haben andere Familienmitglieder dem Betroffenen ihre Ressourcen (zB finanziell, zeitlich) zur Bewältigung des Ereignisses zur Verfügung gestellt.				
6	Die emotionale Belastung des Betroffenen belastet auch mich.				
7	Zur Zeit nimmt uns die emotionale Belastung der anderen Familienmitglieder mit (gegenseitige Ansteckung).				
8	Der Betroffene braucht meine persönliche Unterstützung und/oder Rücksichtnahme.				
9	Der Betroffene braucht die persönliche Unterstützung und/oder Rücksichtnahme anderer Familienmitglieder				

Selbstfürsorge für Angehörige

Mangelnde Selbstfürsorge

Wenn Angehörige verstärkt auf unsere Unterstützung angewiesen sind, kann es dazu kommen, dass unsere Selbstfürsorge abnimmt, besonders in Zeiten erhöhter eigener Stressbelastung. Wir vernachlässigen unsere eigenen Bedürfnisse, verzichten darauf, sie zu kommunizieren, und wollen die unterstützungsbedürftigen Angehörigen nicht belasten. Das ist verständlich und betrifft wohl die meisten Menschen, die einen nahestehenden Menschen unterstützen. Das hierdurch entstehende Ungleichgewicht kann über kurz oder lang jedoch für alle problematisch werden.

Wichtig

Die negativen Folgen für den Betroffenen

Die betroffenen Angehörigen erhalten den Eindruck, keinen wichtigen Beitrag mehr für das Wohlergehen anderer leisten zu können und somit nicht wertvoll zu sein. Sie schließen daraus, dass sie alleine unter unerfüllten Bedürfnissen leiden, und fühlen sich hierdurch umso bedürftiger. Ihr Selbstvertrauen nimmt ab – und häufig in dem Zusammenhang auch ihre Selbstständigkeit.

Die negativen Folgen für Sie selbst

Wenn wir unsere eigenen Bedürfnisse vernachlässigen, erleben wir weniger positive und verstärkt negative Emotionen. Es fällt uns hierdurch schwerer, zuversichtlich auf Probleme zu schauen. Durch Vernachlässigung unserer Regeneration nimmt unsere Belastung und Erschöpfung langsam zu. Zudem kommt es oft zu Wutgefühlen gegenüber den unterstützungsbedürftigen Angehörigen. Nehmen Sie sich dies bitte nicht übel, sondern bewerten Sie dies als Hinweis, dass es an der Zeit ist, sich wieder verstärkt ihren eigenen Bedürfnissen zuzuwenden!

Wie kann ich trotz Beanspruchung gezielt meine Bedürfnisse beachten und erfüllen?

- **Bindung.** Die meisten Menschen erleben bei der Beanspruchung durch die betroffenen Angehörigen eine starke Erfüllung ihres Bedürfnisses nach Bindung, aufgrund der Nähe, die eine Unterstützungssituation mit sich bringt. Wenn dennoch Gefühle von Einsamkeit auftauchen, stellt sich meist die Frage, ob andere Beziehungen nicht hierüber vernachlässigt werden. Welche Menschen oder Gruppen haben Sie seit längerem nicht mehr gesehen? Verabreden Sie sich bewusst mit ihnen!
- **Erholung.** Viele Menschen, die Angehörige unterstützen, vernachlässigen ihr Bedürfnis nach Erholung. Daher ist es für Menschen in einer derartigen Lage besonders wichtig, offene Ohren für Gefühle von Erschöpfung oder Überlastung zu haben. Wenn Sie Erschöpfung, oder Überlastung verspüren, nehmen Sie sich immer wieder Auszeiten, in denen Sie entspannen können!
- **Kontrolle / Orientierung.** Häufig erleben wir uns in Situationen, in denen wir für andere sorgen, als kompetent und wirksam. Es kann jedoch auch anders sein: Bei instabilen Situationen kann unser Bedürfnis nach Orientierung und Gewissheit sogar stark reduziert sein. Falls dies der Fall sein sollte, achten Sie darauf, die Situationen im Alltag, in denen Sie viel Kontrolle und Gewissheit erleben, bewusst wahrzunehmen. Halten Sie sich Ihr »Hoheitsgebiet im Alltag«, aber auch dessen Grenzen, immer wieder vor Augen!

Selbstfürsorge für Angehörige

- **Selbstwert.** Situationen, in denen wir für jemand anderen da sind, haben häufig einen selbstwertstärkenden Charakter. Wir erleben uns und unsere Handlungen als wertvoll – aus dem gleichen Grund ist dieses Ungleichgewicht der Fürsorge für betroffene Angehörige häufig auch selbstwertmindernd, da sie weniger beitragen. In dem Fall kann es hilfreich sein, sich Gedanken zu machen, was Ihre Angehörige oder Ihr Angehöriger für Sie selbst beitragen kann, und dies zurückzumelden.
  In manchen Fällen hält der Zeitaufwand für die Unterstützung davon ab, selbstwertstärkende Aktivitäten zu unternehmen. Auch die Interaktion mit den betroffenen Angehörigen kann selbstwertreduzierend wirken. Falls dies zutreffen sollte: Können Sie mit ihm oder ihr darüber sprechen, inwiefern Sie Abwertungen erleben und wie Sie beide dies ändern können? In beiden Fällen wäre es wichtig, den zeitlichen Aufwand für die Betreuung innerhalb der Grenzen zu halten, die es braucht, damit selbstwertstärkende Aktivitäten in Ihrem Leben Platz haben.
- **Autonomie.** In einer Unterstützungssituation kann es sein, dass man seinen eigenen Alltag an die Bedürfnisse der betroffenen Angehörigen anpasst. Eigene Verhaltensfreiheiten scheinen kaum mehr Platz zu haben in den alltäglichen Routinen. Überlegen Sie für sich, ob und in welchen Situationen Sie das tun, und schauen Sie, ob nicht auch andere Lösungen möglich wären, die Ihnen mehr Freiheiten gewähren würden. Sprechen Sie mit dem Betroffenen darüber.
- **Anregung / Entwicklung.** Manchmal hält uns der Zeitaufwand für Routinetätigkeiten davon ab, tagsüber ausreichend Entwicklungsimpulse und positive Anregung zu erhalten. Konsequenz ist, dass wir uns einseitig belastet und unbefriedigt fühlen. In dem Fall ist die Frage, inwiefern Sie Dinge, die Sie üblicherweise inspirieren oder interessieren, aufgegeben haben. Planen Sie bewusst eine Zeit in Ihrem Tag, in der Sie sich Ihrer Entwicklung widmen!
- **Spaß / Freude.** Auch Hobbys und andere Dinge, die wir aus keinem anderen Grund tun, als dass sie Spaß machen, fallen häufig verstärkten Anforderungen zum Opfer. Falls dies auch bei Ihnen so sein sollte: Überlegen Sie, welche Aktivität Sie im Rahmen der belastenden Situation aufgegeben haben, und nehmen Sie sie wieder auf! Selbst wenn es nur eine kurze Zeit am Tag ist, und es Ihnen zu Beginn schwerfällt, positive Gefühle hierbei wahrzunehmen, ist dies ein wichtiger Punkt einer gesunden Selbstfürsorge.

Unterstützung optimieren

Nicht jeder Unterstützungsversuch wirkt tatsächlich unterstützend. Die Art, wie enge Bezugspersonen mit dem Leiden von Betroffenen umgehen, kann sehr unterschiedlich sein. Das hat viele Gründe. Mitursächlich ist wahrscheinlich die Betroffenheit und Hilflosigkeit von Menschen, die miterleben, welches Leid das Leben mit sich bringen kann.

Nicht hilfreiche Unterstützungsversuche kommen sehr häufig vor und stellen vielleicht sogar eher die Regel denn die Ausnahme dar. Sowohl Studien als auch Betroffene berichten unter anderem von negativen Auswirkungen von folgenden Unterstützungsversuchen:

- **Ratschläge oder fertige Lösungsversuche.** Beides kann eher stressverstärkend wirken, da diese Lösungen für die Betroffenen häufig nicht stimmen. Zudem kann der Selbstwert von Betroffenen hierdurch sinken.
- **Trösten, Herunterspielen des Leidens.** Sätze wie »Du wirst schon darüber hinwegkommen« empfinden wenige Betroffene als hilfreich. Das Gefühl, in seinem Leiden nicht verstanden zu werden, wirkt meist insofern negativ, als dass sich die Betroffenen hierdurch weniger verbunden und alleine fühlen.
- **Mitleidsbekundungen.** Das Gegenteil des zuvor genannten Punktes hat wahrscheinlich denselben Effekt, wenn sich die Betroffenen hierdurch nicht begleitet fühlen.
- **Übermäßige Zuwendung.** In verschiedenen Studien über die Intensität von Schmerzen zeigte sich, dass die negative Wahrnehmung bei Betroffenen hierdurch verstärkt werden kann.
- **Schonung.** Das Verstecken von eigenen Bedürfnissen, Gefühlen oder Gedanken mit dem Ziel, den Betroffenen zu schonen, bewirkt eine Einseitigkeit in der Beziehung. In vielen Studien konnte hierdurch ein negativer Effekt auf die Befindlichkeit sowohl von Betroffenen als auch Angehörigen gezeigt werden.

Wie bereits die genannten Beispiele verdeutlichen, ist es weder trivial, eine hilfreiche Unterstützung zu bieten, noch, sie zu erhalten. Zudem kann die Passung von Unterstützungsstrategien individuell verschieden sein. Das bedeutet, dass eine bestimmte Form der Unterstützung für eine Person besonders hilfreich sein kann, für die andere hingegen stresserhöhend wirkt. So beruhigen sich einige Menschen eher, indem sie in der Auseinandersetzung mit Informationen über eine Problematik begleitet werden, andere durch Ablenkung. Keine dieser beiden Stressbewältigungsstrategien ist per se richtig oder falsch. Daher ist die Entwicklung von Kompetenz im Umgang mit dem eigenen Unterstützungsbedarf wichtig. Es ist zudem förderlich, hierüber offen mit dem unterstützenden Netz zu reden.

Wichtig

Es ist wertvoll, wenn wir …

- in der Lage sind, nicht hilfreiche Formen der Unterstützung zu erkennen.
- wissen, was für uns persönlich unterstützend wirkt.
- dies mit unseren Bezugspersonen besprechen können.

Haben Sie schon einmal erlebt, dass Unterstützung nicht hilfreich ist oder sogar eher stresst?

....

....

Unterstützung optimieren

Was können Sie tun, wenn Sie feststellen, dass eine Unterstützung in dem Moment nicht hilfreich ist?

....

....

....

Gibt es eine Art der Unterstützung, die Sie als besonders hilfreich empfinden? Wie können Sie so konkret wie möglich darum bitten?

....

....

....

Stellen Sie Ihrer Bezugsperson die Frage, was sie als Schwierigkeit im Anbieten von Unterstützung empfindet. Was würde ihr helfen, hilfreicher zu werden?

....

....

Bestehen generelle Unterschiede zwischen Ihrem eigenen Umgang mit Schwierigkeiten und dem Ihres Umfelds? Inwiefern? Was für eine Konsequenz haben diese Unterschiede?

....

....

....

Haben die Ergebnisse Ihrer Überlegungen einen Einfluss auf Ihren zukünftigen Umgang in Situationen, in denen Sie um Unterstützung bitten bzw. jemand Ihnen Unterstützung anbietet? Wenn ja, was möchten Sie anders machen?

....

....

....

Einsatzempfehlung: Sprachliche Unterstützung der systemischen Lösungsorientierung

In Konflikt- oder Stresssituationen trägt die Gestaltung unserer Sprache viel zur Lösung oder Verschärfung eines Konflikts bei. Die hier erwähnten Arbeitsblätter können zur Förderung der kommunikativen Konfliktlösungsfähigkeiten in einem System verwendet werden.

Indikation der Interventionen

- Schuldzuweisende Interaktionen
- Stressbedingte Konflikte im Umgang mit Alltagsbelastungen

Handlungsanleitung

AB 35 »Schuld vs. Verantwortlichkeit« adressiert einen wesentlichen sprachlichen Einflussfaktor auf systemische Konflikte. Es kann sowohl in der Einzeltherapie also auch im Mehrpersonensetting eingesetzt werden. Im Mehrpersonensetting steht erfahrungsgemäß häufiger der »Aha-Effekt« des psychoedukativen Inhaltes und die anschließende Problemlösung im Vordergrund. In der Einzeltherapie können die Betroffenen auf dieser Grundlage unterstützt werden, sich mit dem eigenen Verantwortungsgefühl und dessen Grenzen auseinanderzusetzen.

Es ist empfehlenswert, **AB 36** »Lösungsorientierte Sprache« im Mehrpersonensetting einzuführen, wenn es auf Konfliktlösung im Familien- oder Paarsystem abzielt. Bei Konflikten im Freundeskreis oder erweiterten Bekanntenkreis, am Arbeitsplatz oder in Freizeitgruppen ist eine Anwendung in der Einzeltherapie möglich. Es gibt Impulse für eine lösungsorientierte und stressreduzierende Sprachverwendung im Umgang mit »daily hassles«. Die Empfehlung ist angelehnt an die Gewaltfreie Kommunikation von Rosenberg (1999), verzichtet jedoch auf die Kommunikation der Gefühle. Die Kommunikation negativer emotionaler Reaktionen auf Alltagsprobleme birgt in Stresszeiten das Potenzial, den Stress des bereits gestressten Gegenübers zu erhöhen. Hierin unterscheiden sich affektive Reaktionen auf Alltagsprobleme von emotionalen Auswirkungen eines außergewöhnlich belastenden Ereignisses. Bei letzterem fördert die offene Kommunikation von Gefühlen und Erleben die Bewältigungsleistung von Paaren (Zusammenfassung in Filipp & Aymanns, 2018).

Mögliche Schwierigkeiten

Im Mehrpersonensetting, aus Rollenspielen und / oder aus den Berichten des Betroffen entsteht der Verdacht auf eine nicht kooperative, einseitige oder ausbeuterische Beziehung.

In Ausnahmefällen scheint eine Beziehung von Betroffenen als hochproblematisch, indem sie eine Bindung zu einem Menschen aufgebaut haben, der sie emotional und / oder materiell ausbeutet oder Gewalt anwendet. In dem Zusammenhang kann es zur psychischen Stabilisierung der Betroffenen wesentlich sein, psychologische Selbstverteidigung zu trainieren. **INFO 25** »Psychologische Selbstverteidigung« hilft dabei, nicht lösungsorientierte Kommunikationsstrategien aufzudecken. Es kann zudem den Betroffenen ermöglichen, erstmalig eine innere Distanz zu einer gewaltvollen Beziehung einzunehmen. Nicht selten schließt sich hier ein längerer Prozess der Lösung aus dieser Bindung an, der durch Opferberatungsstellen unterstützt werden kann.

Schuld vs. Verantwortlichkeit

Unsere Sprache kann einen starken Einfluss darauf haben, ob wir einen Konflikt lösen können oder ob er zu einem unproduktiven Streit wird. Eines der wesentlichen Wörter, die zu der Entwicklung eines Konfliktes zu einem Streit beitragen, ist das Wort »Schuld«. Wie kommt es dazu?

Schuld

Laut Duden ist *Schuld* »die Ursache von etwas Unangenehmem, Bösen oder eines Unglücks« bzw. »eine Tat, die gegen Werte oder Normen verstößt, ein sittliches Versagen oder strafbare Verfehlung«.

Bereits aus dieser sehr wertenden Definition ist klar, warum niemand »Schuld« haben will und die Verwendung des Begriffs heftige Gegenwehr erzeugt. Der durch das Wort »Schuld« ausgelöste Streit verhindert anschließend die Klärung von Verantwortlichkeiten, die sonst einen wesentlichen Beitrag zur Konfliktlösung leisten könnte.

Verantwortlichkeiten

Wer ist wofür genau verantwortlich und wofür nicht? Wo hört das Hoheitsgebiet des einen auf und fängt das des anderen an? Durch diese Klärung kann erreicht werden, dass zukünftig jeder besser auf seine Verantwortlichkeiten achtgibt und zugleich eigenes grenzüberschreitendes Verhalten erkennt und reduziert. Hierdurch entstehen manchmal wie von selbst Lösungen für den aktuellen Konflikt und künftige Konflikte können verhindert oder leichter geklärt werden.

Beispiel

Herr Schneider gibt Frau Schneider die Schuld, dass er fast seinen Job verloren habe, weil er in der letzten Zeit so häufig die Betreuung ihrer gemeinsamen vierjährigen Tochter habe übernehmen müssen. Auf der Suche nach den Verantwortlichkeiten ergibt sich Folgendes: Frau Schneider konnte aufgrund ihrer krankheitsbedingten Funktionseinbußen in der letzten Zeit wiederholt ihre Tochter nicht beaufsichtigen. Frau Schneider hat die Krankheit und auch die Funktionseinbußen nicht selbst gewählt, also trägt sie nicht die Verantwortung hierfür, wohl aber für den Umgang hiermit. Die Verantwortung für eine gesicherte Kinderbetreuung obliegt aufgrund ihres geteilten Sorgerechtes bei beiden. Frau Schneider stellt fest, dass sie als Betroffene und Hauptbetreuerin ihrer Tochter die Verantwortung hatte, so rasch wie möglich ihre Überforderung durch die Erkrankung zu kommunizieren. Herr Schneider stellt fest, dass er als Arbeitnehmer die Verantwortung hatte, die Problematik zügig und offen mit seinem Chef zu besprechen und die Grenzen des Unternehmens sowie etwaige Unterstützungsmöglichkeiten zu erfragen. Beide fühlen sich gemeinsam dafür verantwortlich, eine alternative Lösung zu suchen und einigen sich darauf, eine vorübergehende Fremdbetreuung für ihre Tochter zu organisieren. Sie besprechen genau, wer welche Aufgaben übernimmt, unter Berücksichtigung der momentanen Einschränkung Frau Schneiders.

Schuld vs. Verantwortlichkeit

Von der Schuldfrage zur Klärung von Verantwortlichkeiten

Schwierigkeiten. In manchen Beziehungen herrschen unklare Verhältnisse, in denen Verantwortlichkeiten verschwimmen und jeder sich ein wenig schuldig fühlt, und / oder jeder den anderen beschuldigt. In der Systemischen Therapie nennt man diese Verhältnisse »verstrickt«.

Eine besondere Herausforderung für die Klärung von Verantwortlichkeiten ist die Ablösungsphase Jugendlicher aus dem Elternhaus, in der die Selbstverantwortlichkeit von erwachsen werdenden Kindern wächst und die Eltern durch die gewohnheitsbedingte Übernahme von Verantwortlichkeit für ihr Kind grenzüberschreitend werden können. Gleichzeitig fallen die gerade erst erwachsenen Kinder aufgrund der ungewohnten Selbstverantwortung gerne zeitweise in frühere Zeiten zurück, in denen ihre Eltern manchmal »schuld an allem« waren.

Auch körperliche oder psychische Erkrankungen erschweren die Klärung von Verantwortlichkeiten.

Der Startpunkt. Für alle Involvierten kann es entlastend wirken, wenn Verantwortlichkeiten und Grenzen untersucht und geklärt werden. Anhand eines konkreten Anlasses – also einer konfliktauslösenden Situation – lässt sich dies gut umsetzen. Die folgenden Fragen unterstützen die Klärung.

Wofür möchte ich gerade Verantwortung übernehmen?

....

....

Welche Ereignisse, Handlungen oder Entscheidungen lagen tatsächlich allein in meiner Macht?

....

....

Falls zwischen den beiden Antworten Diskrepanzen bestehen, ist es sinnvoll, dies zu analysieren: Kann es sein, dass ich mich teilweise verantwortlich fühle für Dinge, die außerhalb meines Einflussbereichs stehen? Oder kann es sein, dass ich mich nicht verantwortlich fühle für Dinge, die eigentlich mein »Hoheitsgebiet« betreffen würden?

....

....

Wie würde der Umgang mit dieser Verantwortlichkeit in Zukunft am besten aussehen?

....

....

Lösungsorientierte Sprache

Leider ist unsere Alltagssprache oft unpräzise, was zu vielen Missverständnissen führen kann. Normalerweise verursacht dies keine größeren Probleme, in Zeiten hoher Stressbelastung kann es jedoch Stress verstärken. Dann kann es hilfreich sein, durch eine präzise, konfliktreduzierende Kommunikation zu entschleunigen und zu beruhigen. Da Konflikte in stressigen Zeiten die Belastung aller deutlich erhöhen, lohnt es sich häufig, hier zu investieren, auch wenn wenig Zeit für zusätzliche Vorhaben zur Verfügung steht.

Der nachfolgend beschriebene Sprachaufbau bietet sich zur sprachlichen Entschleunigung und Präzisierung an. Bitte trainieren Sie die Formulierung einmal anhand einer eigenen Situation.

1. Teil: Eine präzise Beschreibung der konkreten problematischen Situation, ohne die Verwendung von wertenden Begriffen oder Verallgemeinerungen, z. B. …

……………………………………………………………………………………………

……………………………………………………………………………………………

2. Teil: Eine Erklärung der eigenen Bedürfnisse in der Situation, z. B. Das ist für mich schwierig/unbefriedigend, weil es mir wichtig ist …

……………………………………………………………………………………………

……………………………………………………………………………………………

3. Teil: Eine konkrete Verhaltensbitte, verbunden mit der Nachfrage, was das Gegenüber darüber denkt z. B. …

……………………………………………………………………………………………

……………………………………………………………………………………………

Eine vollständige Mitteilung kann dann folgendermaßen aussehen:

……………………………………………………………………………………………

……………………………………………………………………………………………

……………………………………………………………………………………………

……………………………………………………………………………………………

Lösungsorientierte Sprache

Das Training und konsequente Umsetzen dieser Sprache kann zur unkomplizierten Lösung von Bedürfniskonflikten im Alltag beitragen. Hierdurch können sogar gemeinsame Ressourcen zur Bewältigung von Belastungssituationen freigesetzt werden! Wenn Sie kurz entspannen und zwei bewusste Atemzüge machen, ehe Sie achtsam Ihr Anliegen formulieren, werden Sie vielleicht feststellen, dass Sie selbst bereits einen Hauch entspannter in die Kommunikation einsteigen.

Wichtig

Unter erhöhter Stressbelastung sind bestimmte Fähigkeiten eingeschränkt, beispielsweise in Konflikten entspannt zu bleiben, nicht lösungsorientierte Bemerkungen zu unterlassen oder den eigenen Kommunikationsstil zu verändern. Daher könnten Sie möglicherweise feststellen, dass es Ihnen trotz der Anerkennung des Werts dieser Strategie sehr schwerfällt, sie umzusetzen. Dies ist völlig normal. Eine Verhaltensänderung ist sogar in entspannten Lebenssituationen anspruchsvoll. Sollten Sie Schwierigkeiten haben, führen Sie das Training bitte geduldig und nachsichtig mit sich selbst und miteinander weiter. Anerkennen Sie jedes einzelne Mal, an dem es Ihnen gelungen ist, Ihr Vorhaben umzusetzen!

Psychologische Selbstverteidigung

Das Ziel eines Gespräches über Probleme besteht darin, eine für alle Beteiligten passende Lösung zu finden. Optimalerweise geschieht dies auf eine respektvolle, füreinander Sorge tragende Art und Weise. Natürlich können wir nicht immer »perfekt kommunizieren« oder »perfekt Lösungen suchen«. Gerade in Zeiten erhöhter Stressbelastungen kommt es vor, dass wir Äußerungen ungeschickt formulieren oder uns durch unsere emotionale Erregung zu Aussagen verleiten lassen, die wir im Nachhinein bereuen.

Wichtig

Manche Aussagen in einem Konflikt dienen nicht der Suche nach einer Lösung, sondern haben ein anderes Ziel. Wenn diese Aussagen häufig vorkommen und uns verletzen, kann es sinnvoll sein, die verletzende Wirkung aktiv zu reduzieren. In der Forschung hat sich herausgestellt, dass die Vorbereitung auf eine schwierige Situation die wirksamste Komponente für deren positive Bewältigung ist. So könnte dies auch der wesentliche Punkt im Umgang mit emotional verletzenden Gesprächen sein.

Die körperliche Haltung

Die Haltung, die in körperlichen Selbstverteidigungskursen trainiert wird (breiter Fußstand, locker in den Knien, Arme vor dem Körper), kann Ihnen vielleicht auch in emotional schwierigen Situationen helfen. Zusätzlich können wir unsere psychologische Haltung auf Selbstverteidigung vorbereiten.

Die psychologische Haltung

Im Gegensatz zur körperlichen Selbstverteidigung ist die psychologische Haltung etwas schwerer zu beschreiben. Man kann nicht einfach zuschauen und eine Haltung nachahmen. Eine beziehungsorientierte Technik der psychologischen Selbstverteidigung besteht aus der Einordnung der problematischen Aussage bezüglich der Lösungsfindung in Verbindung mit einer Rückmeldung über eigene Grenzen und Bitten an das Gegenüber. Wir gehen zunächst nicht auf den Inhalt ein, sondern konzentrieren uns darauf,

- die Aussage bzgl. der Lösungsorientierung einzuordnen,
- eine Rückmeldung über eigene Grenzen und den Wunsch nach Lösungsorientierung zu geben,
- eine Frage oder Bitte an das Gegenüber zu richten.

Problematische Äußerungen

Im Folgenden finden Sie einige Beispiele für nicht-hilfreiche Äußerungen und mögliche aufdeckende und lösungseinleitende Reaktionen.

Vorwürfe. Diese können klar signalisiert werden: »Du bist schuld, dass …« oder versteckt erfolgen: »Immer bist du …«. Ein subtiler Vorwurf ist schwieriger zu entdecken.

- »Das ist ein Vorwurf. Vorwürfe sind aktuell nicht hilfreich, um eine Lösung zu finden. Eine Lösung zu finden ist mir jetzt sehr wichtig, dir auch? Möchtest du das noch einmal anders formulieren, was uns vielleicht besser hilft, eine Lösung zu finden?«

Psychologische Selbstverteidigung

Abwertungen. »Du bist so blöd.«

▶ »Das ist eine Abwertung. Ich akzeptiere das nicht. Außerdem hilft es uns nicht dabei, eine Lösung zu finden. Kannst du genau sagen, was es ist, das dich in der Situation stört, und was du dir stattdessen wünschen würdest?»

Unterstellungen. »Du willst mich einfach loswerden«.

▶ »Das ist eine Unterstellung, und ich kann damit nichts anfangen. Außerdem hilft es uns jetzt nicht dabei, eine Lösung zu finden. Möchtest du wissen, wie ich im Moment denke, oder was mir am wichtigsten ist?«

Ignorieren / Abwerten von Grenzsetzungen. »Ach, das ist doch Blödsinn. Du bist viel zu sensibel.«

▶ »Das ist eine Abwertung meiner Grenzsetzung. Ich möchte, dass du meine Grenzen akzeptierst, egal was du von ihnen hältst. Was hältst du davon, dass Du mich meine Grenzen selbst setzen lässt?"

Pauschalisierung / Generalisierung. »Ihre Leistung war einfach nicht ausreichend.«

▶ »Diese Aussage ist für mich zu generell. Ich würde gerne schauen, ob wir Lösungen finden können, oder für mich aus dem Gespräch etwas mitnehmen. Könnten Sie konkret sagen, wann und welche meiner Leistungen in der Vergangenheit Ihren Ansprüchen nicht genügt haben?«

Externalisieren. »Wenn du mich so provozierst, habe ich keine andere Wahl, als dich zu schlagen.«

▶ »Das klingt sehr dramatisch, und ich habe den Eindruck, dass du mir hiermit einen Teil der Verantwortung für dein Verhalten geben möchtest. Körperliche Gewalt geht völlig gegen meine Wertvorstellungen und ich bin nicht bereit, das zu akzeptieren. Wir brauchen eine andere Lösung für unsere Konflikte. Ich würde gerne herausfinden, wie du dich in einem Konflikt verhalten kannst, ohne gewalttätig zu werden.«

Nicht überprüfbare Behauptungen, über die das Gegenüber das alleinige Deutungsrecht hat. »Ich wollte dich nicht verletzen. Das ist einfach so passiert.«

▶ »Das ist eine Behauptung, die ich nicht überprüfen kann. Mich hat tatsächlich sehr verletzt, dass du (...). Ich möchte eine Lösung finden, damit das nicht noch einmal passiert, und weiß nicht, inwiefern deine Aussage hierbei helfen kann. Aber mich interessiert jetzt einmal, was dein Ziel in diesem Gespräch ist?«

Selbstdarstellung. »Ich bin einfach jemand, den Frauen interessant finden, und ich schaue nach vorne. Nie zurück.«

▶ »Das ist eine Selbsteinschätzung, die uns wohl nicht dabei helfen wird, eine Lösung für unser Problem zu finden. Ich möchte herausfinden, wie wir ...«

Befehle erteilen. »Hör endlich auf damit.«

▶ »Ich mag es nicht, wenn du mir befiehlst, was ich tun soll. Wir brauchen eine Lösung, die für uns beide stimmt. Für mich ist es wichtig, dass (...). Was stört dich denn daran?«

Lange Redezeit beanspruchen

▶ »Puh, das war jetzt ein langer Monolog. Ich habe ehrlich gesagt schon in der Mitte den Faden verloren. Ich würde mir wünschen, dass wir mehr in den Dialog kommen. So können wir sicher rascher zu Lösungen kommen. Ich empfinde einen Austausch persönlich als angenehmer, als dass jeder fünf Minuten am Stück spricht. Was meinst du dazu?«

Psychologische Selbstverteidigung

Es lohnt sich, hierbei hartnäckig zu bleiben. Es ist eine Kunst, das eigene Ziel für das Gespräch nicht aus den Augen zu verlieren. Ein toller Erfolg ist es natürlich, wenn Ziele aller Beteiligten an dem Gespräch geklärt werden können und Sie das Gegenüber durch Ihr anhaltendes Feedback dazu bewegen können, auf eine konstruktivere Art und Weise über seine Ziele zu sprechen, um eine Lösung finden zu können. Ob Ihre Anstrengungen Erfolg haben, liegt jedoch nicht in Ihrer Macht, und ist vor allem Resultat der Einstellungen Ihres Gegenübers. Falls alle Ihre Anstrengungen nicht fruchten, kann es sinnvoll sein, einen Schritt zurückzugehen und zu überprüfen, ob die eigenen Ziele in dieser Beziehung überhaupt erreichbar sind.

Was bedeutet es für Sie, wenn Sie feststellen, dass der / die andere Ihre Ziele oder Werte nicht teilt?

....

....

....

....

INFO 26 • P

Eltern sein während einer Krise

Manche Eltern haben den Eindruck, ihren Kindern nur dann zu genügen, wenn es ihnen gut geht. Aber ist diese Annahme zutreffend? Ihre Kinder werden früher oder später unvermeidbar selbst Situationen erleben, in denen es ihnen schlecht geht. Vielleicht bricht ein geliebter Mensch den Kontakt ab, vielleicht werden sie arbeitslos, vielleicht können sie wichtige Ziele nicht erreichen oder sind mit einer verzwickten Situation überfordert.

Kinder lernen viel durch Beobachtung und Nachahmung, insbesondere von ihren Eltern. Kinder brauchen also unbedingt Vorbilder im Umgang mit schwierigen Situationen.

Sie können Ihren Kindern ein Vorbild für den Umgang mit schwierigen Lebenssituationen sein, indem Sie vorleben,

- dass es uns schlecht gehen darf.
- dass Lösungen manchmal schwierig zu finden sind, aber es sich lohnt, sie zu suchen.
- dass Trauer Zeit braucht und nicht von heute auf morgen überwunden sein muss.
- dass es eine Stärke ist, sich Hilfe zu suchen und um Unterstützung zu bitten.
- dass man nicht perfekt sein muss.
- dass eine psychische Krankheit eine zu bewältigende Krankheit und kein persönliches Defizit ist.
- dass Schmerz überwunden werden kann.
- dass es okay ist, Schwäche zu zeigen.
- dass eine schwierige Phase auch wieder vorübergeht.
- dass wir unsere Ziele zwar anpassen, aber darüber unsere Bedürfnisse nicht aufgeben.

Welche dieser Haltungen entsprechen Ihren eigenen Wertvorstellungen, sodass es Ihnen wichtig wäre, sie Ihrem Kind zu vermitteln?

Wichtig

Besonders dann, wenn es für uns selbst schwierig wird, können wir unseren Kindern wichtige Werkzeuge für ihr eigenes Leben mitgeben. Nicht, indem wir uns verstecken, sondern indem wir uns in unserem Wunsch zeigen, eine gute Mutter oder ein guter Vater zu sein, und gleichzeitig selbst mit den Schwierigkeiten, die das Leben mit sich bringen kann, kämpfen.

Bindungsverletzungen

Sichere Beziehungen und Bindungssicherheit

In unseren engen Beziehungen ist es fundamental, dass wir uns sicher fühlen. Bei Beziehungen zwischen einzelnen Menschen spricht man hier von einer »sicheren Bindung«, bei Beziehungen in Unternehmen und Gruppen von »psychologischer Sicherheit« (psychological safety).

Wenn wir uns in einer Beziehung sicher fühlen,

- können wir uns so zeigen, wie wir sind.
- begegnen wir den anderen wohlwollend und haben Vertrauen, dass uns wohlwollend begegnet wird.
- nehmen wir wahr, dass das Wohlergehen aller Beziehungsteilnehmer gleich wichtig ist (Gegenseitigkeit).
- sprechen wir unsere Bedürfnisse aus und nehmen die Bedürfnisse des Gegenübers entgegen, ohne uns davon bedroht zu fühlen.
- können wir Bedürfniskonflikte klären und für alle stimmige Lösungen finden.
- wissen wir, dass unsere Grenzen (wenn wir uns dafür eingesetzt haben) respektiert werden.
- wissen wir, dass die Beziehung eine Zukunft hat und nicht von heute auf morgen enden wird.

Bindungsverletzungen

Bestimmte Verhaltensweisen schädigen die Sicherheit in einer Beziehung, zum Beispiel:

- Dinge im Geheimen tun, die auch die anderen betreffen
- Äußerungen, dass die Beziehung beendet werden kann
- unabgesprochen andere Beziehungen eingehen, die mit der Beziehung konkurrieren
- fassadenhaftes Auftreten und das Verstecken von wichtigen Bedürfnissen

Manchmal kann eine bis anhin sichere Beziehung durch diese Verhaltensweisen unsicher werden. Unsichere Beziehungen können unserer allgemeinen Bindungssicherheit und somit unserer psychologischen Gesundheit schaden. Wenn wir uns in unsicheren Beziehungen befinden, sollten wir daher nach Lösungen suchen, wie wir unsere Bindungssicherheit stabilisieren können. Es gibt verschiedene Möglichkeiten, damit umzugehen:

(1) Lösungen in der Beziehung suchen
(2) Sicherheit in unseren anderen Beziehungen suchen
(3) Die Beziehung beenden

(1) Lösungen in der Beziehung suchen

Wenn sich beide Bindungspartner klar dafür aussprechen, dass sie die Fortsetzung der Beziehung wünschen, bedeutet das zunächst viel Engagement für die Beziehung. Es gab einen Grund, dass das bindungsverunsichernde Ereignis geschehen ist, und nun ist die Ausgangslage für die Beziehung aufgrund der Bindungsunsicherheit auf Seiten des verletzten Beziehungspartners eher schlechter also zuvor. Daher steigt der Zeitaufwand, den beide Bindungspartner in die Beziehungssicherheit investieren sollten. Diese Beziehungsarbeit beinhaltet:

- an die »goldenen Zeiten« der Beziehung zu denken und sich Zeit für gemeinsame Aktivitäten zu nehmen

- Überlegungen seitens des Urhebers oder der Urheberin der bindungsschädigenden Verhaltensweisen, wie es zu dem Ereignis kommen konnte. Welche unerfüllten Bedürfnisse standen dahinter? Als nächstes ist es wichtig herauszufinden, wie er oder sie solches Verhalten zukünftig unterlassen kann. Welche Situationen sind besonders riskant für ein Wiederauftreten von bindungsschädigendem Verhalten? Zuletzt ist die Frage zentral, wie er oder sie den Wiederaufbau einer sicheren Beziehung ermöglichen kann: »Was kann ich tun, damit du dich in der Beziehung wieder sicher fühlst?«
- das authentische Aussprechen von unerfüllten Beziehungsbedürfnissen und die Fürsorge für das verunsicherte Gegenüber

Analysieren Sie gemeinsam mit dem Therapeuten oder der Therapeutin, was die Beziehungsarbeit bei Ihnen beinhalten sollte!

(2) Sicherheit in unseren anderen Beziehungen suchen

Wir haben meist nur eine oder wenige emotional oder körperlich intime Beziehungen. Es ist für unser gesamtes Bindungssystem jedoch nie empfehlenswert, wenn wir uns ausschließlich auf eine Beziehung fokussieren. Das liegt daran, dass eine einzige Beziehung nie unsere gesamten Bindungsbedürfnisse stillen kann, sei es emotionale Nähe, inspirierender Austausch oder Zugehörigkeit. Unsere Bindungssicherheit hängt von vielen unterschiedlichen Beziehungserfahrungen ab. Im Umgang mit unsicheren Beziehungen kann es schadensmindernd wirkend, wenn wir uns vornehmlich auf unsere sicheren Beziehungen konzentrieren. Das hört sich einfacher an, als es tatsächlich ist, da unsere evolutionäre Ausstattung unsere Aufmerksamkeit immer wieder auf die Sicherung der unsicheren Beziehung lenken will. Ohne ein bewusstes Umentscheiden kann das ein »Klammern« an die unsichere Beziehung zur Folge haben. Den Fokus auf die sicheren Beziehungen zu lenken bedingt also immer wieder eine bewusste kognitive Arbeit. Auch hilfreich kann sein, wenn wir uns mit dem Ausbau unserer Autonomie, also der Pflege der Beziehung zu uns selbst, beschäftigen. Erarbeiten Sie mit Ihrem Therapeuten oder Ihrer Therapeutin Aktivitäten, die Sie mit anderen oder »mit sich selbst« ausführen können, und die Ihnen Spaß machen könnten!

(3) Die Beziehung beenden

Manchmal stellen wir fest, dass uns eine Beziehung insgesamt nicht sicher genug ist und dass wir ein höheres Bedürfnis nach gegenseitigem Commitment haben. So kann unser Gegenüber Grenzen festlegen, indem er oder sie ausspricht, dass die Beziehung keine sichere Zukunft hat. Es kann sein, dass er oder sie sich nicht die Exklusivität wünscht, die unseren eigenen Sicherheitsbedürfnissen entspricht. Manchmal sprechen die Handlungen unseres Gegenübers das aus, was sie oder er nicht in Worte zu fassen wagt. Es ist dann für uns hilfreicher, sich an den Handlungen zu orientieren als an den Aussagen. Überlegen Sie mit Ihrem Therapeuten oder Ihrer Therapeutin die Gründe für ein Aufrechterhalten der Beziehung einerseits und andererseits die Gründe dafür, eine Beziehung zu suchen, die eher Ihrem Sicherheitsbedürfnis entspricht!

Einsatzempfehlung: Arbeit mit dem sozialen Atom

Forschungsergebnisse lassen keinen Zweifel an der Tatsache, dass andere Menschen für uns unverzichtbar sind: Studien zeigen gravierende gesundheitliche Folgen von Einsamkeit (Holt-Lundstad et al., 2015). Einsamkeit verringert die Resilienz gegenüber negativen Lebensereignissen und ist assoziiert mit einer verzögerten Remission psychiatrischer Symptomatik (Wang et al., 2010). Während Einsamkeit gesundheitsschädlich ist, wirkt soziale Eingebundenheit protektiv gegenüber den negativen Folgen stresserzeugender Lebensereignisse (z. B. Cohen, 2004).

Man kann diverse soziale Bedürfnisse unterscheiden, z. B. Rat, Unterstützung, Wertschätzung, soziale Zugehörigkeit oder emotionale Bindung (Weiss, 1973). Diese unterschiedlichen Bedürfnisse können nicht durch eine einzige Beziehung erfüllt werden. Stattdessen trägt ein vielseitiges soziales Netzwerk dazu bei, die unterschiedlichen Facetten des Bindungsbedürfnisses umfassend zu befriedigen. Hawkley (2005) konnte in einer Faktorenanalyse drei voneinander unabhängige Bindungsbereiche oder Beziehungsebenen feststellen.

(1) Im **intimen Bereich** beschreibt er unsere nächsten Beziehungen mit max. fünf Menschen, durch die z. B. unsere Bedürfnisse nach Einfühlung, Zugehörigkeit, Verstandenwerden und Nähe erfüllt werden können. Diese Funktion wird oft durch Lebenspartner:innen, aber auch durch enge Freunde, eigene Eltern oder Kinder übernommen. Intime Einsamkeit kann in einer Krisensituation durch den antizipierten oder realen Verlust einer engen Beziehung entstehen.

(2) Im **sozialen Bereich** finden wir gute Freunde und die weitere Familie, Menschen, die unsere Bedürfnisse nach gegenseitiger Unterstützung, persönlicher Akzeptanz und authentischem Austausch erfüllen. Dies sind laut Hawkleys Studien meist zwischen 15 und 50 Menschen.

(3) Auf der **kollektiven Ebene** ermöglicht unser soziales Netzwerk uns das Zugehörigkeitsgefühl zu Gruppen und Gemeinschaften, unsere Bedürfnisse nach einem eigenen Platz, Anerkennung und Zugehörigkeit zu erfüllen. Dabei kann es sich um konkrete Gruppen wie Vereine handeln oder um abstraktere Gemeinschaften wie eine Religionsgemeinschaft oder eine Nation.

INFO 29 »Das soziale Atom« und **AB 37** »Mein soziales Atom« können als Hintergrundinformationen und strukturierte Arbeitsvorlagen für die Arbeit mit dem sozialen Atom dienen. Zur weiteren therapeutischen Vertiefung kann ergänzend **AB 41** »Untersuchung des Bindungsbedürfnisses in der aktuellen Lebenssituation« hilfreich sein.

Indikation der Interventionen

- Informationsgewinnung: Falls der Verdacht auf eine unzureichende soziale Einbindung der Betroffenen entsteht, kann **AB 37** »Mein soziales Atom« zur Informationsgewinnung eingesetzt werden
- Therapeutische Arbeit: Die Betroffenen berichten über Einsamkeitsgefühle, bei der Untersuchung der Erfüllung des Bindungsbedürfnisses in der aktuellen Lebenssituation ergibt sich eine hohe Inkonsistenz, oder im Rahmen der Informationsgewinnung mithilfe von **AB 37** »Mein soziales Atom« ergibt sich eine Indikation (s. u.).

Handlungsanleitung

Informationsgewinnung. Zu einem ersten Zeitpunkt, optimalerweise nach der ersten oder vor der zweiten Sitzung, können die Betroffenen das Arbeitsblatt allein ausfüllen. Sie können angewiesen werden, die Kreise bitte zu ignorieren. Die Antworten dienen als Orientierung für den Therapeuten oder die Therapeutin. Je nach Relevanz sozialer und interaktioneller Themen ergeben sich im Anschluss zwei Möglichkeiten:

Einsatzempfehlung: Arbeit mit dem sozialen Atom

(1) Die Betroffenen scheinen gut eingebunden, indem alle drei Beziehungsformen erfüllt sind und eine generelle Zufriedenheit mit sozialen Beziehungen zu entnehmen ist: Das Thema soziale Integration scheint weniger relevant. Die Aufgabe von AB 37 »Mein soziales Atom« ist erfüllt, der Therapeut bzw. die Therapeutin nutzt die Informationen für die systemische Krisenintervention.
(2) Die Betroffenen sind wenig eingebunden oder laufen Gefahr, durch die Krisensituation Teile ihres sozialen Netzes zu verlieren, und das Thema soziale Integration scheint wesentlich für die erfolgreiche Krisenbewältigung.

Therapeutische Arbeit. Den Betroffenen wird mithilfe des Inhalts von **INFO 29** »Das soziale Atom« die Bedeutung der drei Kreise erklärt. Das Arbeitsblatt kann direkt in der Sitzung mit den Betroffenen bearbeitet werden. Hierzu sollten Stifte unterschiedlicher Farben bereitgestellt werden. Die Betroffenen werden gebeten, die einzelnen Kreise mit ihrem Bezugsnetz auszufüllen. Als nächstes können die gegenseitigen Beiträge zwischen den einzelnen Mitgliedern des bestehenden Bezugsnetzes und den Betroffenen herausgearbeitet werden. Die Betonung der Gegenseitigkeit der Beiträge dient dazu, den Betroffenen ihre sozialen Ressourcen und Kompetenzen bewusst zu machen (»Sie können mit einem Stift einer anderen Farbe neben den Abschnitt, was die Person oder Gruppe für Ihr Leben beiträgt, beschreiben, was Sie für deren Leben oder, bei Gruppen, für deren Existenz beitragen. Was tragen Sie für das Leben Ihrer … bei? (…) Wofür sind Sie in der Gruppe … wichtig?«). Im Anschluss werden etwaige Lücken identifiziert und es wird nach Möglichkeiten aus dem Lebensumkreis der Betroffenen gesucht, diese zu füllen, beispielsweise durch vergangene Kontakte, durch ihre Hobbys oder Interessen.

Mögliche Schwierigkeiten

(1) Betroffene reagieren mit starker Traurigkeit auf die festgestellten Defizite.
Es könnte sein, dass die Stärke der Emotion mit der Intensität der Inkonsistenz des Bindungsbedürfnisses zusammenhängt. Möglich ist aber auch, dass sie ein Zeichen von Hilflosigkeit der Betroffenen ist, die sich der Defizite zwar bewusst sind, aber keine Änderungsmöglichkeiten sehen. Es kommt ebenfalls vor, dass durch die Auseinandersetzung ein »Normierungsdruck« bei den Betroffenen entstanden ist. Es ist empfehlenswert, die Ursache behutsam zu explorieren und entsprechend zu bearbeiten.

(2) Die Betroffenen zeigen keinen Zugang zu ihrem eigenen sozialen Beitrag.
Die Betroffenen benötigen für die Beantwortung der Frage nach ihrem eigenen Beitrag nicht selten Unterstützung, es ist also empfehlenswert, wenn Therapeut:innen aus ihrem eigenen Eindruck der sozialen Ressourcen der Betroffenen Vorschläge generieren (»Ich persönlich erlebe Sie als sehr … und kann mir vorstellen, dass das für Ihre … ebenfalls sehr wertvoll ist«).

(3) Die Betroffenen geben an, kein Bedürfnis zu verspüren, bestimmte Ebenen zu füllen.
Es ist empfehlenswert, die Rückmeldung der Betroffenen ernst zu nehmen, da die Ausprägung psychologischer Bedürfnisse sehr individuell ist. Gleichzeitig kann man hier eine ergebnisoffene Rückmeldung über die Diskrepanz zu ihren Einsamkeitsgefühlen geben. Das Konzept der chronischen Einsamkeit mit sekundär reduzierten Bindungsbedürfnissen (Cacioppo, 2014) kann die weitere Arbeit unterstützen: »Bei länger anhaltenden Einsamkeitsgefühlen sinkt das Vertrauen in Mitmenschen häufig. Es kommt zu Unsicherheiten im sozialen Kontakt und der Wunsch nach sozialer Distanz wird größer. Das Bindungsbedürfnis verschwindet jedoch mit der Zeit nicht und auch die negativen gesundheitlichen Konsequenzen von Einsamkeit werden leider nicht geringer. Daher könnte es sinnvoll sein, wenn Sie dennoch schauen, wie Sie Ihre Kontakte so weit stärken können, bis das Einsamkeitsgefühl nicht mehr auftritt. Was meinen Sie dazu?«

Das soziale Atom

Wir sind grundlegend soziale Lebewesen. Die Forschung stellte in den letzten Jahren fest, dass Einsamkeitsgefühle negative gesundheitliche Auswirkungen haben können, während sichere soziale Beziehungen uns vor Stress schützen.

Man kann sehr unterschiedliche soziale Bedürfnisse unterscheiden, z. B. Rat, Unterstützung, Wertschätzung, soziale Zugehörigkeit, Intimität oder eine emotionale Bindung. Diese verschiedenen Bedürfnisse können nicht in einer einzigen Beziehung erfüllt werden. Ein vielseitiges soziales Netzwerk hingegen trägt zu einer ausgewogenen Befriedigung der diversen Aspekte unseres Bindungsbedürfnisses bei.

(1) Im **intimen Beziehungsbereich** finden sich meist maximal fünf Menschen. Durch diese Beziehungen werden unsere Bedürfnisse nach z. B. Einfühlung, Zugehörigkeit, Nähe, Verstanden- und Geliebtwerden erfüllt.
(2) Im **sozialen Beziehungskreis** finden wir gute Freunde und die weitere Familie, Menschen, die unser Bedürfnis nach gegenseitiger Unterstützung, Akzeptanz und authentischem Austausch erfüllen. Dies sind in den Studien meist zwischen 15 und 50 Menschen.
(3) Auf der **kollektiven Ebene** findet sich unser soziales Netzwerk aus Menschen und Gruppen, denen wir uns zugehörig fühlen. Dabei kann es sich um konkrete Gruppen wie Vereine handeln oder um abstraktere Gemeinschaften wie eine Religionsgemeinschaft oder eine Nation. Diese können zum Beispiel unser Bedürfnis, einen Platz zu haben, Orientierung über soziale Werte und Normen oder nach Anerkennung erfüllen.

Wichtig

Gesunde soziale Beziehungen sind immer gegenseitig. Dies äußert sich in einem lebendigen Wechselspiel von Geben und Nehmen, Unterstützung erhalten und zum Leben des Gegenübers beitragen.

Hier ist wichtig zu betonen, dass soziale Bedürfnisse individuell unterschiedlich geartet sein können. Für einen Menschen kann eine einzige intime Bezugsperson völlig bedürfniserfüllend sein, während der nächste Mensch mehrere Bindungspartner auf der intimen Ebene braucht, um sich nicht einsam zu fühlen. Es gibt hier kein *Normal* oder *Unnormal*, kein *Richtig* oder *Falsch*. Für uns persönlich heißt das, sich auf das eigene Gefühl von Einsamkeit oder sozialer Zufriedenheit zu verlassen, um Aussagen über unser Bindungsbedürfnis zu erhalten.

Aus den Studien zu sozialer Zugehörigkeit und Einsamkeit wurde jedoch auch deutlich, dass viele Menschen Hemmungen oder Ängste haben, den ersten Schritt in der Beziehungsaufnahme zu wagen. Dies kann vor allem dann auftreten, wenn Einsamkeit über eine längere Zeit bestand. Dann braucht es einiges an Überwindung, die ersten Schritte zu gehen. Die gute Nachricht ist, dass die Selbstverständlichkeit sozialer Einbindung wiedergewonnen werden kann und soziale Hemmungen oder Ängste dann verschwinden.

Sie können mithilfe dieses Wissens reflektieren, ob etwaige Veränderungen für Sie gewinnbringend sein könnten und Ihre Überlegungen mit Ihrem Krisenbegleiter teilen.

AB 37 • P

Mein soziales Atom

Tragen Sie hier bitte die Menschen und sozialen Gruppen ein, die in Ihrem Leben aktuell bedeutsam sind – in privatem oder beruflichem Zusammenhang. Darunter beschreiben Sie deren positiven Beitrag für Ihr Leben, aber auch die Konflikte oder Schwierigkeiten, die aktuell bestehen.

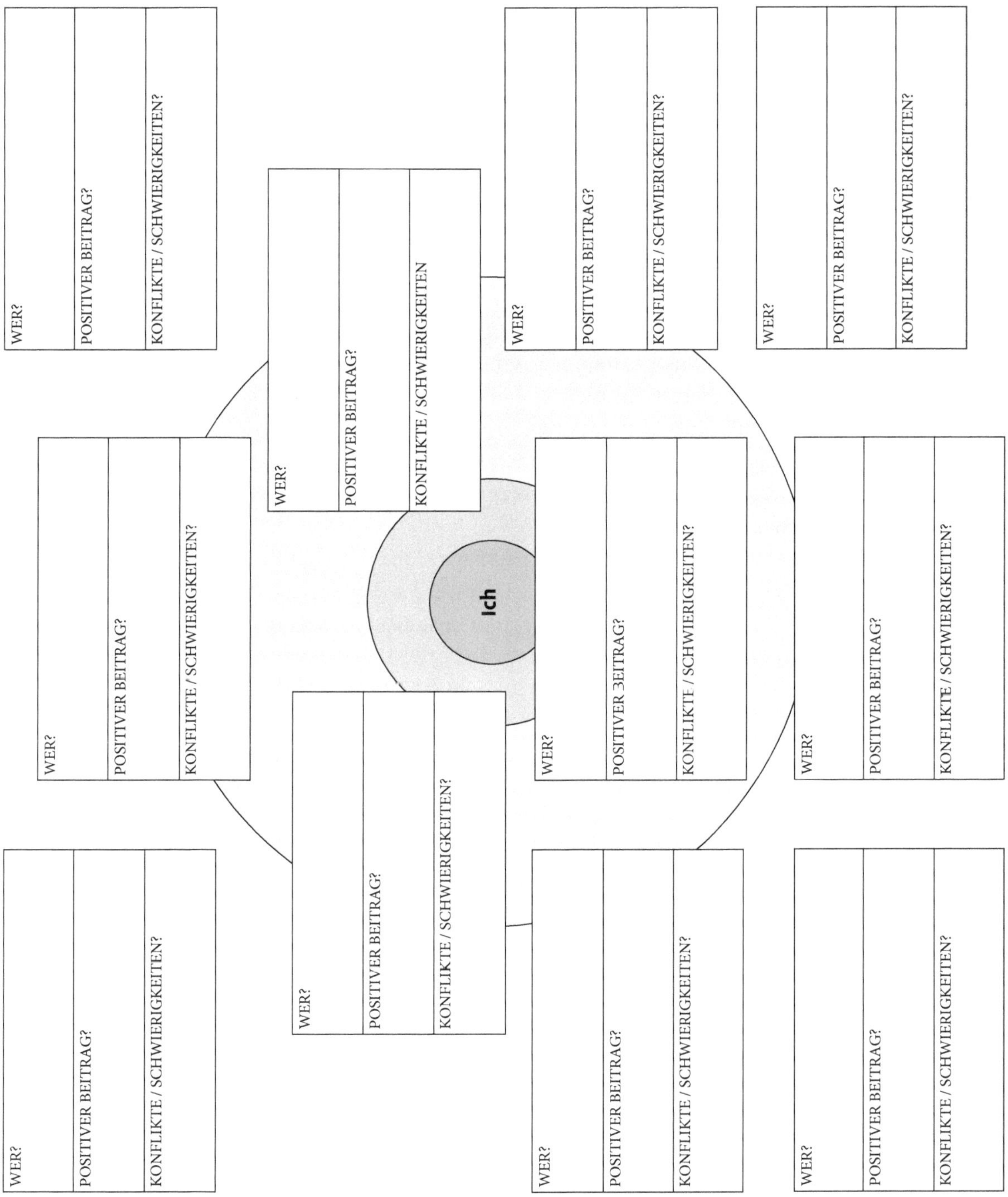

Einsatzempfehlung: Arbeitsreintegration bei Anpassungsstörungen

Die Arbeitsreintegration ist eine wesentliche Intervention zur längerfristigen Verbesserung der psychologischen Gesundheit (Drake, 2020). In einer Cochraine Review zum Verlauf von Anpassungsstörungen fand sich eine unerwartet lange mittlere Latenzzeit von 88 Tagen bis zum partiellen und 252 Tagen bis zum vollständigen Arbeitswiedereinstieg bei Anpassungsstörungen (Arends, 2012).

Venning et al. (2022) empfehlen auf der Grundlage der Ergebnisse von Studien, die die Effektivität von arbeitsintegrationsfördernden Programmen untersuchten, Interventionen niedriger Intensität zur Unterstützung des Wiedererlangens der Arbeitsfähigkeit einzusetzen. **INFO 31** »Schwierigkeiten in der Wiederaufnahme der Arbeitstätigkeit« und **AB 38** »Selbstmanagement während der Arbeitsreintegration« dienen diesem Ziel und können einfach in den Therapieverlauf integriert werden

Indikation der Interventionen

- Die Dauer der Krankschreibung beträgt > 4 Wochen (Langzeitarbeitsunfähigkeit).
- Die Betroffenen berichten über Unsicherheit bezüglich ihrer Rückkehr an den Arbeitsplatz.

Handlungsanleitung

INFO 31 »Schwierigkeiten in der Wiederaufnahme der Arbeitstätigkeit« vermittelt Betroffenen und Arbeitgebern Wissen über Schwierigkeiten, Nutzen und Bedürfnisse in der Arbeitswiederaufnahme, basierend auf der qualitativen Metasynthese von Andersen et al. (2012). Es kann als Grundlage für die Psychoedukation im Rahmen eines gemeinsamen Arbeitgebergespräches dienen, den Betroffenen aber auch zur Besprechung der Integrationsmaßnahmen mit dem Arbeitgeber ausgehändigt werden. Mit Betroffenen und Arbeitgebern sollte der Inhalt sorgfältig abgesprochen werden um die individuelle Passung von Maßnahmen zu erhöhen.

AB 38 »Selbstmanagement während der Arbeitsreintegration« dient der Bearbeitung möglicher Stolperfallen auf dem Weg zurück an die Arbeitsstelle. Hier werden wesentliche Einflussmöglichkeiten des Betroffenen auf das Gelingen der Arbeitsreintegration diskutiert und Strategien für den Umgang mit weiterbestehender Symptombelastung und zur aktiven Förderung der Selbstwirksamkeit nahegelegt.

Mögliche Schwierigkeiten

Die Betroffenen lehnen es ab, an ihren bisherigen Arbeitsplatz zurückzukehren.

Dies geschieht vor allem dann, wenn Bedingungen oder Ereignisse am Arbeitsplatz mitursächlich für die Entstehung der psychischen Belastung waren. Eine Aufklärung kann dennoch durchgeführt werden: »Es ist sehr verständlich, dass Sie nach den Erfahrungen davor zurückschrecken, wieder an diesen Arbeitsplatz zurückzugehen. Aus psychologischer Perspektive ist es jedoch genauso relevant, eine längere Abwesenheit zu verhindern, da diese die Selbstsicherheit am Arbeitsplatz reduziert und negative Erfahrungen prägt. Daher wäre es wichtig, dass wir nach Lösungen suchen, damit Sie möglichst rasch wieder in eine Arbeitstätigkeit einsteigen können. Was denken Sie dazu?«

Erfahrungsgemäß besteht bei der Entscheidung hinsichtlich einer Kündigung und Neubewerbung eine motivationale Hürde, deren Überwindung anspruchsvoll ist. Die Arbeit an der Arbeitsreintegration kann trotz zunächst fehlendem Arbeitswiedereinstieg durchgeführt werden, zum Beispiel durch imaginative Interventionen.

Schwierigkeiten in der Wiederaufnahme der Arbeitstätigkeit

Die Arbeitswiederaufnahme ist gesundheitsförderlich

Die frühzeitige Wiederaufnahme einer Arbeitstätigkeit ist aus gesundheitlichen Gründen empfehlenswert. Eine Arbeitstätigkeit sorgt für Ablenkung von unangenehmen inneren Prozessen, was insbesondere in der Rekonvaleszenzzeit nach einer psychischen Krise wichtig ist. Sie stellt unsere soziale Gruppenzugehörigkeit sicher, sie schenkt uns (finanzielle) Unabhängigkeit, wir leisten einen Beitrag und nicht zuletzt stärkt das Tätigsein unser Selbstvertrauen.

Der richtige Zeitpunkt der Arbeitswiederaufnahme

Bisher haben keine Studien einen »richtigen Zeitpunkt« festgestellt. Es ist empfehlenswert, den Zeitpunkt der Arbeitsrückkehr im gemeinsamen Gespräch zwischen Betroffenen und Arbeitgeber zu bestimmen. Somit wäre der »richtige Zeitpunkt« der Moment, an dem zwischen Betroffenen und Arbeitgeber Einigkeit darüber herrscht, dass die weiterbestehenden gesundheitlichen Einschränkungen der Betroffenen einen Arbeitseinsatz ermöglichen und die Arbeitsplatzbedingungen so angepasst werden können, dass Betroffene längerfristig ihre gesundheitlichen Einschränkungen überwinden können. Eine Wiederaufnahme der Arbeitstätigkeit sollte möglichst rasch stattfinden, damit die Routine im Umgang mit den Arbeitsinhalten beibehalten werden kann. Bis Betroffene jedoch die vollständige Arbeitsfähigkeit – und ihr Selbstvertrauen – wiedergewonnen haben, vergehen meist Wochen bis Monate. In dem Zeitraum zwischen Arbeitswiederaufnahme und vollständigem Wiedererlangen ihrer Belastbarkeit sind Betroffene also besonders gefordert, eine gute Balance zwischen Arbeitseinsatz und Selbstfürsorge herzustellen.

Was erschwert den Wiedereinstieg in die Arbeitswelt?

Durch eine Lebenskrise erleben die meisten Menschen eine deutliche Reduktion ihres Selbstvertrauens. Da es sich hierbei um eine Situation handelt, in der wir zunächst mit schwierigen Ereignissen und dann mit schwierigen inneren Prozessen überfordert sind, ist dieses verringerte Selbstbewusstsein völlig normal.

Viele Menschen leiden nach Abklingen einer Krise noch unter leichteren Restsymptomen, die erst nach einer gewissen Zeit verschwinden. Hierdurch kann ihre Funktionsfähigkeit längerfristig reduziert sein. Zudem haben viele Betroffene Angst davor, dass ihre Symptome wieder stärker werden, oder sie sogar einen Rückfall erleben, wenn die Belastung steigt. Das kann dazu führen, dass die Rückkehr an den Arbeitsplatz mit Unsicherheit und Ängsten verbunden ist.

Schwierigkeiten in der Wiederaufnahme der Arbeitstätigkeit

Wie kann eine Arbeitsreintegration erfolgreich durchgeführt werden?

Eine graduelle Erhöhung der Arbeitsfähigkeit durch Teilzeitkrankschreibungen ist zwar hilfreich, aber häufig als Einzelmaßnahme nicht ausreichend für eine erfolgreiche Arbeitsreintegration. Dies kann ergänzt werden durch Anpassungen der Arbeitsinhalte, vorübergehende quantitative Entlastungsmaßnahmen oder eine adäquate Pausenregelung. Die getroffenen Maßnahmen haben zwei primäre Ziele:

(1) **Anpassung an Restsymptome.** Aufgrund der unterschiedlichen Restsymptome benötigt es unterschiedliche Maßnahmen. Bei Erschöpfung kann vor allem die Reduktion des Arbeitsumfangs hilfreich sein, während bei rascher Überforderung oder kognitiven Einschränkungen eher die Anpassung der Arbeitsinhalte relevant sein wird. Die Analyse der einzelnen voneinander abgrenzbaren Arbeitsinhalte zur Planung der konkreten Einsatzmöglichkeiten kann ein herausfordernder Prozess für Arbeitgeber sein.

(2) **Wiederaufbau von Selbstvertrauen.** Ein Ziel der Arbeitsreintegrationsmaßnahmen ist zunächst die Verhinderung eines weiteren Verlustes von Selbstvertrauen und im Anschluss der Aufbau von Selbstvertrauen. Anpassungen, die auf der Basis von Rückmeldungen von Betroffenen fortlaufend und zeitnah erfolgen, führen trotz vorübergehenden Einschränkungen meist nicht zu einer weiteren Reduktion des Selbstvertrauens. Wenn Betroffene vorwiegend positive Erfahrungen machen, sind die getroffenen Maßnahmen hilfreich, um Selbstvertrauen wiederzugewinnen.

Der Ablauf von Arbeitsreintegrationsmaßnahmen

Je treffender die Selbstwahrnehmung von Einschränkungen und Regenerationsbedürfnissen von Seiten der Betroffenen und je rascher und konkreter die Reaktion von Arbeitgebern ist, umso wahrscheinlicher wird die Reintegration von Erfolg gekrönt sein.

Wenn Betroffene eine Stabilisierung oder Zunahme von Funktionsfähigkeit und Selbstvertrauen wahrnehmen, ist die Einstiegsphase abgeschlossen. In der anschließenden Aufbauphase steht im Vordergrund, die initialen Anpassungen Schritt für Schritt wieder zu reduzieren. Zur Rekonvaleszenz besonders hilfreich ist es, wenn die Betroffenen selbst entscheiden können, welchen Arbeitsbereich sie im nächsten Schritt wieder integrieren wollen. Es ist empfehlenswert, bei jedem Schritt eine kurze Rückschau durchzuführen, um zu überprüfen, was sich als hilfreich erwiesen hat und wofür es im nächsten Schritt neue Lösungen benötigt.

Wichtig

Der erfolgreiche Abschluss der Arbeitsreintegration ist eine gemeinsame Leistung von Betroffenen und Arbeitgebern und kann zu Recht als gemeinsamer Erfolg gefeiert werden.

Selbstmanagement während der Arbeitsreintegration

Manche Arbeitsplätze sind gut geeignet, um strukturierte gesundheitsförderliche Integrationsmaßnahmen durchzuführen, andere Arbeitsbereiche bieten weniger Möglichkeiten. Die Unterschiede in den Ausgangslagen sind durch Sie nicht beeinflussbar, und dennoch sind Sie die Hauptperson auf dem Weg zurück an Ihren Arbeitsplatz. Dieser Weg ist zwar herausfordernd, Sie leisten hiermit jedoch einen wichtigen Beitrag für Ihre psychische Gesundheit.

Was bestimmt Ihren Weg zurück in die Arbeitsfähigkeit?
Man hat nach einer Krise mit verschiedenen Schwierigkeiten zu kämpfen, die den Weg erschweren. Im Folgenden finden Sie eine Liste von möglichen Hindernissen. Bitte kreuzen Sie an, was für Sie besonders zutrifft.

	nein	ein wenig	deutlich	stark
Reduziertes Selbstvertrauen				
Erschöpfung				
Reduzierte Konzentrationsfähigkeit				
Reduzierte Merkfähigkeit				
Rasche Überforderung				
Ziel, bei der Arbeit sofort voll funktionsfähig zu sein				
Angst vor einem Rückfall				
Anderes:				

Zur Überwindung von Hindernissen
Hindernisse zu überwinden kostet oft eine große Kraftanstrengung – und dennoch lohnt es sich. Wichtig bei anspruchsvollen Wegen ist der »gute Grund«, sie zu gehen. Hier ist eine Liste von möglichen guten Gründen, die für Sie persönlich für eine Rückkehr in die Arbeitstätigkeit sprechen könnten.

	nein	ein wenig	deutlich	stark
Ablenkung				
Zugehörigkeitsgefühl				
Unabhängigkeit				
Beitragen können				
Geld verdienen				
Selbstvertrauen stärken				
Anderes:				

Tipp

Wenn Sie möchten, können Sie sich Ihren »guten Grund« oder Ihre »guten Gründe« aufschreiben und an die Küchen- oder Badezimmertür hängen, damit er sie durch die Zeit hindurch tragen kann!

Selbstmanagement während der Arbeitsreintegration

Hilfreiche Strategien

Generell lässt sich sagen: Je treffender Ihre Wahrnehmung von Einschränkungen und Regenerationsbedürfnissen ist, umso wahrscheinlicher wird die Reintegration von Erfolg gekrönt. Die Wahrnehmung kann in beide Richtungen verzerrt werden, z. B. durch

- das Ziel der raschen Funktionsfähigkeit: Es kann dazu führen, dass Sie Ihre Einschränkungen übersehen und daher nicht darauf reagieren können. Gefahr ist die Missachtung Ihres Regenerationsbedarfs.
- die Angst vor einem Rückfall: Sie kann dazu führen, Einschränkungen oder eine vorübergehende Zunahme von Symptomen überzubewerten und kann Sie hierdurch in Ihrem Weg verunsichern. Gefahr ist die übermäßige Schonung und hierdurch eine Abnahme von Funktionsfähigkeit und Selbstvertrauen.

Sie kennen bereits einige Strategien im Umgang mit Ihren aktuellen Einschränkungen und haben zusätzlich Strategien in der Krisenintervention erarbeitet. Sie haben während der Krisenintervention Sicherheit in Ihrer Problemlösung, Ihrer Selbstregulation und Ihrer Ressourcenorientierung erreicht. Im Folgenden finden Sie noch weitere Ideen für Strategien im Umgang mit Schwierigkeiten auf dem Weg zur Arbeitsreintegration. Sie werden feststellen, dass einige Strategien bei mehreren Problemen helfen können. Umso besser, oder?

Reduziertes Selbstvertrauen

Reduziertes Selbstvertrauen birgt die Gefahr, dass daraus eine selbstaufrechterhaltende Unsicherheit entsteht: Durch die Angst, etwas nicht zu können, wird die Aufmerksamkeit vor allem auf unsere Missgeschicke gelenkt. Eine unsichere Herangehensweise kann Ihr Engagement für die Tätigkeit reduzieren und Fehler begünstigen. Durch beides kommt es zu einer stärkeren Wahrnehmung Ihrer Unzulänglichkeiten und einer unsicheren Haltung. Diesen »Teufelskreis« können Sie durch die folgenden Strategien unterbrechen und einen »Engelskreis« dagegensetzen.

- Es kann helfen, wenn Sie sich immer wieder vor Augen halten, dass eine Krise eine »normale Reaktion auf eine unnormale Situation« darstellt. Durch das Bewusstsein, dass alle menschlichen Gehirne eben diese Stressreaktion gemeinsam haben, können wir uns viel Verständnis für die menschlichen Grenzen und für uns selbst schaffen.
- Es ist wichtig, dass Sie besonders die Tätigkeiten, die Ihnen gelingen, bewusst wahrnehmen. Es gibt keine »wertlose Selbstverständlichkeiten«. Alles, was Ihnen gelingt, und sei es auch noch so alltäglich, zählt zu Ihren Kompetenzen. Wenn Sie sich dessen bewusst sind, wird es Ihnen helfen, sich immer sicherer zu fühlen.
- Es ist sinnvoll, Tätigkeiten daheim und am Arbeitsplatz in kleine Abläufe zu zerteilen. Mit jedem Mini-Prozess, der Ihnen gelingt, können Sie feststellen, dass Sie handlungsfähig sind. Dies bestärkt Sie.
- Sie können vielleicht auch Ihre Mitarbeiter oder Vorgesetzen bitten, vorübergehend besonders zu betonen, wenn Ihnen etwas gelungen ist. Auch dieses Feedback kann Sie davon abhalten, in den Selbstzweifel-Teufelskreis abzurutschen.

Kennen Sie andere hilfreiche Strategien im Umgang mit Selbstzweifeln?

....

....

Selbstmanagement während der Arbeitsreintegration

Erschöpfung

Viele Betroffene sind froh, nach der Krankheit endlich wieder voll engagiert beitragen zu können. In der Rekonvaleszenzzeit haben viele Betroffene Mühe, den richtigen Zeitpunkt für eine Pause zu erkennen. Sie übersehen, wann es wichtig wäre, einen Moment in ihre Erholung zu investieren. Dies führt dazu, dass sie den Arbeitstag hektisch durchlaufen und am Ende des Tages oder des Halbtages den Arbeitsplatz mit einem erheblichen Erholungsdefizit verlassen. Hierdurch steigt die Rückfallgefahr und Betroffene erfahren eine Verunsicherung hinsichtlich ihrer Arbeitsfähigkeit. Die im Folgenden genannten Strategien haben gemeinsam, dass sie eine generelle Verhaltensanpassung voraussetzen, und nicht erst dann eingesetzt werden, wenn Erschöpfung und Stresspegel zu hoch werden.

- Die Zeitlupe: Es ist hilfreich, die Geschwindigkeit *bei allen Tätigkeiten* so zu reduzieren, dass Sie den deutlichen Eindruck gewinnen, Ihre Tätigkeiten gerade langsam auszuführen. Zu Beginn kann die Reduktion auf 60 % der üblichen Geschwindigkeit der Ausgangspunkt sein, im Verlauf können Sie das Tempo Schritt für Schritt etwas anziehen. Mit allen Tätigkeiten ist auch das Denken, Treppensteigen, WC besuchen, Essen etc. gemeint. Wirklich alles. Es ist empfehlenswert, diese reduzierte Geschwindigkeit aufrechtzuerhalten, bis Sie keine Restsymptome mehr wahrnehmen. Überdies ist es auch nach vollständigem Sistieren aller Symptome hilfreich, sich bewusst zu sein, dass Sie nur einen Kopf und zwei Hände haben.
- Mikropausen: Zusätzlich zu den regulären Pausen sollten Sie regelmäßige Mikropausen von 1 bis 3 Minuten Dauer einplanen, zu Beginn vielleicht in halbstündigem Abstand. Haben Sie den Timer vom Mobiltelefon zur Hand? Diese Mikropausen sollten bereits ab der ersten Arbeitsminute geplant werden. Inhaltlich können Sie sich hierfür Ihre Lieblingsstrategien aussuchen, zum Beispiel Achtsamkeits- oder Entspannungsübungen, aber auch kleine körperliche Aktivitäten, Atemübungen oder vieles mehr.

Kennen Sie andere hilfreiche Strategien im Umgang mit Erschöpfung?

....

....

Reduzierte Konzentrationsfähigkeit

Menschen, die eine reduzierte Konzentrationsfähigkeit bei sich feststellen, tendieren häufig dazu, dies durch besonderen Einsatz wieder »gutmachen« zu wollen, oder fühlen sich unzulänglich. Hierdurch kommt es dazu, dass sie ihre Grenzen nicht wahrhaben wollen, was die Genesung gefährdet. Die folgenden Strategien helfen bei einer reduzierten Konzentrationsfähigkeit.

- Eine reduzierte Konzentrationsfähigkeit ist eines der häufigsten Symptome während der Genesung. Sie werden eine Zeitlang damit leben müssen. Manchen Menschen hilft es, sich bewusst zu machen, dass fast alle Menschen in dieser Zeit davon betroffen sind und sie sich daher in guter Gesellschaft befinden. Indem Sie Ihre reduzierte Konzentrationsfähigkeit akzeptieren, können Sie kreative Lösungen entwickeln, sodass sie Ihre Arbeitsfähigkeit möglichst wenig beeinträchtigt.
- Es kann helfen, Tätigkeiten daheim und am Arbeitsplatz in kleine Abläufe zu zerteilen. Informationen können durch diese Aufteilungen mit kurzen inneren (oder laut ausgesprochenen) Zusammenfassungen besser aufgenommen werden. Mikropausen von 1 bis 3 Minuten Dauer können Ihre Konzentrationsfähigkeit auch bei längeren Tätigkeiten verbessern.

Selbstmanagement während der Arbeitsreintegration

- Durch ein Achtsamkeitstraining lernen Sie, Ihre Aufmerksamkeit wieder und wieder auf einen gewählten Fokus zu lenken. Es ist vorteilhaft, wenn Sie in den Momenten, in denen Sie bemerken, dass Ihre Aufmerksamkeit abgeschweift ist, freundlich und geduldig mit sich umgehen und Ihre Konzentration wieder auf den Fokus lenken. Dadurch werden Sie sich zwar nicht von heute auf morgen besser konzentrieren können, aber Sie werden die Zeit bis zum Wiedererlangen Ihrer üblichen Konzentrationsfähigkeit mit einem besseren Gefühl und entspannter überstehen, was wiederum zu Ihrer Gesundung beiträgt.

Kennen Sie andere hilfreiche Strategien im Umgang mit Konzentrationsstörungen?

Reduzierte Merkfähigkeit

Menschen, die unter einer reduzierten Merkfähigkeit leiden, setzen sich oft unter Druck. Viele reagieren panisch und bewerten dies als Zeichen einer dauerhaft reduzierten Arbeitsfähigkeit, was ihr Selbstvertrauen stark schmälert. Die folgenden Strategien helfen bei einer reduzierten Merkfähigkeit.

- Hier gilt dasselbe wie bei einer reduzierten Konzentrationsfähigkeit: Eine reduzierte Merkfähigkeit ist eines der häufigsten Symptome in einer Wiedereingliederung. Sie werden eine Zeitlang damit leben müssen. Manchen Menschen hilft es, sich bewusst zu sein, dass fast alle Menschen in dieser Phase davon betroffen sind und sie sich daher in guter Gesellschaft befinden. Indem Sie Ihre reduzierte Merkfähigkeit akzeptieren, können Sie kreative Lösungen entwickeln, sodass sie Ihre Arbeitsfähigkeit möglichst wenig beeinträchtigt.
- Im digitalen Zeitalter ist es recht einfach, eine reduzierte Merkfähigkeit zu kompensieren. Wahrscheinlich werden sich Ihre Kollegen und Kolleginnen daran gewöhnen, wenn Sie alles unmittelbar auf Ihrem Gerät festhalten. Der Vorteil hierbei ist: Das Gerät kann immer überallhin mitgenommen werden und ist noch merkfähiger als das menschliche Gehirn im Normalzustand.

Kennen Sie andere hilfreiche Strategien im Umgang mit einer reduzierten Merkfähigkeit?

Rasche Überforderung

Unvorhergesehenes ruft bei Menschen nach einer Krise eine stärkere Reaktion hervor. Die rasche Überforderung hängt bei manchen Menschen mit dem reduzierten Selbstvertrauen zusammen. Wir fühlen uns von einem Ereignis überfordert, wenn wir kein Vertrauen haben, es ohne Aufwand selbst bewältigen zu können. Es kann auch sein, dass Sie durch die Krise generell weniger darauf vertrauen, dass sich die Dinge auch ohne Ihr Zutun zum Positiven wenden werden. Die verstärkte Reaktion auf ein unvorhergesehenes Ereignis ist nach einer Krise normal. An dieser gesteigerten psychologisch-physiologischen Reaktionsbereitschaft können Sie auf direktem Weg nichts ändern, sie nimmt mit der Zeit jedoch auch ohne Ihr Zutun ab. Sie haben zudem die Möglichkeit, diese Reaktionsbereitschaft längerfristig indirekt zu reduzieren, indem Sie sich der Erhöhung Ihres Selbstvertrauens und Ihrer Zuversicht

Selbstmanagement während der Arbeitsreintegration

widmen. Sie können Ihre Therapeutin bzw. Ihren Therapeuten darauf ansprechen, wenn dies für Sie ein attraktives Ziel darstellt. Ansonsten ist es auch völlig in Ordnung, abzuwarten, da dieses Phänomen sich meist von selbst legt.

Kennen Sie andere hilfreiche Strategien im Umgang mit Überforderungserleben?

....

....

Angst vor einem Rückfall

Da die psychische Krise eine äußerst unangenehme Erfahrung für Betroffene ist, entwickeln viele Menschen bei einer erneuten Zunahme von Symptomen Angst vor einem Rückfall. Diese Angst kann eine Negativspirale auslösen mit einer übermäßigen ängstlichen Beobachtung der Symptome, einer Verunsicherung, Gedankenkreisen und Zunahme der psychologischen Belastung. Diese Negativspirale ist sehr bedauerlich. Das Auftreten von vorübergehenden Symptomverstärkungen ist nämlich häufig, ohne dass dies einen Rückfall ankündigt. Folgendes kann helfen, um die sehr verständliche, aber unnötige und belastende Angst zu bewältigen.

- Um einen Rückfall zu verhindern, ist es am besten, sich auf die Dinge zu konzentrieren, die Ihnen gelingen, und konsequent Ihre Erholungsstrategien umzusetzen.
- Vor welchen Symptomen haben Sie am meisten Angst? Überlegen Sie, welche Strategien Ihnen im Rahmen der Krisenbewältigung bisher am besten geholfen haben, damit umzugehen.
- Nehmen Sie bewusst wahr, wenn die Symptome sich nach einer vorübergehenden Verschlechterung wieder bessern. So können Sie Sicherheit darin gewinnen, dass Symptomverschlechterungen nicht einen Rückfall bedeuten.

Kennen Sie andere hilfreiche Strategien im Umgang mit der Angst vor einem Rückfall?

....

....

Ziel, bei der Arbeit sofort voll funktionsfähig zu sein

Menschen, die im Rahmen einer psychischen Krise über längere Zeit einen Funktionsverlust erlitten haben, werden selten von heute auf morgen ohne vorübergehende Einbussen funktionsfähig. Die Genesungsphase dauert länger, und es kann zwischendurch zu vorübergehenden Symptomverschlechterungen kommen. Das Ziel, unmittelbar die volle Funktionsfähigkeit wiederzuerlangen, ist also definitiv nicht realistisch, und zudem hinderlich, da es einen hohen Druck erzeugt und eine flexible, lösungsorientierte Herangehensweise erschwert.

Es gibt viele Strategien, die uns helfen, unpassende Ziele aufzugeben und sie durch passendere zu ersetzen. Welche kennen Sie? Wie lautet Ihr neues, realistisches Ziel?

....

....

7 Biopsychosoziales Störungsmodell bei Anpassungsstörungen

Die üblichen verhaltenstherapeutischen Modelle von Anpassungsstörungen basieren auf dem Stressmodell nach Lazarus (2000) und legen den Fokus auf die subjektive Bewertung eines Ereignisses. In der therapeutischen Realität ist die Bedeutung vieler Ereignisse für Betroffene jedoch nicht Resultat einer kognitiven Bewertung. Eine Mutter, die ihr Kind verloren hat, kann durch die kognitive Arbeit an Bewertungen keine Erleichterung erhalten. Jemand, der Opfer einer Gewalttat wurde und seitdem das Grundvertrauen verloren hat, ist ebenfalls mit der Arbeit an Bewertungen in vielen Punkten überfordert. Somit schafft das bewertungsabhängige Modell für Anpassungsstörungen nicht immer eine gemeinsame Arbeitsgrundlage und ist dadurch in der Therapie nur bedingt einsetzbar.

Das hier beschriebene Störungsmodell basiert auf der Konsistenztheorie nach Grawe, dem Ressourcenverlustmodell nach Hobfoll (1998) und Forschungsergebnissen zu Folgen von subjektivem Stresserleben und emotionaler Dysregulation. Durch wechselseitige Zusammenhänge zwischen Stressbelastungen / emotionaler Dysregulation und Funktionseinschränkungen (Girotti, 2018) entstehen biopsychosoziale Aufschaukelungsprozesse, die durch eine erfolgreiche Krisenintervention unterbrochen werden können. Die drei wichtigsten in diesem Modell fokussierten Störungsprozesse respektive Hauptschwierigkeiten, mit denen Betroffene in einer Lebenskrise zu kämpfen haben, sind

- Beeinträchtigung in der Problemlösung,
- Überforderung in der Selbstregulation,
- Verlust der Ressourcenperspektive.

Das Modell eignet sich für die therapeutische Arbeit, da es bei nahezu allen Anpassungsstörungen einsetzbar und für Betroffene nachvollziehbar ist.
Die therapeutischen Interventionen dieses Kapitels basieren neben Grawes Konsistenztheorie auf folgenden Theorien bzw. theoretischen Hintergründen:

- Ergebnisse der Stressforschung
- Hobfolls aktualisierte Theorie der Ressourcenerhaltung (1998)

Informationsmaterial

INFO 32 Einsatzempfehlung: Biopsychosoziales Modell von Anpassungsstörungen
Das Informationsblatt vermittelt Ideen für Arbeitsmöglichkeiten mit dem biopsychosozialen Modell von Anpassungsstörungen.

INFO 33 Biopsychosoziales Modell von Anpassungsstörungen
Das Handout gibt einen Überblick über die Entstehung und Inhalte der drei wesentlichen Störungskreise im Kontext einer theoretischen Einbettung und eignet sich als Handout für den / die Betroffene:n.

Einsatzempfehlung: Biopsychosoziales Modell von Anpassungsstörungen

Menschen mit einer Anpassungsstörung erleben im Rahmen ihrer Belastungssituation eine Dysregulation auf kognitiver, affektiver, physiologischer und Handlungsebene. Diese Dysregulation kann unabhängig von der auslösenden Situation für die Betroffenen bedrohlich wirken. Das biopsychosoziale Modell von Anpassungsstörungen fokussiert die drei wesentlichen Teufelskreise, die für Aufrechterhaltung und Verschlechterung der Krisenwahrnehmung verantwortlich sind, und dient als Grundlage für die darauf aufbauenden wesentlichen Säulen der Krisenbewältigung: Problemlösung, Selbstregulation und Ressourcenorientierung.

Den Betroffenen wird durch das biopsychosoziale Modell ein neurobiologisch informiertes Modell des menschlichen Funktionierens in Krisen vermittelt. Die Erklärung, wie unser menschliches Gehirn in Ausnahmesituationen funktioniert, schafft eine Distanz zu unangenehmen intrapsychischen Phänomenen. Aufgrund der Störungslogik können Betroffene ein Verständnis für ihre Funktionseinschränkungen erreichen. Dieses Verständnis ermöglicht es Betroffenen, akzeptierender mit den belastenden inneren Prozessen sowie geduldiger und flexibler mit Funktionseinschränkungen umzugehen. Viele Betroffene entwickeln eine gewisse Neugier in Bezug auf die Informationen. Das allgemeine Menschsein rückt in den Vordergrund und die häufigen Krisenphänomene des Sich-getrennt-Fühlens und des Versagens werden reduziert. Als Konsequenz hiervon können störungsinhärente Teufelskreise einfacher unterbrochen und somit die Krisendynamik entschärft werden.

Indikation der Interventionen

Es ist empfehlenswert, die Psychoedukation dann durchzuführen, wenn der Therapeut oder die Therapeutin

- die Unterbrechung des jeweiligen Teufelskreises als vorrangig für das therapeutische Vorankommen beurteilt und
- die Betroffenen als aufnahmefähig hierfür einschätzt.

Handlungsanleitung

Die drei beschriebenen Störungsdynamiken sind bei nahezu allen Betroffenen in unterschiedlichem Ausmaß an der Gesamtproblematik beteiligt. Es ist meist empfehlenswert, jeden der Störungskreise einzeln zu vermitteln. In Einzeltherapien kann der Fokus jeweils auf den vorrangigen Teufelskreis gelegt werden. Das vollständige Modell ist für viele Betroffene zu Therapiebeginn überfordernd, kann jedoch bei vorwiegend kognitiv strukturierten Betroffenen aufschlussreich wirken.

Mögliche Schwierigkeiten

Die Betroffenen zeigen Überforderung im Verständnis der beschriebenen Prozesse.

Das vollständige Störungsmodell ist kognitiv anspruchsvoll. Für die meisten Betroffenen ist es zunächst ausreichend, regelmäßig die drei wesentlichen Säulen Problemlösung, Selbstregulation und Ressourcenorientierung anzusprechen und im Rahmen einer vertieften Arbeit den jeweiligen Störungskreis zu besprechen. Gegen Ende der Therapie können die einzelnen Teufelskreise dann zum gesamten Modell zusammengesetzt werden.

Biopsychosoziales Modell von Anpassungsstörungen

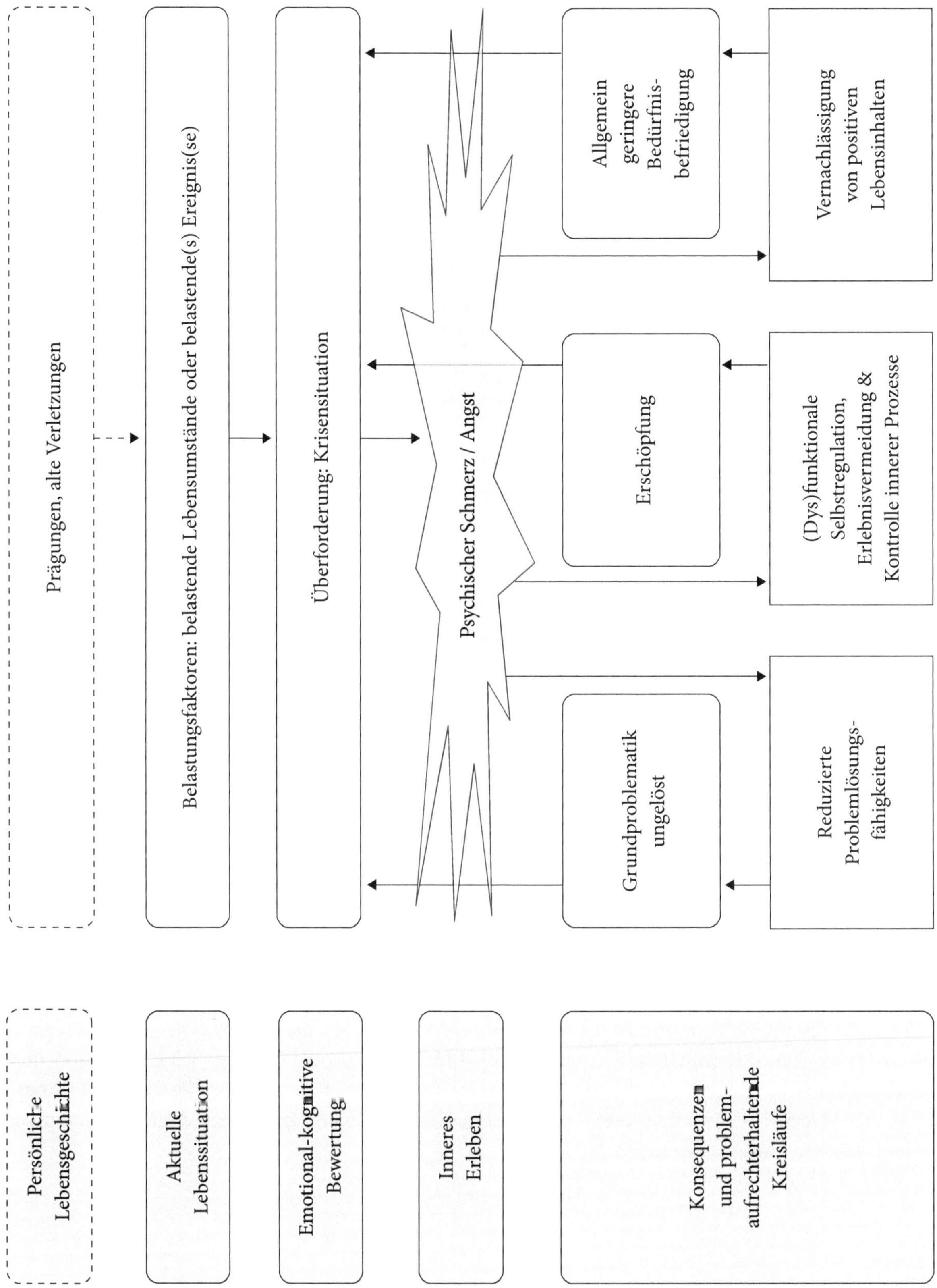

8 Bedürfnisorientierte Problemlösung

Anpassungsstörungen entwickeln sich, wenn Ereignisse als unerträglich, ein unüberwindliches Hindernis oder nicht zu bewältigendes Problem wahrgenommen werden und die Betroffenen in der Problemlösung oder Anpassung überfordert sind. Erhöhte Stressbelastung und emotionale Dysregulation beeinträchtigen ihrerseits die Problemlösungsfähigkeiten (Girotti, 2018), sodass Betroffene bei Problemlösungsprozessen stärker auf Unterstützung angewiesen sind. Beeinträchtigte Problemlösungsfähigkeiten sind zudem eng verbunden mit der Entstehung von Suizidalität (Rutter et al., 2020). Daher ist der Fokus *Problemlösung* bei Anpassungsstörungen zentral (Darvishi et al., 2023).

Wichtig

Die Problemlösung bei Anpassungsstörungen erfordert in vielen Fällen

- den Einbezug externer Fachpersonen und / oder Bezugspersonen der Betroffenen als Berater oder Unterstützer,
- eine innere Klärung der Betroffenen,
- eine Neuorientierung anhand ihrer Bedürfnisse und Werte,
- einen kleinschrittigen Lösungsprozess,
- eine wiederholte Zielklärung im Rahmen des Lösungsprozesses.

Viele Menschen erleben besonders zu Beginn einer Krise eine Verringerung ihrer Selbstwirksamkeitserwartung. Da soziale Unterstützung ebenfalls selbstwirksamkeitsreduzierend wirken kann (Filipp & Aymanns, 2018), ist es empfehlenswert, darauf zu achten, dass die Unterstützung der Problemlösung möglichst so gewährleistet wird, dass sie nicht selbstwertreduzierend wirkt. Der Erhalt und (Wieder-) Aufbau von Selbstwirksamkeitserwartungen stellt ein wesentliches sekundäres Ziel der Therapie bei Anpassungsstörungen dar.

Die Problemlösungstrategien dieses Kapitels orientieren sich an den psychologischen Bedürfnissen und der adaptiven Funktion von Gefühlen. Hierdurch ermöglichen sie Betroffenen eine Orientierung in Situationen, in denen konkrete Problemlösungen nicht unmittelbar gefunden werden können, und fördern die Akzeptanz negativer Emotionen.

Eine lösungsorientierte Standardintervention sollte die Utilisation des Phänomens der Präokkupation (Eberle & Maercker, 2021) zur motivationalen Klärung und Vergangenheitsbewältigung sein, ggf. mithilfe von **INFO 42** »Gedankenkreisen und das innere Team«, soweit Betroffene die Intervention des inneren Teams als hilfreich empfinden.

Die therapeutischen Interventionen dieses Kapitels basieren neben Grawes Konsistenztheorie auf folgenden Theorien bzw. theoretischen Hintergründen:

- Hobfolls aktualisierte Theorie der Ressourcenerhaltung (1998)
- gängige Literatur zu Kriseninterventionen
- Ergebnisse der Stress- und Stressbewältigungsforschung

Die Materialien dienen dazu, den Therapiefokus Problemlösung

(a) motivational zu verankern und

(b) konkret zu unterstützen.

Arbeits- und Informationsmaterial

INFO 34 Einsatzempfehlung: Beeinträchtigte Problemlösung bei Anpassungsstörungen
Nach einem kurzen Überblick über Relevanz und Beeinträchtigungen des Problemlösungsprozesses bei Anpassungsstörungen finden Sie hier Empfehlungen für die Unterstützung von Problemlösungsleistungen mithilfe von **INFO 35** »Beeinträchtigte Problemlösung in einer Krise«, **AB 39** »Strukturierte Problemlösung« und **AB 40** »Psychotherapeutische Problemlösung in der Krisenintervention«.

INFO 35 Beeinträchtige Problemlösung in einer Krise
Das Informationsblatt vermittelt Verständnis über neurobiologische Funktionseinschränkungen im Rahmen von Stress, Ängsten und psychischem Schmerz (Park et al., 2016; Girotti, 2018; Opler et al., 2016) als typische Symptome bei Anpassungsstörungen. Es unterstützt die Betroffenen darin, bei sich selbst wahrgenommene Veränderungen ihrer Funktionsfähigkeit einzuordnen und nachzuvollziehen.

AB 39 Strukturierte Problemlösung
Das Arbeitsblatt bietet in Anlehnung an übliche kognitiv-verhaltenstherapeutische Problemlösungsinterventionen eine einfache Grundstruktur für den gemeinsamen Problemlöseprozess. Es integriert zudem bedürfnisorientierte und imaginative Arbeit, wodurch kognitive Defizite und emotionale Schwierigkeiten bei Anpassungsstörungen ausgeglichen werden können.

AB 40 Psychotherapeutische Problemlösung in der Krisenintervention
Das Arbeitsblatt vermittelt den Betroffenen, was in einer psychotherapeutischen Problemlösung zu erwarten ist, und hilft in der Identifikation von psychotherapeutisch zu bearbeitenden Inhalten. Insbesondere eignet es sich als Einstieg in die Kognitive Therapie.

INFO 36 Einsatzempfehlung: Die bedürfnisorientierte Makroanalyse im Problemlösungsprozess
Das Informationsblatt gibt Empfehlungen für die Durchführung einer bedürfnisorientierten Makroanalyse, die durch den Einsatz der bedürfnisorientierten Materialien **AB 41** »Untersuchung des Bindungsbedürfnisses in der aktuellen Lebenssituation« bis **AB 47** »Untersuchung des Bedürfnisses nach Anregung / Entwicklung in der aktuellen Lebenssituation« gestützt wird.

AB 41 Untersuchung des Bindungsbedürfnisses in der aktuellen Lebenssituation
Das Arbeitsblatt erfragt eine Einschätzung von motivationaler Relevanz und Inkonsistenz des Bindungsbedürfnisses. Zudem liefert es einen Überblick über Begriffe, mit denen Menschen unterschiedliche Aspekte ihres Bindungsbedürfnisses bezeichnen.

AB 42 Untersuchung des Autonomiebedürfnisses in der aktuellen Lebenssituation
Das Arbeitsblatt erfragt eine Einschätzung von motivationaler Relevanz und Inkonsistenz des Autonomiebedürfnisses. Zudem liefert es einen Überblick über Begriffe, mit denen Menschen unterschiedliche Aspekte ihres Autonomiebedürfnisses bezeichnen.

AB 43 Untersuchung des Bedürfnisses nach Spaß / Freude in der aktuellen Lebenssituation
Das Arbeitsblatt erfragt eine Einschätzung von motivationaler Relevanz und Inkonsistenz des Bedürfnisses nach Spaß / Freude. Zudem liefert es einen Überblick über Begriffe, mit denen Menschen unterschiedliche Aspekte ihres Bedürfnisses nach Spaß / Freude bezeichnen.

AB 44 Untersuchung des Bedürfnisses nach Sicherheit / Orientierung / Kontrolle in der aktuellen Lebenssituation
Das Arbeitsblatt erfragt eine Einschätzung von motivationaler Relevanz und Inkonsistenz des Bedürfnisses nach Sicherheit / Orientierung / Kontrolle. Zudem liefert es einen Überblick über Begriffe, mit denen Menschen unterschiedliche Aspekte ihres Bedürfnisses nach Sicherheit / Orientierung / Kontrolle bezeichnen.

AB 45 Untersuchung des Bedürfnisses nach Selbstwert in der aktuellen Lebenssituation
Das Arbeitsblatt erfragt eine Einschätzung von motivationaler Relevanz und Inkonsistenz des Selbstwertbedürfnisses. Zudem liefert es einen Überblick über Begriffe, mit denen Menschen unterschiedliche Aspekte ihres Selbstwertbedürfnisses bezeichnen.

AB 46 Untersuchung des Bedürfnisses nach Erholung in der aktuellen Lebenssituation
Das Bedürfnis nach Erholung wurde zusätzlich zu den vier Grundbedürfnissen nach Grawe (2004) aufgenommen, da sich ein unerfülltes Erholungsbedürfnis in der klinischen Realität häufig als relevant für Menschen mit Anpassungsstörungen erweist. Das Arbeitsblatt erfragt eine Einschätzung von motivationaler Relevanz und Inkonsistenz des Erholungsbedürfnisses. Zudem liefert es Ideen für Begriffe, mit denen Menschen unterschiedliche Aspekte ihres Erholungsbedürfnisses bezeichnen.

AB 47 Untersuchung des Bedürfnisses nach Anregung/Entwicklung in der aktuellen Lebenssituation
Die Auseinandersetzung mit ihrem Bedürfnis nach Anregung/Enwicklung hilft Menschen in einer Krise, neue Wege zu einer ausgewogenen Bedürfniserfüllung zu beschreiten. Das Arbeitsblatt erfragt eine Einschätzung von motivationaler Relevanz und Inkonsistenz des Bedürfnisses nach Anregung. Zudem liefert es einen Überblick über Begriffe, mit denen Menschen unterschiedliche Aspekte ihres Bedürfnisses nach Anregung bezeichnen.

INFO 37 Einsatzempfehlung: Die adaptive Funktion von Gefühlen bei Anpassungsstörungen unterstützen
Das Informationsblatt gibt Empfehlungen für die kognitive und emotionsaktivierende Arbeit (Greenberg, 2006) mit Gefühlen bei Anpassungsstörungen. Dies dient als Hintergrundinformation für den Einsatz der Materialien **INFO 38** »Die Funktion von Gefühlen« sowie **AB 48** »Die Funktion des Gefühls Traurigkeit in Lebenskrisen« bis **AB 52** »Die Funktion des Gefühls Schuld in Lebenskrisen«.

INFO 38 Die adaptive Funktion von Gefühlen
In dem Arbeitsblatt finden Betroffene Informationen zur Bedeutung von Gefühlen im Rahmen unseres motivationalen Funktionierens,zur psychologischen Bedürfniserfüllung. Dies kann Betroffenen helfen, eine versöhnlichere Haltung gegenüber den negativen Gefühlen, denen sie im Rahmen ihrer Anpassungsstörung ausgesetzt sind, einzunehmen.

AB 48 Die Funktion des Gefühls Traurigkeit in Lebenskrisen
Das Arbeitsblatt vermittelt akzeptanzfördernde Informationen zu der Funktion des Gefühls Traurigkeit und fördert die persönliche Auseinandersetzung der Betroffenen mit ihren diesbezüglichen Erfahrungen. Verschiedene Aspekte wie Körperwahrnehmungen, situative Auslöser sowie intrapsychische und interpersonelle Funktionalität werden angesprochen.

AB 49 Die Funktion des Gefühls Wut in Lebenskrisen
Das Arbeitsblatt vermittelt akzeptanzfördernde Informationen zu der Funktion des Gefühls Wut und fördert die persönliche Auseinandersetzung der Betroffenen mit ihren diesbezüglichen Erfahrungen. Verschiedene Aspekte wie Körperwahrnehmungen, situative Auslöser sowie intrapsychische und interpersonelle Funktionalität werden angesprochen.

AB 50 Die Funktion des Gefühls Angst in Lebenskrisen
Das Arbeitsblatt vermittelt akzeptanzfördernde Informationen zu der Funktion des Gefühls Angst und fördert die persönliche Auseinandersetzung der Betroffenen mit ihren diesbezüglichen Erfahrungen. Verschiedene Aspekte wie Körperwahrnehmungen, situative Auslöser sowie intrapsychische und interpersonelle Funktionalität werden angesprochen.

AB 51 Die Funktion des Gefühls Scham in Lebenskrisen
Das Arbeitsblatt vermittelt akzeptanzfördernde Informationen zu der Funktion des Gefühls Scham und fördert die persönliche Auseinandersetzung der Betroffenen mit ihren diesbezüglichen Erfahrungen. Verschiedene Aspekte wie Körperwahrnehmungen, situative Auslöser sowie intrapsychische und interpersonelle Funktionalität werden angesprochen. Die Gefühle Scham und Schuld benötigen eine

besondere therapeutische Präsenz, damit dysfunktionale Scham- und Schuldgefühle identifiziert und bearbeitet werden können.

AB 52 Die Funktion des Gefühls Schuld in Lebenskrisen

Das Arbeitsblatt vermittelt akzeptanzfördernde Informationen zu der Funktion des Gefühls Schuld und fördert die persönliche Auseinandersetzung der Betroffenen mit ihren diesbezüglichen Erfahrungen. Verschiedene Aspekte wie Körperwahrnehmungen, situative Auslöser sowie intrapsychische und interpersonelle Funktionalität werden angesprochen. Die Gefühle Scham und Schuld benötigen eine besondere therapeutische Präsenz, damit dysfunktionale Scham- und Schuldgefühle identifiziert und bearbeitet werden können.

AB 53 Trauerarbeit

Eine Auseinandersetzung mit dem Inhalt dieses Arbeitsblattes kann Betroffene dabei unterstützen, hinderliche Annahmen im Umgang mit Trauer (Filipp & Aymanns, 2018) abzulegen. Dies kann ergänzt werden durch eine gute Aufklärung über die Funktion des Gefühls Traurigkeit und im Anschluss durch die Arbeit an **AB 54** »Selbstfürsorge in der Trauerarbeit«. Eine Arbeit mithilfe der emotionsfokussierten Therapie an einem »unfinished business« (Greenberg, 2006) kann darüber hinaus helfen, unbearbeitete Konflikte mit der verstorbenen Person aufzulösen.

AB 54 Selbstfürsorge in der Trauerarbeit

Eine gemeinsame Erarbeitung der Bedeutung des Verlustes im Kontext von psychologischen Bedürfnissen und psychologischer Gesundheit kann Betroffenen helfen, sich mit der Frage auseinanderzusetzen, was sie selbst aktuell brauchen. Wichtig ist in der Herangehensweise, dass nicht der oder die Verstorbene ersetzt werden soll, sondern dass der psychologischen Gesundheit des / der Verbliebenen zuliebe Strategien gesucht werden, um das psychologische Bedürfnissystem zu stabilisieren.

INFO 39 Einsatzempfehlung: Klärung und Problemlösung mit dem inneren Team bei Anpassungsstörungen

Schulz von Thuns (1998) innerer Dialog zur Klärung intrapsychischer Konflikte wird hier zur bedürfnisorientierten motivationalen Klärung eingesetzt, um Lösungen für komplexe Problemsituationen finden zu können. Auf diesem Informationsblatt werden Therapeut:innen in die Intervention eingeführt und finden Ideen zum Einsatz von **INFO 40** »Problemlösung mit dem inneren Team«, **INFO 41** »Umgangsregeln für das innere Team« und **INFO 42** »Gedankenkreisen und das innere Team«.

INFO 40 Problemlösung mit dem inneren Team

Der Inhalt dieses Informationsblattes eignet sich zur Psychoedukation als Einstieg in die bedürfnisorientierte Arbeit mit dem inneren Team. Es erklärt Betroffenen, wie innere Konflikte zustande kommen.

INFO 41 Umgangsregeln für das innere Team

Der Inhalt dieses Informationsblatts eignet sich zur Psychoedukation als Einstieg in die bedürfnisorientierte Arbeit mit dem inneren Team. Typische intrapsychische Prozesse, die Inkonsistenz in Form von Diskordanz aufrechterhalten können, sind zum Beispiel selbstunterbrechende Spaltungen, selbstkritische Prozesse oder das Negieren von Bedürfnissen. Betroffene finden hier Tipps, wie diese in einem lösungsorientierten inneren Dialog erkannt werden und damit umgegangen werden kann.

INFO 42 Gedankenkreisen und das innere Team

Die hier beschriebene Strategie eignet sich für alle Betroffenen, die von der Arbeit mit dem inneren Team profitieren können. Präokkupation (Eberle & Maercker, 2021) ist das Kernsymptom von Anpassungsstörungen im ICD-11. Auf dem vorliegenden Informationsblatt wird der Begriff zur besseren Verständlichkeit mit *Gedankenkreisen* übersetzt. Dieses Arbeitsblatt konzipiert Präokkupation als ungeleitete und somit nicht zielführende, innere Kommunikation. Betroffene erhalten eine Anleitung, wie diese Art der Kommunikation zu einem lösungs- und entwicklungsorientierten Dialog werden kann.

Einsatzempfehlung: Beeinträchtigte Problemlösung bei Anpassungsstörungen

Menschen mit Anpassungsstörungen stellen diverse kognitive Beeinträchtigungen fest. Häufig kommt es in dem Zusammenhang zu Selbstabwertungen (»Ich komme überhaupt nicht klar, ich kann die einfachsten Dinge nicht mehr«), die einen negativen Effekt auf Selbstwirksamkeitserwartung und Selbstbild der Betroffenen haben.

Daher empfiehlt sich eine Psychoedukation, die Forschungsergebnissen zu stress-, schmerz- und angstbedingten Veränderungen des neurobiologischen Funktionierens vermittelt. Während spezifisch für Anpassungsstörungen aktuell keine Studien vorliegen, die neurobiologische Zusammenhänge untersuchen, sind die Kernsymptome Angst (Park et al., 2017), subjektiver Stress (Girotti, 2018) und psychologischer Schmerz (Opler et al, 2016) in zahlreichen Studien untersucht worden. Die Ergebnisse sind zur Erhöhung von Prägnanz und Nachvollziehbarkeit auf den Informationsblättern vereinfacht dargestellt. So werden interindividuelle Reaktionsunterschiede, die resiliente oder vulnerable Reaktionen auf Stressoren darstellen, vernachlässigt. Ein Stressor in einem Stressparadigma hat dann eine Konsequenz für die kognitive Funktionsweise, wenn er bedrohlich für die Betroffenen wirkt (Newman et al., 2020). Bei Anpassungsstörungen können wir von einem zumindest subjektiv bedrohlich wirkenden Stressor ausgehen.

In der Auseinandersetzung mit den Studienergebnissen kann der Therapeut oder die Therapeutin den Betroffenen eine Akzeptanz der psychologischen Konsequenzen von Schmerz, Angst und Stress vermitteln.

> **Wichtig**
>
> Durch die Aufklärung wird die Perspektive der Betroffenen von »Ich versage« auf »Ich bin ein Mensch unter Stress und mein Gehirn funktioniert so« verschoben. So können Betroffene eine innere Haltung entwickeln, die eine gemeinsame Problemlösung ohne negative Konsequenzen für Ihre Selbstwirksamkeit ermöglicht.

INFO 35 »Beeinträchtigte Problemlösung in einer Krise«, **AB 39** »Strukturierte Problemlösung« und **AB 40** »Psychotherapeutische Problemlösung in der Krisenintervention« unterstützen den Einstieg in gemeinsame therapeutische Problemlösungsprozesse. **AB 3** »Beeinträchtigte kognitive Fähigkeiten im Rahmen einer Krise« kann einsetzt werden, wenn die Betroffenen den Wunsch nach mehr Verständnis des neurobiologischen Hintergrundes formulieren.

Indikation der Interventionen

- Aktuelle psychosoziale Schwierigkeiten bedingen eine erweiterte Lösungssuche.
- Die Betroffenen beschreiben Überforderung in der Problemlösung.

Handlungsanleitung

Der Leitsatz der gemeinsamen Problemlösung lautet: »Mehr Gehirne denken mehr.»

Die Aufklärung über die problemaufrechterhaltenden Kreisläufe kann durch **INFO 35** »Beeinträchtigte Problemlösung in einer Krise« unterstützt werden. Die zeitliche Selbstlimitierung der Einschränkungen und die Tatsache, dass es sich hierbei um eine normale neurobiologische Reaktion auf Stress handelt, sollten betont werden.

Einsatzempfehlung: Beeinträchtigte Problemlösung bei Anpassungsstörungen

Bei einem sehr akuten Geschehen mit hoher Dringlichkeit kann dies in einem Satz, verbunden mit einem Problemlösungsvorschlag, vermittelt werden: »Im Rahmen von schweren Belastungen kann die Funktionsweise unseres Gehirnes vorübergehend beeinträchtigt sein. Ich habe den Eindruck, dass dies bei Ihnen aktuell der Fall ist, und würde gerne gemeinsam anschauen, wie wir Sie möglichst rasch entlasten können. Wäre eine Krankschreibung / Fremdbetreuung Ihrer Kinder / ein Umzug zu Ihren Eltern/... aktuell eine Option für Sie?«

Bei geringerer Akuität kann die Aufklärung und anschließende Problemlösung entschleunigt werden, im Bewusstsein darüber, dass vorgefertigte Problemlösungsvorschläge das höchste selbstwirksamkeitsschädigende Potenzial besitzen, während die »Hilfe zur Selbsthilfe« deutlich weniger schädlich wirkt (Filipp & Aymanns, 2018).

AB 39 »Strukturierte Problemlösung« führt die Betroffenen nach einer kurzen, aber anspruchsvollen kognitiven Arbeit (das Problem in einem Satz festhalten) in den Kontakt mit ihren Bedürfnissen (wichtige unerfüllte Bedürfnisse). Die kognitive Komponente der Arbeit kann durch die aktive Unterstützung des Therapeuten oder der Therapeutin bedarfsgerecht reduziert werden. Es ist empfehlenswert, das Brainstorming (Problemlösungsmöglichkeiten) gemeinsam durchzuführen, da die Betroffenen höchstwahrscheinlich unter einer reduzierten Kreativität leiden. Therapeut:innen können durch ihre Beiträge den Eindruck von Freiheitsmöglichkeiten verstärken. Das anschließende imaginative Problemlösungshandeln sollte aktiv therapeutisch angeleitet werden. Ggf. stellen sich dort offene Fragen heraus, für die die Betroffenen im Anschluss Antworten einholen können (z. B.: Wie viel würden sich meine Eltern maximal bereit erklären, mein Kind mitzubetreuen?). Häufig präsentieren Betroffene dort katastrophisierende Zukunftsvisionen, bei denen die Frage lautet: »Wie würde dieselbe Zukunftsperspektive mit zuversichtlichen Augen aussehen?« Abschließend werden gemeinsam die nächsten Schritte und Handlungen der als am sympathischsten bewerteten Strategie konkretisiert.

AB 40 »Psychotherapeutische Problemlösung in der Krisenintervention« führt die Betroffenen in das Konzept der psychotherapeutischen Arbeit ein. Es kann hilfreich zur Änderung des Fokus von außen nach innen sein, wenn Therapeut:innen den Verdacht haben, dass innere Determinanten die hauptsächliche Belastung verursachen. Das Arbeitsblatt vermittelt den Betroffenen Informationen darüber, was in einer psychotherapeutischen Problemlösung zu erwarten ist. Außerdem hilft es in der Identifikation von psychotherapeutisch zu bearbeitenden Inhalten. Die anschließende Arbeit kann eher kognitiv oder emotional durchgeführt werden, angepasst an die identifizierten Inhalte und Ressourcen der Betroffenen.

Mögliche Schwierigkeiten

Häufig reagieren Betroffene skeptisch auf die Anerkennung ihres Aufsuchens von Unterstützung als Leistung: »Ich habe viel zu spät Hilfe gesucht und hätte das schon viel früher merken sollen.«

Darauf ist folgende therapeutische Reaktion möglich: »Ich persönlich habe aus Ihrer Erzählung den Eindruck gewonnen, dass Sie es in der Situation nicht früher hätten merken können, aber wir können gerne gemeinsam untersuchen, ob Sie ein innerer Prozess von dieser Feststellung abgehalten hat, wenn Sie möchten.« In vielen Fällen endet die gemeinsame Suche mit einer Anerkennung der Feststellung des Unterstützungsbedarfs der Betroffenen als längerem Prozess. Es können aber auch hinderliche Einstellungen identifiziert werden wie »Ich muss es alleine schaffen«, für die gemeinsam hilfreichere Alternativen gesucht werden können.

Beeinträchtige Problemlösung in einer Krise

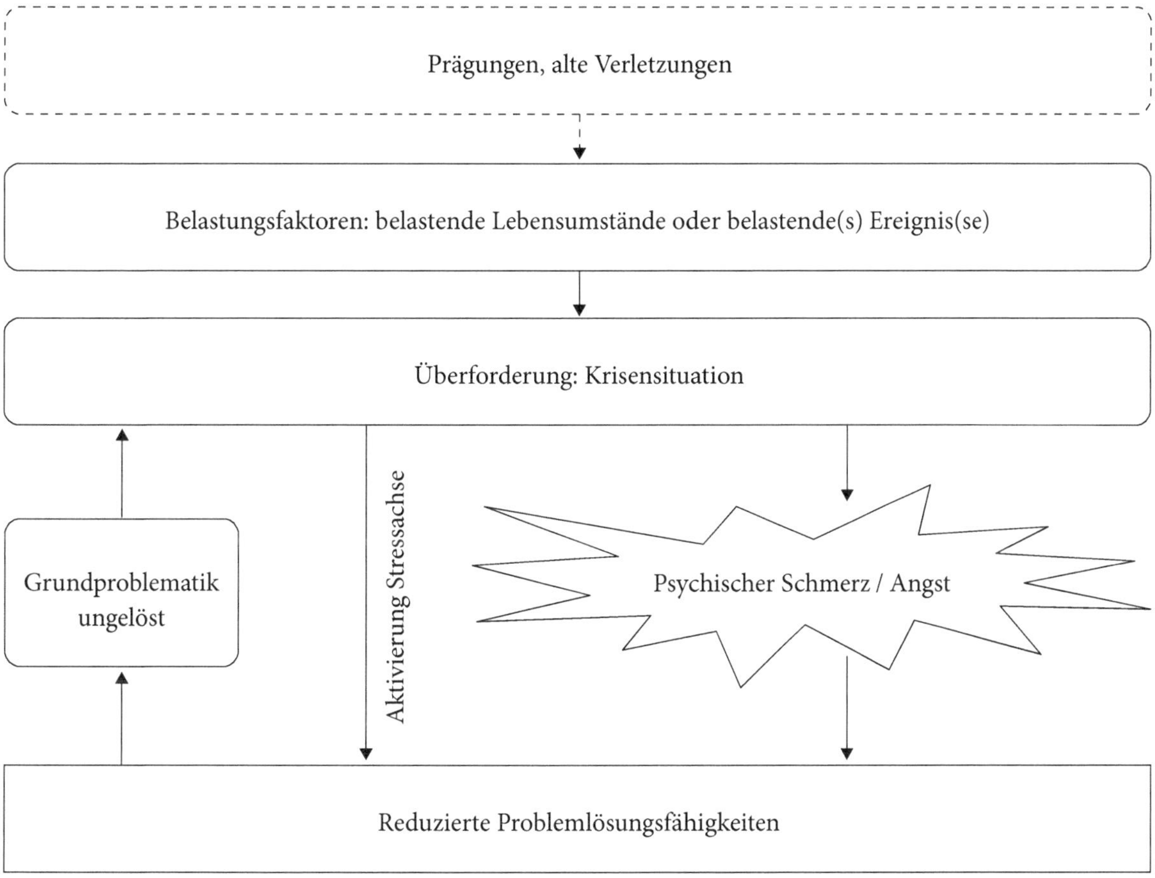

Störungsmodell: Beeinträchtigte Problemlösung

Die Abbildung zeigt, wie neurobiologische Vorgänge eine Krise aufrechterhalten können. Man spricht bei sich selbst aufrechterhaltenden Wechselwirkungen auch von einem *Circulus vitiosus* oder umgangssprachlich *Teufelskreis*. Im Folgenden wollen wir diesen kurz beschreiben:

Lebensgeschichtliche Prägungen. Fast alle Menschen müssen sich in ihrer Lebensgeschichte mit schmerzhaften Ereignissen auseinandersetzen, die sie in Form von Prägungen besonders verletzbar gegenüber bestimmten Umständen machen können.

Auslösende Ereignisse. Manche Krisen entstehen, wenn ein Ereignis eintritt, das genau diese individuelle Verletzbarkeit triggert. Andere Krisen entstehen, indem zu viele belastende Ereignisse auf einmal auftreten, wieder andere, wenn ein Ereignis uns die innere oder äußere Lebensgrundlage entzieht.

Emotionale Bewertung. Belastende Lebenssituationen werden von Betroffenen als Krisen wahrgenommen, wenn ihre Bewältigungsstrategien für deren Überwindung überfordert sind.

Beeinträchtige Problemlösung in einer Krise

Inneres Erleben. Zentral für menschliche Krisen ist ein intensives, unangenehmes inneres Erleben, das sich vor allem auszeichnet durch

- Ängste, die sich in Form von Bedrohungserleben, sorgenvollem Gedankenkreisen oder gar überflutenden Angstattacken äußern können;
- psychologischen Schmerz. Den psychologischen Schmerz spüren wir sogar körperlich (»Mein Herz ist gebrochen. Es schmerzt mich so, dass das passieren konnte.«). Tatsächlich verarbeitet unser Gehirn körperlichen und seelischen Schmerz teilweise in ähnlichen Hirnregionen.

Zudem kommt es häufig zu einem starken subjektiven Stresserleben, das mit einer Aktivierung des physiologischen Stresssystems einhergehen kann.

Konsequenzen und problemaufrechterhaltende Kreisläufe. Angst, Schmerz und Stress beeinträchtigen die Aktivität von Hirnarealen, in denen komplexe Selbststeuerungs- und Problemlösungsprozesse stattfinden. Vor allem sind dies präfrontale Hirnareale und der Hippocampus, unser Gedächtnissystem. Hierdurch fällt es betroffenen Personen vorübergehend schwerer, Probleme zu lösen und sich selbst zielgerichtet zu organisieren.

Dadurch, dass Probleme ungelöst bleiben, kann die Krisensituation nicht bewältigt werden. Zudem sind viele Betroffene verunsichert durch ihre Einschränkungen, die sie nicht einordnen können. Viele Menschen sind zudem in ihrem Selbstvertrauen erschüttert und ihr Überforderungserleben nimmt zu. Das bestätigt ihre Wahrnehmung, sich in einer nicht bewältigbaren Lebenskrise zu befinden. Somit schließt sich der Kreis.

Haben Sie diesen Teufelskreis in Ihrer Krise so erlebt? Bitte beschreiben Sie Ihre Erlebnisse:

....

....

....

....

Wichtig

Wissenswert ist hierbei, dass

- es sich um eine normale neurobiologische Reaktion auf ein hohes Stresserleben handelt,
- die Einschränkungen vorübergehend sind.

Strukturierte Problemlösung

Problembeschreibung: Wie kann ich mein Problem in einem Satz formulieren?

....

....

Unterschiede zwischen aktueller Bedürfniserfüllung und gewünschter Bedürfniserfüllung: Welche Bedürfnisse werden im Zusammenhang mit dem Problem nicht erfüllt? Was würde ich stattdessen brauchen?

....

....

Brainstorming Lösungsmöglichkeiten: Welche Lösungsmöglichkeiten habe ich zur Auswahl?

....

....

Imaginatives Problemlösungshandeln und Bewertung der möglichen Resultate: Wenn ich mir vorstelle, wie ich die Lösungsmöglichkeiten durchführe, was passiert dann in meiner Vorstellung?

....

....

Auswahl der passendsten Problemlösungsstrategie: Welche der Strategien finde ich am sympathischsten?

....

....

Identifikation der nächsten Schritte: Welches sind die nächsten Schritte der gewählten Strategie?

....

....

Psychotherapeutische Problemlösung in der Krisenintervention

Was trägt die psychotherapeutische Krisenintervention zur Lösung bei?
In der psychotherapeutischen Problemlösung betrachtet man alle Zusammenhänge eines Problems und versucht, sowohl für äußere als auch innere Umstände Lösungen zu finden. Hierdurch ergeben sich neben der üblichen Frage, welche äußeren Veränderungen in einer Lebenssituation notwendig sind, wichtige Ansätze für eine innere Arbeit.

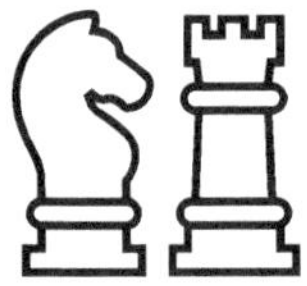

Beide Perspektiven zusammen können das Problem dann bewältigbar für Betroffene machen. Dabei ist wichtig, dass nicht jede Einstellung, nur weil sie in einer bestimmten Lebenssituation die Lösung schwieriger macht, per se zu hinterfragen und psychotherapeutisch zu bearbeiten gilt. Es ist völlig in Ordnung, für Werte und Überzeugungen einzustehen, auch wenn sie das Leben in einer bestimmten Lebenssituation vielleicht nicht einfacher machen. Gemeinsam findet sich bestimmt eine Lösung, die diese berücksichtigen kann.

Was sind meine aktuell besonders belastenden Lebensumstände?

Was trägt noch dazu bei?

Was hat letzten Endes dazu geführt, dass das gesamte System zusammengebrochen ist?

Gabe es »einfache Lösungen«?

Psychotherapeutische Problemlösung in der Krisenintervention

Gibt es innere Haltungen, Überzeugungen, oder Annahmen, die mich davon abhalten, mit der »einfachen Lösung« zufrieden und zuversichtlich zu sein? Welche wären das?

....

....

....

Wie stehe ich hierzu: Entsprechen sie meinen Werten und Bedürfnissen? Sind sie zielführend? Oder möchte ich sie überprüfen?

....

....

....

Welche Haltungen, Überzeugungen, oder Annahmen haben sich als überprüfenswert herausgestellt?

....

....

....

Einsatzempfehlung: Die bedürfnisorientierte Makroanalyse im Problemlösungsprozess

Die psychologischen Bedürfnisse der Betroffenen sind in Krisensituationen eine wichtige Orientierung für den Problemlösungsprozess, indem sie die Richtung individuell stimmiger Anpassungsleistungen vorgeben. Sie erfüllen somit eine Kompassfunktion, um bei der Inanspruchnahme sozialer Unterstützung passende von unpassenden Problemlösungsvorschlägen zu unterscheiden.

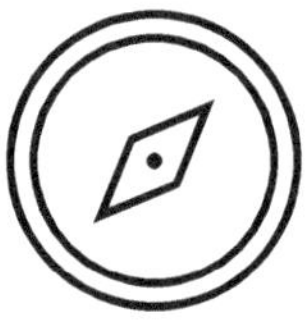

Zudem kann die Kompassfunktion von Bedürfnissen in Situationen, in denen konkrete Problemlösungsstrategien zunächst nicht gefunden werden können, eine eindeutige Richtung vorgeben, in die sich die Betroffenen aus der Krise heraus bewegen wollen.

Die Materialien zum Problemlöseprozess dienen der Untersuchung von motivationaler Relevanz und Inkonsistenz wichtiger psychologischer Bedürfnisse in der aktuellen Lebenssituation der Betroffenen, also einer bedürfnisorientierten Makroanalyse. In der Einzeltherapie besteht die Möglichkeit, den Fokus situativ auf einzelne Bedürfnisse zu legen. Dennoch ist es empfehlenswert, zunächst alle Grundbedürfnisse zu betrachten.

Indikation der Interventionen

- Es finden sich zunächst keine konkreten, für die Betroffenen stimmigen Problemlösungsstrategien.
- Betroffene berichten über Unsicherheit, in welche Richtung Problemlösungsprozesse zu gestalten sind.
- Die Betroffenen besitzen wenig Zugang zu ihren psychologischen Bedürfnissen und deren Befriedigung, z. B. in Form eines persistierenden »Funktionsmodus«.
- Betroffene berichten über eine innere Leere oder Identitätsunsicherheiten, die die Problembewältigung beeinträchtigen.

Handlungsanleitung

Die Arbeitsblätter **AB 41** »Untersuchung des Bindungsbedürfnisses in der aktuellen Lebenssituation« bis **AB 47** »Untersuchung des Bedürfnisses nach Anregung / Entwicklung in der aktuellen Lebenssituation« können den Betroffenen komplett ausgehändigt und zur besseren Visualisierung auf dem Tisch verteilt werden. Gemäß dem Anleitungstext der Arbeitsblätter werden die Betroffenen gebeten, anhand der Likert-Skala eine Einschätzung von motivationaler Relevanz und Inkongruenz des Grundbedürfnisses vorzunehmen.

Im Anschluss untersuchen Sie die innere Resonanz der einzelnen Bedürfnisbegriffe: Sie finden auf dem Arbeitsblatt viele Begriffe, die Menschen verwenden, um ihre Bedürfnisse zu präzisieren. Je präziser wir unsere Bedürfnisse kommunizieren können, desto wahrscheinlicher ist es, dass sie erfüllt werden. Nun bitte ich Sie, diese Begriffe zu lesen, und sich die drei Fragen zu stellen: »Was fehlt mir in meiner aktuellen Lebenssituation besonders? Was würde mir besonders guttun? Wovon würde ich mehr brauchen?« Dabei überprüfen Sie, bei welchem Begriff Sie eine besonders starke innere Resonanz wahrnehmen. Die innere Resonanz ist in diesem Zusammenhang ein häufig körperlich empfundenes »Just-right«-Gefühl, im Sinne von »Genau das bräuchte ich. Genau das fehlt mir. Das würde mir so guttun«. Betroffene verorten die innere Resonanz auf einen Bedürfnisbegriff häufig im Oberkörper und beschreiben eine vertiefte Atmung oder ein Nachlassen von Anspannung. Es kann sich anfühlen wie eine spürbare Anziehungskraft.

Einsatzempfehlung: Die bedürfnisorientierte Makroanalyse im Problemlösungsprozess

Manche Betroffene haben ein bestimmtes unerfülltes Bedürfnis, andere nehmen wahr, dass sie in verschiedenen Bereichen unerfüllte bzw. zu wenig erfüllte Bedürfnisse haben (»Ich merke, dass ich mich zu wenig um meine Bedürfnisse gekümmert habe.«) Wieder andere stellen erstaunt fest, dass diese Art des Denkens für sie völlig neu ist.

Zur Vorbereitung sollten Buntstifte oder Textmarker bereitgestellt werden. Falls es als klinisch notwendig erachtet wird, können bei sehr differenzierten Betroffenen unterschiedliche Farben verwendet werden, um Haltungen der Betroffenen gegenüber dem Bedürfnis zum Ausdruck zu bringen. Wichtig ist hierbei, die Arbeit nicht zu komplex werden zu lassen. Beispiele für mögliche Farbkodierungen:

- Grün: Ist mir sehr wichtig, habe es in Vergangenheit gut erreicht, bin zuversichtlich, dass ich das auch in Zukunft gut erreichen werde.
- Gelb: Ist mir sehr wichtig, habe es in Vergangenheit gut erreicht, bin unsicher, ob ich es in Zukunft gut erreichen kann.
- Rot: Ist mir sehr wichtig, habe es in Vergangenheit nicht erreicht und weiß nicht, wie ich es in Zukunft erreichen kann.

Die ausgefüllten Bedürfniseinschätzungen dienen als Grundlage für Überlegungen, was die Betroffenen künftig mehr oder anders in Ihr Leben integrieren müssten.

Mögliche Schwierigkeiten

(1) Die Betroffenen geben an, bestimmte Bedürfnisse nicht erfüllen zu können.
Beispiel Selbstwert: »Ich fühle mich immer minderwertig und schlecht, und habe nie das Gefühl, etwas gut zu machen.« Beispiel Bindung: »Ich erlebe nie das Gefühl, dass ich jemandem vertrauen kann« oder »Ich fühle mich immer anders als die anderen«. An dieser Stelle kann eine kurze Erklärung zu »blockierten Bedürfnissen« hilfreich sein: »Die Erfüllung psychologischer Bedürfnisse kann aufgrund lebensgeschichtlicher Prägungen blockiert sein, und eine auf die Lösung dieser Blockade abzielende innere Arbeit, ggf. im Rahmen einer Psychotherapie, kann hier hilfreich sein, um diese Blockade zu lösen.«

(2) Die Betroffenen erleben die erste bedürfnisorientierte Untersuchung als sehr aversiv, da sie die geringe Bedürfnisbefriedigung negativ bewerten.
Hilfreich kann hier die Nachfrage sein, ob sie bisher viel Energie im Alltag darauf verwendet haben, sich über das Befriedigen ihrer psychologischen Bedürfnisse Gedanken zu machen. In vielen Fällen folgt hier eine verneinende Antwort, die für eine motivationale Aufklärung genutzt werden kann: »Wenn wir wenig investieren in unsere psychologischen Bedürfnisse, ist es nachvollziehbar, dass sie nicht verlässlich erfüllt werden. So ist die Bedürfniserfüllung häufig nicht besonders effektiv.«

(3) Die Betroffenen können sich in ihrer aktuellen Lebenssituation nicht vorstellen, wie sie bestimmte Bedürfnisse befriedigen können.
Besonders häufig betroffen sind hier unerfüllte Bindungsbedürfnisse, die mit dem Gefühl von Einsamkeit einhergehen (»Ich habe niemanden, mit dem ich mein Bedürfnis nach Zärtlichkeit leben kann«). Zunächst ist es sinnvoll, dies zu validieren (»Es stimmt, dass es in bestimmten Lebenssituationen unmöglich zu sein scheint, ein bestimmtes Bedürfnis zu erfüllen«).

Einsatzempfehlung: Die bedürfnisorientierte Makroanalyse im Problemlösungsprozess

Im nächsten Schritt kann die Perspektive auf das Bedürfnis geschärft (»Zärtlichkeit kann man in verschiedenen Zusammenhängen empfinden. Um gemeinsam irgendeine Möglichkeit zu finden, müssten wir vielleicht noch genauer schauen, was Zärtlichkeit für Sie bedeutet. Geht es Ihnen da zum Beispiel eher darum, ein zärtliches Gefühl zu empfinden, oder geht es Ihnen eher darum, körperliche Zärtlichkeit zu empfangen?«). Außerdem müsste die emotionale Präsenz evoziert werden (»Wie fühlt es sich für Sie an, wenn das Bedürfnis nach Zärtlichkeit erfüllt wird bzw. wenn Sie Zärtlichkeit empfinden?«).

In einer Anschlussintervention wird diese dann erweitert, um Problemlösungen entstehen zu lassen: »Manche Menschen empfinden Zärtlichkeit beim Anblick von jungen Lebewesen, andere, wenn sie sich um jemanden kümmern, wieder andere, wenn sie an bestimmte Menschen denken, unabhängig von deren Präsenz. Ich würde vorschlagen, dass wir uns einmal gemeinsam anschauen in welchem Zusammenhang Sie bisher in Ihrem Leben Zärtlichkeit empfunden haben.«. Zum Abschluss bietet sich an, nochmals an eine allgemein funktionale Grundhaltung gegenüber psychologischen Grundbedürfnissen zu erinnern: »Selbst wenn wir jetzt noch keine vollends stimmige Lösung für Sie gefunden haben, ist es sinnvoll, dass Sie sich bewusst sind, dass psychologische Grundbedürfnisse nicht einfach verdrängt werden können, sondern es wichtig ist, Wege zu finden, wie wir sie erfüllen können. Das heißt: Die Lösungssuche geht weiter! Sie können einmal andere Menschen aus Ihrem Umfeld fragen, was sie für Strategien haben und wir werden gemeinsam ebenfalls weiterdenken.»

Untersuchung des Bindungsbedürfnisses in der aktuellen Lebenssituation

Wie wichtig ist Ihnen das Bedürfnis Bindung derzeit auf einer Skala von 1 (eher unwichtig) – 10 (äußerst wichtig)?

1 —— 2 —— 3 —— 4 —— 5 —— 6 —— 7 —— 8 —— 9 —— 10

Wie erfüllt ist Ihr Bedürfnis nach Bindung derzeit auf einer Skala von 1 (sehr wenig erfüllt) – 10 (sehr gut erfüllt)?

1 —— 2 —— 3 —— 4 —— 5 —— 6 —— 7 —— 8 —— 9 —— 10

Bitte schauen Sie sich die folgenden Aspekte des Bindungsbedürfnisses an, und fragen Sie sich: Wovon brauche ich momentan mehr in meinem Leben? Was würde mir aktuell besonders guttun? Was fehlt mir derzeit am meisten? Markieren Sie die Begriffe, bei denen Sie eine besonders starke innere Resonanz spüren.

Geborgenheit	Diskretion	Verbindlichkeit	Vertraulichkeit
Vertrauen	Dazugehören	Verständnis	Gemeinschaft
Einbezogen sein	Einen Platz haben	Frieden	Harmonie
Gegenseitigkeit	Zusammenarbeit	Ermutigung	Verbunden Sein
Nähe	Intimität	Akzeptanz	Selbstzuwendung
sich geliebt fühlen	Aufmerksamkeit	Aufrichtigkeit	Einfühlung
Ehrlichkeit	Lieben	Geben	Dankbarkeit
Tiefe	Kontakt	Hilfe	authentisches Gegenüber
Fürsorge	Zugehörigkeit	Achtung	Wahrgenommen werden
Mitgefühl	Mitleid	Sympathie	Verbundenheit
Verehrung	Wärme	Wertschätzung	Wohlwollen
Zärtlichkeit	Zuneigung	Körperkontakt	Empathie
Trost	Anteilnahme	Freundlichkeit	Güte
Wahrnehmen	Annahme	Toleranz	Treue
Loyalität	Respekt	Präsenz	Kameradschaft
Freundschaft	Gemeinsame Werte		

AB 42 • T P

Untersuchung des Autonomiebedürfnisses in der aktuellen Lebenssituation

Wie wichtig ist Ihnen das Bedürfnis Autonomie derzeit auf einer Skala von 1 (eher unwichtig) – 10 (äußerst wichtig)?

1 ——— 2 ——— 3 ——— 4 ——— 5 ——— 6 ——— 7 ——— 8 ——— 9 ——— 10

Wie erfüllt ist Ihr Bedürfnis nach Autonomie derzeit auf einer Skala von 1 (sehr wenig erfüllt) – 10 (sehr gut erfüllt)?

1 ——— 2 ——— 3 ——— 4 ——— 5 ——— 6 ——— 7 ——— 8 ——— 9 ——— 10

Bitte schauen Sie sich die folgenden Aspekte des Autonomiebedürfnisses an, und fragen Sie sich: Wovon brauche ich momentan mehr in meinem Leben? Was würde mir aktuell besonders guttun? Was fehlt mir derzeit am meisten? Markieren Sie die Begriffe, bei denen Sie eine besonders starke innere Resonanz spüren.

Freiheit	Privatsphäre	Selbstzuwendung	Frieden
Für sich sein	Eigenständigkeit	Rückzug	Authentizität
Integrität	Selbstverwirklichung	Tun	Selbstwirksamkeit
Wirksam sein	Effektivität	Selbstbestimmung	Wissen
Selbstmitgefühl	Entwicklung	Wachstum	(Selbst-)Entfaltung
Achtsamkeit	Selbstgenügsamkeit	Freiwilligkeit	Individualität
Beharrlichkeit	Unabhängigkeit	Selbstverwöhnung	Einen eigenen Platz haben
(Selbst-)Bejahung	Selbstführung	(Selbst)Kontrolle	Sich ausdrücken können
Selbstzufriedenheit			

AB 43 • T P

Untersuchung des Bedürfnisses nach Spaß / Freude in der aktuellen Lebenssituation

Wie wichtig ist Ihnen das Bedürfnis Spaß / Freude derzeit auf einer Skala von 1 (eher unwichtig) – 10 (äußerst wichtig)?

1 ——— 2 ——— 3 ——— 4 ——— 5 ——— 6 ——— 7 ——— 8 ——— 9 ——— 10

Wie erfüllt ist Ihr Bedürfnis nach Spaß / Freude derzeit auf einer Skala von 1 (sehr wenig erfüllt) – 10 (sehr gut erfüllt)?

1 ——— 2 ——— 3 ——— 4 ——— 5 ——— 6 ——— 7 ——— 8 ——— 9 ——— 10

Bitte schauen Sie sich die folgenden Aspekte des Bedürfnisses nach Spaß / Freude an, und fragen Sie sich: Wovon brauche ich momentan mehr in meinem Leben? Was würde mir aktuell besonders guttun? Was fehlt mir derzeit am meisten? Markieren Sie die Begriffe, bei denen Sie eine besonders starke innere Resonanz spüren.

Frieden	Harmonie	Gemütlichkeit	Selbstgenügsamkeit
Selbstzufriedenheit	Freiwilligkeit	Ästhetik	Austausch
Wünschen	Humor	Ausdruck	Kreativität
Selbstausdruck	Lachen	(Selbst-)Bejahung	Bewunderung
Bewusstheit	Genuss	Vergnügen	Sexualität
Schönheit	Fantasie	Vorstellungskraft	Visionär sein
Offenheit	Perspektive	Zuversicht	Freude
Spiel	Leichtigkeit	Achtsamkeit	Spaß
Albernheit	Lebendigkeit	Vielfalt	Selbstverwöhnung
Spontaneität	Inspiration	Abenteuer	Unterhaltung

AB 44 • T P

Untersuchung des Bedürfnisses nach Sicherheit/Orientierung/Kontrolle in der aktuellen Lebenssituation

Wie wichtig ist Ihnen das Bedürfnis Sicherheit / Orientierung / Kontrolle derzeit auf einer Skala von 1 (eher unwichtig) – 10 (äußerst wichtig)?

1 ——— 2 ——— 3 ——— 4 ——— 5 ——— 6 ——— 7 ——— 8 ——— 9 ——— 10

Wie erfüllt ist Ihr Bedürfnis nach Sicherheit / Orientierung / Kontrolle derzeit auf einer Skala von 1 (sehr wenig erfüllt) – 10 (sehr gut erfüllt)?

1 ——— 2 ——— 3 ——— 4 ——— 5 ——— 6 ——— 7 ——— 8 ——— 9 ——— 10

Bitte schauen Sie sich die folgenden Aspekte des Bedürfnisses nach Sicherheit / Orientierung / Kontrolle an, und fragen Sie sich: Wovon brauche ich momentan mehr in meinem Leben? Was würde mir aktuell besonders guttun? Was fehlt mir derzeit am meisten? Markieren Sie die Begriffe, bei denen Sie eine besonders starke innere Resonanz spüren.

Beharrlichkeit	Sicherheit	Geborgenheit	Beständigkeit
Kompetenz	Diskretion	Verbindlichkeit	Weisheit
Vertraulichkeit	Vertrauen	Ordnung	Aufrichtigkeit
Struktur	Verständnis	Ehrlichkeit	Authentizität
Einbezogen sein	Bestätigung	Klarheit	Ordnung
Sinn	Werte	Transparenz	Wirksam sein
Effektivität	Frieden	Perspektive	Selbstführung
(Selbst-)Kontrolle	Disziplin	Macht	Integrität
Emotionale Sicherheit	Kontinuität	Rhythmus	Einen eigenen Platz haben
Treue	Loyalität	Konstanz	Verantwortung
Selbstwirksamkeit	Zielstrebigkeit		

Untersuchung des Bedürfnisses nach Selbstwert in der aktuellen Lebenssituation

Wie wichtig ist Ihnen das Bedürfnis Selbstwert derzeit auf einer Skala von 1 (eher unwichtig) – 10 (äußerst wichtig)?

1 ——— 2 ——— 3 ——— 4 ——— 5 ——— 6 ——— 7 ——— 8 ——— 9 ——— 10

Wie erfüllt ist Ihr Bedürfnis nach Selbstwert derzeit auf einer Skala von 1 (sehr wenig erfüllt) – 10 (sehr gut erfüllt)?

1 ——— 2 ——— 3 ——— 4 ——— 5 ——— 6 ——— 7 ——— 8 ——— 9 ——— 10

Bitte schauen Sie sich die folgenden Aspekte des Bedürfnisses nach Selbstwert an, und fragen Sie sich: Wovon brauche ich momentan mehr in meinem Leben? Was würde mir aktuell besonders guttun? Was fehlt mir derzeit am meisten? Markieren Sie die Begriffe, bei denen Sie eine besonders starke innere Resonanz spüren.

Beharrlichkeit	Ehrlichkeit	Authentizität	Integrität
Selbstverwirklichung	Selbstgenügsamkeit	Selbstzufriedenheit	Ermutigung
Rückendeckung	Geben	Verantwortung	Wirksam sein
Effektivität	Selbstführung	Akzeptanz	Betätigung
Wissen	Verbesserung	(Selbst-)Entfaltung	Dankbarkeit
Entwicklung	Eigenständigkeit	Freiwilligkeit	Individualität
Unabhängigkeit	Eigenen Platz haben	(Selbst-)Kontrolle	(Selbst-)Disziplin
Macht	(Selbst-)Bejahung	Bewunderung	Bestätigung
Anerkennung	Selbstbestimmt sein	Respekt	Kompetenz
Erfolg	Weisheit	Wertschätzung	Orientierung an eigenen Werten
Tun	Würdigung	Selbstbehauptung	Wahrgenommen werden

Untersuchung des Bedürfnisses nach Erholung in der aktuellen Lebenssituation

Wie wichtig ist Ihnen das Bedürfnis Erholung derzeit auf einer Skala von 1 (eher unwichtig) – 10 (äußerst wichtig)?

1 ——— 2 ——— 3 ——— 4 ——— 5 ——— 6 ——— 7 ——— 8 ——— 9 ——— 10

Wie erfüllt ist Ihr Bedürfnis nach Erholung derzeit auf einer Skala von 1 (sehr wenig erfüllt) – 10 (sehr gut erfüllt)?

1 ——— 2 ——— 3 ——— 4 ——— 5 ——— 6 ——— 7 ——— 8 ——— 9 ——— 10

Bitte schauen Sie sich die folgenden Aspekte des Bedürfnisses nach Erholung an, und fragen Sie sich: Wovon brauche ich momentan mehr in meinem Leben? Was würde mir aktuell besonders guttun? Was fehlt mir derzeit am meisten? Markieren Sie die Begriffe, bei denen Sie eine besonders starke innere Resonanz spüren.

Ruhe	Geborgenheit	Erholung	Selbstgenügsamkeit
Selbstzufriedenheit	Bequemlichkeit	Gefasstheit	Gelöstheit
Zuversicht	Entschleunigung	Frieden	Stille
Fokus	Balance	Ausgewogenheit	Stabilität
Gleichgewicht	Ausgeglichenheit	Dialektik	Entlastung
Entspanntheit	Unbekümmertheit	Gelassenheit	

AB 47 • T P

Untersuchung des Bedürfnisses nach Anregung / Entwicklung in der aktuellen Lebenssituation

Wie wichtig ist Ihnen das Bedürfnis Anregung / Entwicklung derzeit auf einer Skala von 1 (eher unwichtig) – 10 (äußerst wichtig)?

1 —— 2 —— 3 —— 4 —— 5 —— 6 —— 7 —— 8 —— 9 —— 10

Wie erfüllt ist Ihr Bedürfnis nach Anregung / Entwicklung derzeit auf einer Skala von 1 (sehr wenig erfüllt) – 10 (sehr gut erfüllt)?

1 —— 2 —— 3 —— 4 —— 5 —— 6 —— 7 —— 8 —— 9 —— 10

Bitte schauen Sie sich die folgenden Aspekte des Bedürfnisses nach Anregung / Entwicklung an, und fragen Sie sich: Wovon brauche ich momentan mehr in meinem Leben? Was würde mir aktuell besonders guttun? Was fehlt mir derzeit am meisten? Markieren Sie die Begriffe, bei denen Sie eine besonders starke innere Resonanz spüren.

Abenteuer	Entwicklung	Selbstverwirklichung	Ermutigung
Abwechslung	Fantasie	Inspiration	Vielfalt
Lernen	Kommunikation	Überraschung	Perspektive
Austausch	Entdecken	Herausforderung	Kreativität
Wachstum	Ideen	Wissen	

Einsatzempfehlung: Die adaptive Funktion von Gefühlen bei Anpassungsstörungen unterstützen

Negative Gefühle haben im Allgemeinen eine aversive Wirkung. Aufgrund ihrer Intensität in Anpassungsstörungen werden sie von Betroffenen häufig als besonders problematisch empfunden. Daher entwickeln viele Betroffene emotionale Vermeidungsstrategien, um Auftreten und Intensität negativer Gefühle zu reduzieren. Hierdurch kann die adaptive Wirkung negativer Gefühle im Anpassungsprozess jedoch behindert werden. Eine Psychoedukation, wofür primäre negative Gefühle in Krisensituationen hilfreich und dem Krisenbewältigungsprozess dienlich sein können, kann in diesem Fall eine wirksame Maßnahme sein. Hierfür können **INFO 38** »Die adaptive Funktion von Gefühlen« sowie **AB 48** »Die Funktion des Gefühls Traurigkeit in Lebenskrisen« bis **AB 52** »Die Funktion des Gefühls Schuld in Lebenskrisen« eingesetzt werden.

Die emotionale Arbeit kann in manchen Lebenskrisen die zentrale Anpassungsleistung darstellen, sodass darüber hinaus keine weitere Problemlösung notwendig ist. Besonders relevant für die Therapie bei Anpassungsstörungen ist häufig Traurigkeit, als ein Gefühl, das die Bewältigung von Verlusten unterstützt.

Indikation der Interventionen

- Betroffene zeigen eine ausgeprägte Ablehnung gegenüber einem oder mehreren negativen Gefühlen.
- Emotionsvermeidende Strategien behindern die anpassungsfördernde Wirkung von Gefühlen.

Handlungsanleitung

INFO 38 »Die adaptive Funktion von Gefühlen« sowie **AB 48** »Die Funktion des Gefühls Traurigkeit in Lebenskrisen« bis **AB 52** »Die Funktion des Gefühls Schuld in Lebenskrisen« können einzeln eingesetzt werden, um das für den Therapieprozess als wesentlich beurteilte Gefühl zu thematisieren. Die Erklärung kann in der Sitzung mündlich erfolgen und das jeweilige Handout zur erweiterten Auseinandersetzung mit dem Thema ausgehändigt werden.

Nach dem psychoedukativen, also kognitiven Einstieg mithilfe der Arbeitsblätter ist häufig eine emotionale Arbeit indiziert. Die generellen Prinzipien für die emotionale Arbeit (Greenberg, 2018) gelten:

- Das Sprachtempo des Therapeuten bzw. der Therapeutin ist verlangsamt.
- Eine warme und mitfühlende therapeutische Haltung wird bewusst intensiviert.
- Primäre Emotionen werden im Erleben unterstützt und begleitet.
- Verschiedene Aspekte der Emotion (Gedanken, Körperwahrnehmungen, unerfüllte Bedürfnisse, Handlungsimpulse) werden erlebbar gemacht.
- Selbstunterbrechungen im Ausdruck bzw. wiederholtes Switchen von einer Emotion zur anderen werden festgestellt und die Betroffenen, wenn möglich, sanft zu der zentralen Emotion zurückgeführt.
- Die Leistung der emotionalen Arbeit wird prozessbegleitend immer wieder anerkannt.
- Mit der Emotion in Verbindung stehende unerfüllte Bedürfnisse werden vertieft exploriert.

Einsatzempfehlung Die adaptive Funktion von Gefühlen bei Anpassungsstörungen unterstützen

Mögliche Schwierigkeiten

(1) Die Betroffenen zeigen eine allgemein emotionsvermeidende Haltung.
Die kognitive Herangehensweise dieser Intervention ist gerade für diese Betroffenen hilfreich, es benötigt jedoch Zeit, bis neue Erfahrungen die gewohnten Vermeidungsstrategien reduzieren. Therapeut:innen können die Betroffenen unterstützen, indem sie sich auf länger anhaltende Schwierigkeiten einstellen und diese normalisieren. Manchmal ist eine über die Therapie der Anpassungsstörungen hinausgehende psychotherapeutische Begleitung indiziert.

(2) Die Betroffenen stehen überwiegend mit sekundären Gefühlen wie Verzweiflung oder Selbsthass im Kontakt.
In dem Fall ist eine Aufklärung über primäre und sekundäre Gefühle indiziert, an die eine Kettenanalyse (Chain analysis, Linehan, 2008) angeschlossen werden kann. Die Arbeit zielt darauf ab, die Betroffenen zu befähigen, ihre primären Gefühle und deren Funktionalität zu identifizieren.

(3) Die Betroffenen zeigen vorbestehend dysregulierte Emotionen, zum Beispiel in Form von Panikattacken, oder es besteht das Risiko von selbstverletzenden bzw. suizidalen Verhaltensweisen bei emotionaler Aktivierung.
Dies stellt eine Kontraindikation für eine allzu aktivierende emotionale Arbeit dar. Eine zunächst ausschließlich kognitive Herangehensweise an die schwierigen Gefühle bietet sich an, mit einer dosierten Zunahme an emotionaler Aktivierung.

Die adaptive Funktion von Gefühlen

Menschen fühlen sich während einer Krise durch negative Gefühle beeinträchtigt und belastet. Der Sinn von negativen Gefühlen ist häufig nicht klar und am liebsten möchten wir sie einfach abstellen. Doch diese Gefühle haben einen Zweck: Sie helfen uns bei der Anpassung an die neuen Lebensumstände. Dies anzuerkennen, kann ein wichtiger Schritt sein. Er hilft uns, die Gefühle aus einer anderen Perspektive zu sehen, und ihre Funktion zu unterstützen. In vielen Krisen ist die emotionale Arbeit bereits die zentrale Bewältigungsleistung und darüber hinaus ist kaum Problemlösung erforderlich. Folgendes Wissen über Gefühle hilft uns zu einem besseren Verständnis:

Wozu dienen Gefühle?

- Gefühle helfen uns, Möglichkeiten zur Bedürfnisbefriedigung zu erkennen und potenziell bedürfnisbefriedigende Situationen aufzusuchen, während wir unbefriedigende oder gefährliche Situationen vermeiden.
- Wir empfinden negative Gefühle, wenn ein psychologisches Bedürfnis unerfüllt oder bedroht ist. Positive Gefühle entstehen, wenn unser psychologisches Bedürfnis erfüllt ist.
- Negative Gefühle lassen nach, wenn wir ein psychologisches Bedürfnis erfüllen konnten bzw. eine Gefährdung abwenden konnten. Positive Gefühle, als Marker für eine erfolgreiche Bedürfnisbefriedigung, können mit der Zeit ebenfalls schwächer werden.
- Negative Gefühle erfüllen in unserem psychologischen Bedürfnissystem eine ähnliche Funktion wie Hunger und Müdigkeit im Zusammenhang mit physiologischen Bedürfnissen: Hunger motiviert uns zur Nahrungsaufnahme, während Müdigkeit uns zur Erholung verhilft. Analog tragen negative Gefühle dazu bei, eine unzureichende Sättigung psychologischer Bedürfnisse zu erkennen, und motivieren uns dazu, dies zu ändern.
- Die motivationale Energie negativer und positiver Gefühle soll uns helfen, für unsere Bedürfnisse zu sorgen.

Sind Gefühle klug?

- Unser emotionales Bewertungssystem kann deutlich mehr Informationen integrieren als unser kognitives System. Es ist somit intelligenter als unser kognitives System.
- Unser emotionales System nutzt unsere lebensgeschichtlichen Erfahrungen als Maßstab für die Einordnung und Bewertung von Informationen. Besonders frühe Erfahrungen und Prägungen sind hier entscheidend. Unser emotionales Bewertungssystem ordnet neue Informationen in das bestehende Bewertungssystem ein oder blendet sie aus. Dieser Vorgang macht das System ausgesprochen lernresistent und somit weniger intelligent als unser kognitives System.
- Je wichtiger unser emotionales System ein Ereignis für unser psychologisches Bedürfnissystem bewertet, desto intensiver ist das Gefühl.

Sind Gefühle gesund oder ungesund?

- Negative Gefühle sind nicht gesundheitsschädlich. Sie sind auch bei einer hohen Intensität nicht zwangsläufig mit der Aktivierung des Stresssystems verbunden.
- Negative Gefühle, insbesondere Traurigkeit und Wut, helfen uns bei Anpassungen an veränderte Lebenssituationen.

Die Funktion des Gefühls Traurigkeit in Lebenskrisen

Traurigkeit kann uns lähmen. Sie lastet schwer auf uns, sie macht uns schwach und abhängig von anderen. Sie führt dazu, dass wir uns zurückziehen und untätig sind. Bei all diesen negativen Eigenschaften stellt sich uns manchmal die Frage, was sich die Evolution dabei gedacht hat, uns mit diesem Gefühl zu strafen.

Um zu überleben, brauchten unsere Vorfahren ein gut funktionierendes Innenleben, das die Anpassung auch an schwierige Bedingungen ermöglichte. Schauen wir uns den evolutionären Sinn von Traurigkeit einmal genauer an.

Die Funktion von Traurigkeit

Das Gefühl Traurigkeit weist uns darauf hin, dass wir etwas Positives verloren haben. Es kann sich dabei beispielsweise um eine Person, einen Gegenstand, Handlungsmöglichkeiten oder um Gewissheiten handeln.

In welcher Situation haben Sie zuletzt Traurigkeit empfunden? Was haben Sie zuvor verloren?

Das Gefühl Traurigkeit macht uns körperlich ruhig. Der ganze Körper wird schwer, die Arme und Beine werden schwach. Typischerweise wollen wir uns hinsetzen oder hinlegen, wenn wir traurig sind.

Wie fühlt sich Traurigkeit in Ihrem Körper an? Im Kopf, in den Armen, den Beinen, dem Rumpf? Was möchten Sie gerne tun, wenn Sie traurig sind?

Traurigkeit hilft uns, selbst unter schwierigen Umständen zur Ruhe und damit in die Erholung zu kommen. Es ist somit der Gegenspieler von Angst und Wut, die uns immer weiter antreiben und die Erholungsfähigkeit reduzieren.

Die Funktion des Gefühls Traurigkeit in Lebenskrisen

Haben Sie es schon einmal erlebt, dass keiner Ihrer Entspannungsversuche Sie zur Ruhe kommen lassen hat, bis Sie Ihrer Traurigkeit Raum gegeben haben?

....

....

....

Die durch Traurigkeit vermittelte Ruhe erleichtert ein Loslassen und Ablösen von Vergangenem. Dies stellt den ersten Schritt von Anpassungsleistungen an neue Lebensumstände dar. Er ist wesentlich für das Entstehen von etwas Neuem.

Wovon müssen oder möchten Sie sich ablösen? Worum geht es beim Loslassen?

....

....

....

Wenn ein Mensch Traurigkeit zeigt, löst dies bei seinen Mitmenschen häufig Zuwendung und Fürsorge aus. Somit ist Traurigkeit ein Gefühl, das helfen kann, Unterstützung in schwierigen Zeiten zu erhalten. Es ist ein Gefühl, das soziale Kohärenz fördert.

Haben Sie schon einmal erlebt, dass andere Menschen Sie getröstet haben oder für Sie da waren, wenn Sie Ihre Traurigkeit gezeigt haben?

....

....

....

Zusammenfassung

Traurigkeit hilft uns, zur Ruhe zu kommen, wenn wir das Gefühl zulassen und präsent bleiben. Wir können die positive Wirkung des Gefühls Traurigkeit verstärken, indem wir uns ihm auf eine warme und akzeptierende Art zuwenden.

Die Funktion des Gefühls Wut in Lebenskrisen

Wut kann zerstören. Sie kann uns dazu verleiten, verletzende Sachen zu sagen, Dinge zu zerschlagen, sie kann uns innerlich zerfressen und unseren klaren Verstand vernebeln. Bei all diesen negativen Eigenschaften stellt sich uns manchmal die Frage, was sich die Evolution dabei gedacht hat, uns mit diesem Gefühl zu strafen.

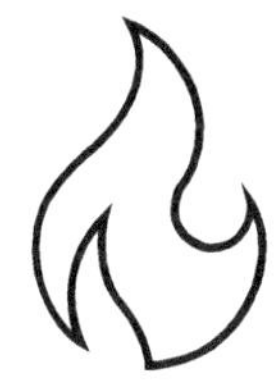

Um zu überleben, brauchten unsere Vorfahren ein gut funktionierendes Innenleben, das die Anpassung auch an schwierige Bedingungen ermöglichte. Schauen wir uns den evolutionären Sinn von Wut einmal genauer an.

Die Funktion von Wut

Das Gefühl Wut weist uns darauf hin, dass unsere Bedürfnisse nicht ausreichend erfüllt sind oder jemand unsere Grenzen überschreitet.

In welcher Situation haben Sie zuletzt Wut empfunden? Hat jemand oder etwas Ihre Bedürfnisbefriedigung behindert oder hat jemand Ihre Grenzen überschritten?

....

....

....

Das Gefühl Wut macht uns körperlich stark. Der ganze Körper richtet sich auf, Beine und vor allem Arme spannen sich an. Typischerweise wollen wir uns in eine Richtung bewegen, um anzugreifen, wenn wir wütend sind.

Wie fühlt sich Wut in Ihrem Körper an? Im Kopf, in den Armen, den Beinen, dem Rumpf? Was möchten Sie am liebsten tun, wenn Sie wütend sind?

....

....

....

Wut hilft uns, unsere Ziele auch unter schwierigen Umständen zu verfolgen. Wut unterstützt uns dabei, uns aktiv für unsere Bedürfnisse einzusetzen. Durch das konsequente Engagement können wir unsere Ziele unter Umständen trotz Widerstand erfolgreich durchsetzen.

Haben Sie es schon einmal erlebt, dass Wut Ihnen geholfen hat, sich aktiv für Ihre Bedürfnisse einzusetzen, auch gegen Widerstand?

....

....

....

Die Funktion des Gefühls Wut in Lebenskrisen

Wenn ein Mensch Wut zeigt, löst dies bei seinen Mitmenschen manchmal Gegenangriffe, aber häufig auch Rückzug aus. Somit ist Wut ein Gefühl, das helfen kann, Distanz zu anderen Menschen zu erzeugen.

Haben Sie schon einmal erlebt, dass andere Menschen Ihnen mehr Raum gegeben haben, wenn Sie Ihre Wut gezeigt haben?

....

....

....

Zusammenfassung

Wut ist ein Gefühl, das uns angesichts Widerstand Stärke verleiht. Wir können die positive Wirkung des Gefühls Wut verstärken, indem wir seine Stärke genießen, und sie achtsam so einsetzen, wie dies unserer Bedürfniserfüllung kurz- und langfristig zugutekommt.

AB 50 • **T** **P**

Die Funktion des Gefühls Angst in Lebenskrisen

Angst kann uns terrorisieren. Sie kann wie ein unüberwindbares Hindernis scheinen zwischen uns und dem, was uns wichtig ist. Sie kann uns den Schlaf rauben, uns nicht zur Ruhe kommen lassen und uns völlig blockieren. Bei all diesen negativen Eigenschaften stellt sich uns manchmal die Frage, was sich die Evolution dabei gedacht hat, uns mit diesem Gefühl zu strafen.

Um zu überleben, brauchten unsere Vorfahren ein gut funktionierendes Innenleben, das die Anpassung auch an schwierige Bedingungen ermöglichte. Schauen wir uns den evolutionären Sinn von Angst einmal genauer an.

Die Funktion von Angst

Das Gefühl Angst soll uns vor Gefahren warnen, um diesen rechtzeitig ausweichen zu können.

In welcher Situation haben Sie zuletzt Angst empfunden? Inwiefern war damals Ihre Bedürfnisbefriedigung bedroht?

....

....

....

Angst versetzt unseren Körper in Handlungsbereitschaft. Der Körper spannt sich an, Beine und vor allem Arme fangen an zu zittern, Atmung und Puls beschleunigen sich. Typischerweise wollen wir vor etwas weglaufen.

Wie fühlt sich Angst in Ihrem Körper an? Im Kopf, in den Armen, den Beinen, dem Rumpf? Was möchten Sie tun, wenn Sie ängstlich sind?

....

....

....

Angst hilft uns, Bedrohungen schnell zu entschärfen. Es hilft uns dabei, unsere gesamte Energie zu unserem Schutz zu mobilisieren, um einer Gefahr aus dem Weg zu gehen.

Haben Sie es schon einmal erlebt, dass Angst Ihnen geholfen hat, angesichts einer Bedrohung rasch nach Auswegen zu suchen?

....

....

....

Die Funktion des Gefühls Angst in Lebenskrisen

Wenn ein Mensch Angst zeigt, löst dies bei seinen Mitmenschen häufig auch eine Aktivierung aus. Somit ist Angst ein Gefühl, das helfen kann, Mitmenschen zu mobilisieren und gemeinsam aktiv zu werden.

Haben Sie schon einmal erlebt, dass andere Menschen versucht haben, mit Ihnen gemeinsam Lösungen zu finden, wenn Sie Ihre Angst geäußert haben?

....

....

....

Zusammenfassung

Angst ist der Motor der Problemlösung in bedrohlichen Situationen. Angst ist ein Gefühl, das alle Kräfte mobilisiert und uns durchhalten lässt, auch wenn wir scheinbar am Ende sind. Wir können die positive Wirkung des Gefühls Angst verstärken, indem wir ihre Warnung hören. Wir können die Energie, die sie uns bereitstellt, so einsetzen, wie dies unsere Bedürfnisse kurz- und langfristig schützen kann.

Die Funktion des Gefühls Scham in Lebenskrisen

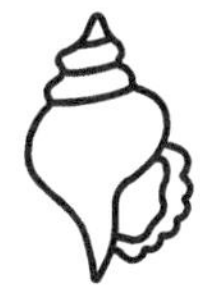

Scham kann uns in den Boden versinken lassen. Scham kann dazu führen, dass wir uns selbst als klein, unbedeutend, grundlegend fehlerhaft und verachtenswert wahrnehmen. Sie kann unseren Selbstwert zermürben. Bei all diesen negativen Eigenschaften stellt sich uns manchmal die Frage, was sich die Evolution dabei gedacht hat, uns mit diesem Gefühl zu strafen.

Um zu überleben, brauchten unsere Vorfahren ein gut funktionierendes Innenleben, das die Anpassung auch an schwierige Bedingungen ermöglichte. Schauen wir uns den evolutionären Sinn von Scham einmal genauer an.

Die Funktion von Scham

Das Gefühl Scham soll eine soziale Kohärenz schaffen und vor sozialem Ausschluss bewahren.

In welcher Situation haben Sie oder eine andere Person etwas getan, weshalb Sie sich geschämt haben? Inwiefern entsprach das, was getan wurde, nicht den geltenden sozialen Werten und Umgangsformen?

Scham lässt unseren Körper in sich zusammensinken. Der Körper wird schlaff, der Rumpf beugt sich, der Kopf sinkt. Typischerweise wollen wir uns klein machen und verschwinden.

Wie fühlt sich Scham in Ihrem Körper an? Im Kopf, in den Armen, den Beinen, dem Rumpf? Was möchten Sie tun, wenn Sie sich schämen?

Scham hilft uns dabei, soziale Normen und Werte einzuhalten. Somit bewahrt sie uns vor sozialem Ausschluss. Fremdscham oder übertragene Scham, die auftritt, wenn eine andere Person die Normen und Werte überschreitet, hilft uns dabei, den »Verursacher« mit seinem Fehlverhalten zu konfrontieren oder Distanz zu ihm aufzubauen.

Die Funktion des Gefühls Scham in Lebenskrisen

Haben Sie es schon einmal erlebt, dass Scham Ihnen geholfen hat, Teil einer bestimmten sozialen Gruppe zu bleiben? Oder hat Ihnen das Gefühl von (Fremd-)Scham schon einmal dabei geholfen, eine Person, die soziale Werte nicht einhält, auf Ihre Wahrnehmung anzusprechen?

....

....

....

Wenn ein Mensch Scham zeigt, löst dies bei seinen Mitmenschen häufig Nachsicht aus. Somit ist Scham ein Gefühl, das helfen kann, Vergebung bei Fehlverhalten zu erhalten. Es ist ein Gefühl, das soziale Kohärenz und gemeinsame Werte fördert.

Haben Sie schon einmal erlebt, dass andere Menschen Ihnen Fehltritte vergeben haben, wenn Sie Ihre Scham geäußert haben? Erzählen Sie einmal!

....

....

....

Zusammenfassung

Scham ist der Motor der sozialen Kohärenz. Scham ist ein Gefühl, das uns bereit macht, soziale Werte und Normen anzuerkennen und sie zu befolgen. Wir können die positive Wirkung des Gefühls Scham verstärken, indem wir die schamauslösenden Situationen gut analysieren auf dahinterliegende, unbeachtete Werte und Normen, und uns überlegen, wie wir uns diesbezüglich positionieren möchten. Falls die sozialen Werte unseren eigenen Werten entsprechen, können wir überlegen, wie wir diese beim nächsten Mal verwirklichen können. Wenn wir feststellen, dass die Werte nicht unseren eigenen entsprechen, können wir uns überlegen, wie wir unsere eigenen Werte verwirklichen können. Falls wir uns schämen für das Verhalten einer anderen Person, stellt sich die Frage, ob wir dies mit dem Gegenüber besprechen oder eher Abstand zu dem Urheber der schamauslösenden Handlung (»der / die sich eigentlich schämen müsste«) gewinnen möchten.

Die Funktion des Gefühls Schuld in Lebenskrisen

Schuld kann uns erdrücken. Sie kann schwer auf uns lasten, uns innerlich zerreißen und uns mit Selbstvorwürfen überfluten. Sie kann uns das Gefühl nehmen, etwas Gutes verdient zu haben. Bei all diesen negativen Eigenschaften stellt sich uns manchmal die Frage, was sich die Evolution dabei gedacht hat, uns mit diesem Gefühl zu strafen.

Um zu überleben, brauchten unsere Vorfahren ein gut funktionierendes Innenleben, das die Anpassung auch an schwierige Bedingungen ermöglichte. Schauen wir uns den evolutionären Sinn von Schuld einmal genauer an.

Die Funktion von Schuld

Das Gefühl Schuld soll dafür sorgen, dass wir so handeln, dass die Bedürfnisse von allen Mitmenschen berücksichtigt werden, dass wir miteinander und füreinander denken und handeln.

In welcher Situation haben Sie etwas getan, weshalb Sie sich schuldig gefühlt haben? Inwiefern hat das, was Sie getan haben, einem anderen Menschen geschadet?

Schuld drückt unseren Körper in sich zusammen. Der Rumpf beugt sich, der Kopf sinkt. Wir wollen unser Verhalten ungeschehen machen und uns entschuldigen.

Wie fühlt sich Schuld in Ihrem Körper an? Im Kopf, in den Armen, den Beinen, dem Rumpf? Was möchten Sie am liebsten tun, wenn Sie sich schuldig fühlen?

Schuld hilft uns dabei, negative Konsequenzen für Mitmenschen, die uns wichtig sind, wiedergutzumachen.

Haben Sie es schon einmal erlebt, dass Schuld Ihnen geholfen hat, eine negative Konsequenz für eine wichtige Person wiedergutzumachen?

Die Funktion des Gefühls Schuld in Lebenskrisen

Wenn ein Mensch Schuld zeigt, löst dies bei seinen Mitmenschen häufig Nachsicht aus. Schuld kann helfen, Vergebung bei Verhalten mit negativen Konsequenzen für die andere Person zu erhalten. Es ist ein Gefühl, das soziale Kohärenz trotz verursachtem Schaden fördert.

Haben Sie schon einmal erlebt, dass andere Menschen Ihnen ein Verhalten mit negativen Konsequenzen vergeben haben, wenn Sie Ihre Schuld geäußert und sich entschuldigt haben?

....

....

....

Zusammenfassung

Schuld ist ein Motor für fürsorgliches und rücksichtsvolles Verhalten. Schuld ist ein Gefühl, das uns bereit macht, negative Konsequenzen unserer Entscheidungen für unsere Mitmenschen zu reduzieren. Es stärkt somit unsere Beziehungen. Wir können die positive Wirkung des Gefühls Schuld verstärken, indem wir die negativen Konsequenzen unseres Verhaltens im Gespräch mit der geschädigten Person offenherzig besprechen, und gemeinsam überlegen, was der anderen Person als Wiedergutmachung dienen könnte.

Trauerarbeit

Wir verlieren mit einem wichtigen Menschen einen Teil von uns selbst. Die Zukunft ohne seine oder ihre physische Präsenz wird anders sein als die Vergangenheit, die wir mit ihm oder ihr geteilt haben. Die menschliche Einzigartigkeit macht diesen Menschen unersetzlich. Manchmal ist ein Verlust so groß, dass es unmöglich scheint, jemals zu einem Alltag zurückzukehren, der nicht hiervon überschattet ist.

Wichtig

Man spricht nicht umsonst von Trauer*arbeit*. Menschen, die jemand Geliebten betrauern, sind häufig erschöpft, und Aussagen wie »Ich fühle mich, als würde ich Schwerstarbeit leisten, dabei mache ich doch gar nichts Wesentliches« sind von Trauernden häufig zu hören. Wir können davon ausgehen, dass durch den Verlust eines Menschen im Gehirn Umbauprozesse in Gang gesetzt wurden, die das Bild »Schwerstarbeit« treffend erscheinen lassen. Gerade weil es so anspruchsvolle Arbeit ist, kann es wichtig sein, Steine aus dem Weg zu schaffen, die den Trauerprozess erschweren.

Es gibt verschiedene Fehlannahmen zu Trauerprozessen, von denen wir hier drei Wichtige anschauen wollen.

Fehlannahme 1: Nur das Gefühl von Traurigkeit ist angemessen, alle anderen Gefühle sind unpassend für Hinterbliebene.

Korrekt ist, dass verschiedene Gefühle normal sind. Unsere innere Beziehung bleibt erhalten, und auch wenn das Gegenüber körperlich nicht mehr da ist, verspüren wir gegenüber dem verstorbenen Menschen Gefühle, wie wir sie in der Beziehung erlebt haben. Zeitweise können wir Wut spüren auf die Person, mit der wir auch Konflikte erlebt haben und von der wir nun verlassen wurden. Manchmal fühlen wir uns der Person verbunden und nah, und manchmal sind wir traurig über verpasste Gelegenheiten. Auch wenn Traurigkeit das Gefühl ist, das uns in der aktuellen Zeit besonders beim Abschiednehmen von der Vergangenheit unterstützt, ist es mitnichten das einzige Gefühl, das uns begleiten wird. Die Gesamtheit aller Gefühle und Gedanken sind Ausdruck dessen, wie wichtig dieser Mensch für uns war, und somit eine Wertschätzung seiner Bedeutung für uns.
Wie erleben Sie dies?

....

....

....

....

Trauerarbeit

Fehlannahme 2: Erst wenn der Trauerprozess abgeschlossen ist, kann – oder darf – man sich wieder freuen.
In der Realität ist Trauerarbeit häufig ein oszillierender Prozess, das heißt, Momente mit starker Traurigkeit wechseln sich mit Momenten ab, in denen der/die Trauernde Freude empfinden kann oder unbelastet seinem Alltag nachgehen kann. Kinder trauern, indem sie wiederholt für kurze Zeit intensive Trauer empfinden, direkt anschließend jedoch ausgelassen spielen können. Dieses Wechselspiel bewirkt wahrscheinlich den Übergang in eine neue, innere Beziehung zu dem verstorbenen Menschen. Wiederkehrende Trauerphasen können Betroffene über lange Zeit begleiten.
Wie erleben Sie dies?

....

....

....

....

Fehlannahme 3: Das Ende der Trauerarbeit ist durch die Auflösung der Beziehung gekennzeichnet.
Richtiger ist, dass die Bedeutung, die ein Mensch für uns hat, mit dem Tod nicht aufhört. Obwohl die verstorbene Person nicht mehr physisch präsent sein wird und auch nicht mehr persönlich reagieren wird, ist die Beziehung damit nicht beendet. Vielmehr kommt es zu einer neuen Form der inneren Beziehung. So können Kinder den Verstorbenen beispielsweise im Himmel, im Traum oder in Symbolen suchen, Erwachsene können Dialoge mit dem Verstorbenen führen, wie er oder sie in der Erinnerung weiterbesteht.

Was denken Sie hierüber? Wie möchten Sie die Beziehung zu dem oder der Verstorbenen gestalten?

....

....

....

....

AB 54 • T P

Selbstfürsorge in der Trauerarbeit

Je enger eine Beziehung ist, desto mehr unterstützen wir uns gegenseitig und denken füreinander. Neben der persönlichen Bedeutung haben wir mit dem verstorbenen Menschen auch all das verloren, was er oder sie zu unserem Leben beigetragen hat. So kann der Tod dazu führen, dass uns abends niemand mehr fragt, was wir tagsüber gemacht haben, wir niemanden haben, der uns mit seinem Lachen ansteckt, der uns irgendwohin fahren kann, der uns sagt, was wir gut gemacht haben, mit dem wir unsere Hobbys gemeinsam machen können, der neben uns einschläft, der uns gute Ratschläge gibt, der unser Essen kocht, der sich mit uns aufs Sofa setzt, der uns interessante Dinge erzählt, oder der uns ermutigt, etwas Neues auszuprobieren. Die vermeintlich kleinen Gesten, die der / die Verstorbene für uns getan hat, haben dazu beigetragen, dass er oder sie eine wichtige Rolle bei der Erfüllung unserer psychologischen Bedürfnisse spielte. Der Verlust hinterlässt also eine große Wunde in unserem psychologischen Bedürfnissystem, die dazu führt, dass unsere psychologische Gesundheit sich verschlechtert. Um diesem vorzubeugen, ist es wichtig, sich zu überlegen, wie wir künftig unsere psychologische Gesundheit wieder stärken können, das heißt, wie wir unsere psychologischen Bedürfnisse erfüllen können.

In der folgenden Tabelle können Sie einmal zusammenfassen, was Sie mit dem / der Verstorbenen für Ihr Leben verloren haben. Im Rahmen der hinteren Spalte dürfen Sie sich damit auseinandersetzen, welche Möglichkeiten Sie aktuell haben, Ihre psychologische Gesundheit trotz des Verlustes zu stabilisieren.

	Worin besteht der Verlust?	**Wer oder was kann helfen?**
Alltagsunterstützungen:		
Bindungsbedürfnis:		
Autonomiebedürfnis:		
Bedürfnis nach Spaß / Freude:		
Bedürfnis nach Sicherheit / Orientierung / Kontrolle:		
Bedürfnis nach Selbstwert:		
Bedürfnis nach Erholung:		
Bedürfnis nach Anregung / Entwicklung:		

Einsatzempfehlung: Klärung und Problemlösung mit dem inneren Team bei Anpassungsstörungen

Motivationale Konflikte sind häufig bei Anpassungsstörungen, da es im Rahmen psychosozialer Belastungssituationen zu einer Inkonsistenzerhöhung verschiedener psychologischer Bedürfnisse kommen kann, und mögliche Lösungsversuche nicht für alle Bedürfnisse inkonsistenzreduzierend wirken. Je unerfüllter ein psychologisches Bedürfnis (Inkongruenz), desto negativer die hiermit assoziierte Affektivität und somit unangenehmer dessen intrapsychische Repräsentanz in Kognitionen, Körperwahrnehmung und Verhaltensimpulsen.

Beispiel • Unterschiedliche intrapsychische Repräsentanz bei niedriger und bei hoher Inkonsistenz eines Bedürfnisses

Die Mutter von zweijährigen Zwillingen versucht diese ins Bett zu bringen und ist selbst bereits erschöpft von dem stressigen Arbeitstag. Das Bedürfnis *Erholung* erlebt eine mäßige Inkonsistenz. Die Mutter denkt seufzend: »Müssen die beiden gerade jetzt so anstrengend sein?« Das vorherrschende Gefühl ist Erschöpfung. Ihr Körper fühlt sich schlapp und gestresst an. Ihre Verhaltensimpulse sind, die beiden einfach spielen zu lassen und sich stattdessen selbst ins Bett zu legen. Eine halbe Stunde später sind die beiden Kinder noch kein Stück weitergekommen auf dem Weg ins Bett. Das Bedürfnis Erholung leidet inzwischen unter einer starken Inkonsistenz. Die Mutter denkt: »Die beiden Folterknechte rauben mir noch den letzten Nerv!« Sie fühlt sich verzweifelt und stark gestresst. Ihr Körper fühlt sich angespannt, schwach und nervös an. Ihre Verhaltensimpulse sind, die Kinder ins Bett zu zerren und die Tür hinter ihnen zuzuschließen.

Bei mehreren unerfüllten Bedürfnissen wirkt die *intrapsychische Inkonsistenz* (Diskordanz) stresserzeugend, analog eines »inneren Konfliktes«.

Im *intrapsychischen Geschehen* können verschiedene Prozesse die Konsistenzreduktion beeinträchtigen, beispielsweise ein anhaltender Bedürfniskonflikt zwischen zwei Bedürfnissen (Autonomie vs. Bindung, mit gegenseitiger Abwertung der Strategien und einer Verhaltensblockade), oder eine sequentielle Aktivierung unterschiedlicher Bedürfnisse (die einzelnen Bedürfnisse wechseln sich unstrukturiert in ihrer Situationsbewertung ab, was sich in dem Phänomen Gedankenkreisen äußern kann).

Arbeit mit dem inneren Team

Zur Klärung dieser Inkonsistenz kann hilfreich sein, den Konflikt im Sinne eines inneren Dialoges zu versprachlichen. Die Arbeit mit dem inneren Team (Schulz von Thun, 1998) bietet sich als Grundlage für diesen inneren Dialog an. Das innere Team besitzt folgende Struktur:

- Der Teamleiter hat die Aufgabe, die Positionen der einzelnen Teammitglieder »abzuholen«, konstruktive Teamabsprachen zu moderieren und die passenden Entscheidungen zu treffen.
- Die Teammitglieder sind die psychologischen Grundbedürfnisse: Bindung, Autonomie, Spaß / Freude, Sicherheit / Orientierung / Kontrolle, Selbstwert, Ruhe, Anregung / Entwicklung; diese haben die Aufgabe, ihre Positionen bei Entscheidungen zu vertreten.

Betroffenen wird durch die Arbeit mit dem inneren Team und ihren Bedürfnissen deutlich, wie komplex die anstehenden Entscheidungsprozesse sind und entwickeln hierdurch Kompetenz im Treffen von ausgewogenen Entscheidungen.

Einsatzempfehlung: Klärung und Problemlösung mit dem inneren Team bei Anpassungsstörungen

INFO 40 »Problemlösung mit dem inneren Team« führt die Betroffenen in die Arbeit mit dem inneren Team ein. **INFO 41** »Umgangsregeln für das innere Team« unterstützt die Ausgewogenheit der inneren Kommunikation der unterschiedlichen psychologischen Bedürfnisse. **INFO 42** »Gedankenkreisen und das innere Team« bietet Betroffenen, die von der Arbeit mit dem inneren Team profitieren konnten, eine selbstgesteuerte, ressourcenorientierte Herangehensweise an das Phänomen Präokkupation an.

Indikation der Interventionen

- Anzeichen einer erhöhten motivationalen Inkonsistenz (Diskordanz)
- Anhaltendes Gedankenkreisen (Präokkupation)

Handlungsanleitung

Die Arbeit mit dem inneren Team kann auf unterschiedliche Art versinnbildlicht werden. So können die Teammitglieder mithilfe von

- leeren Stühlen (Stuhlarbeit),
- einer räumlichen Aufstellungsarbeit,
- Lebewesen oder Objekten, die die Bedürfnisse repräsentieren, (z. B. »die innere Buchhalterin« für das Bedürfnis nach Sicherheit / Orientierung / Kontrolle) oder aber auch einfach
- in der sprachlichen Arbeit

dargestellt werden, je nach Arbeitsweise von Therapeut:innen und / oder Favorisierung der Betroffenen. Die Psychoedukation erfolgt mithilfe des Inhaltes von **INFO 40** »Problemlösung mit dem inneren Team« und **INFO 41** »Umgangsregeln für das innere Team«. Gemeinsam wird ein schwieriges Ereignis oder eine anstehende Entscheidung ausgesucht und die Betroffenen beginnen mit der Moderation aus der Rolle des Teamleiters. Je nach gefühlter Kompetenz der Betroffenen können Therapeut:innen die Moderation zu Beginn übernehmen, den Teamleiter im Verlauf unterstützen und mit zunehmender Kompetenz der Betroffenen schließlich nur noch knappe Rückmeldungen über eigene Wahrnehmungen geben.

(1) Der Teamleiter gibt das ausgewählte Thema vor und bittet die Teammitglieder um Feedback (»Wenn wir das Examen im zweiten Anlauf bestehen wollen, müssen wir im nächsten Jahr intensiv arbeiten. Das heißt zum Beispiel, täglich abends zu lernen, anstelle uns zu verabreden. Was meint ihr hierzu?«)

(2) Der Therapeut oder die Therapeutin unterstützt auch die einzelnen Bedürfnisse umso aktiver, je schwieriger den Betroffenen der Zugang zu den Bedürfnissen fällt (»Ich könnte mir vorstellen, dass bei dieser Entscheidung das Bindungsbedürfnis gar nicht zufrieden ist. Vielleicht sagt es jetzt: Die Vorstellung, jeden Abend alleine zu Hause zu sitzen, um zu lernen, stimmt für mich gar nicht! Da werde ich mich einsam fühlen!«).

(3) Der Therapeut oder die Therapeutin sollte achtsam dafür sein, ob bestimmte Bedürfnisse »die Leitung übernehmen« und andere »unterdrückt werden«, und dies den Betroffenen rückmelden. Einzelne Bedürfnisse können situativ stark »in Not«, und im Konflikt mit anderen Teammitgliedern sein. Einige Bedürfnisse sind sehr leise, und haben Mühe, sich zu positionieren.

Einsatzempfehlung: Klärung und Problemlösung mit dem inneren Team bei Anpassungsstörungen

Bestimmte Motive wiederholen sich in der Arbeit mit dem inneren Team bei Anpassungsstörungen immer wieder, zum Beispiel

- das Bedürfnis nach Sicherheit / Orientierung / Kontrolle, das überfordert ist;
- das Bedürfnis nach Selbstwert, das unzufrieden mit der Leistung ist und das Team abwertet;
- das Bedürfnis nach Erholung, das zum Schweigen gebracht wird.

Je nach psychischer Stabilität der Betroffenen ist aus der Bandbreite an emotionaler Aktivierung die adäquate Aktivierungsintensität auszuwählen. Um eine niedrige emotionale Aktivität zu erreichen, bietet sich das »talking about«, also das Mutmaßen über mögliche Haltungen der Bedürfnisse an. Für eine höhere emotionale Aktivierung können die einzelnen Bedürfnisse direkt angesprochen werden (»talking with«), sodass sich der / die Betroffene auch emotional in die Rolle hineinversetzt.

Es kann dabei strukturierend wirken, wenn Therapeut:innen nach vorgängiger Einverständniserklärung den / die Teamleiter:in / Betroffene:n siezt, und die einzelnen Bedürfnisse bei direkter Ansprache duzt: »Liebe Bindung, du hattest gesagt, dass es dir sehr wichtig ist, wenn das Team immer für die Kinder da ist, aber jetzt hörst du von der Erholung, dass sie äußerst erschöpft ist, und Sorge hat, dass es so nicht längerfristig weitergehen kann. Wie geht es dir jetzt damit?«)

Ein schwieriges Ereignis kann einen »alten Film«, also eine negative Prägung aus der Vergangenheit triggern, der einzelne Teammitglieder besonders beeinflusst. Dies kann in der Arbeit mit dem inneren Team ebenfalls differenziert herausgearbeitet werden. Die Arbeit zielt darauf ab, die Diskrepanzen zwischen der aktuellen und der damaligen Situation und deren Bedeutung für das innere Team festzustellen. Zudem können die einzelnen Teammitglieder das besonders betroffene Teammitglied unterstützen, indem sie Perspektiven erweitern, Mut zusprechen, Lösungen vorschlagen etc.

> **Tipp**
>
> Das innere Team veranschaulicht komplexe und abstrakte intrapsychische Komplexe, daher sollten Therapeut:innen während der therapeutischen Arbeit durch ein kleinschrittiges und gut strukturiertes Vorgehen sicherstellen, dass die Betroffenen sich nicht im Geschehen verlieren.

Mögliche Schwierigkeiten

Den Betroffenen macht die Arbeit mit inneren »Anteilen« Angst (»Ich bin doch nicht schizophren oder leide unter einer gespaltenen Persönlichkeit!«).

Es ist empfehlenswert, den Betroffenen vor Beginn der Arbeit im Rahmen der Psychoedukation klar zu vermitteln, dass das Bild eines »Teams« eine Konkretisierung für abstrakte innere Prozesse darstellt. Dieses Bild wird der Komplexität eines gesunden motivationalen Systems gerecht und fördert die Anschaulichkeit von intrapsychischen Prozessen. Es beschreibt keine krankhaften Phänomene und ruft diese auch nicht hervor.

> **Tipp**
>
> Die meisten Menschen mit Erkrankungen aus dem Autismus-Spektrum können mit der rein sprachlichen Arbeit, ggf. unterstützt durch auf Papier niedergeschriebene Bedürfnisbegriffe, am besten arbeiten.

Problemlösung mit dem inneren Team

Unsere psychologischen Bedürfnisse wollen erfüllt werden, so wie unsere physiologischen Bedürfnisse auch. Zu diesem Ziel bilden wir motivationale Strategien aus, die uns zu einer Tätigkeit veranlassen. An einem schönen Sommerabend wäre das zum Beispiel das Bedürfnis nach Bindung, das uns vorschlägt, nach dem Abendessen noch mit Freund:innen auszugehen, um die Gemeinschaft zu genießen. Häufig ist es aber so, dass die Befriedigung eines Bedürfnisses den Verzicht eines anderen Bedürfnisses zur Folge hat. Konkret könnte das an diesem Abend heißen, dass unser Bedürfnis nach Erholung feststellt, dass wir ganz schön müde sind. Unser Erholungsbedürfnis könnte uns anstelle des Abends mit den Freund:innen einen entspannten Fernsehabend auf dem Sofa vorschlagen. So könnte dann ein motivationaler Konflikt beginnen.

Wenn wir uns nun entscheiden, den Abend aufgrund unserer Erschöpfung daheim zu verbringen, kann es sein, dass wir uns einsam fühlen, oder faul und langweilig, und den Abend nicht richtig genießen können. Gehen wir stattdessen mit den Freunden aus, erwachen wir möglicherweise am nächsten Morgen völlig gerädert und machen uns Vorwürfe, vergnügungssüchtig zu sein. Wie in einem »echten« Konflikt ist es zu einer inneren Streiterei gekommen, bei der sich, wenn wir genau hinschauen, die einzelnen Bedürfnisse gegenseitig abwerten und Vorwürfe machen. Es ist das Bindungsbedürfnis, das dem Erholungsbedürfnis vorwirft, faul und langweilig zu sein, um seine Ziele durchzusetzen. Das Erholungsbedürfnis hingegen wirft dem Bindungsbedürfnis vor, vergnügungssüchtig zu sein, um es zum Verstummen zu bringen und sein eigenes Ziel verfolgen zu können. Dadurch, dass wir uns bewusst werden, welche motivationalen Ziele hinter dem Vorwurf stehen, kann eine Versöhnung und Annäherung der Kräfte stattfinden.

Wir sprechen von sieben Grundbedürfnissen, deren ausgewogene Erfüllung eine gute psychologische Gesundheit zur Folge hat. Diese stellen unser »inneres Team« dar. Wie in einem echten Team sind die beteiligten Bedürfnisse sehr unterschiedlich:

(1) **Bindung:** Dem Bindungsbedürfnis ist die Gemeinschaft mit anderen wichtig. Es tut alles dafür, in Gesellschaft zu sein oder sich zumindest aus der Ferne mit anderen verbunden zu fühlen.

(2) **Autonomie:** Dem Autonomiebedürfnis geht es vor allem um die Freiheit, selbst entscheiden zu dürfen und sich selbst zu verwirklichen.

(3) **Spaß / Freude:** Dieses Bedürfnis hat vor allem die Freude im Blick. Alles, was Spaß macht, zieht die Aufmerksamkeit dieses Bedürfnisses an.

(4) **Sicherheit / Orientierung / Kontrolle:** Das Bedürfnis ist damit beschäftigt, Ordnung in das Leben zu bekommen, vorzuplanen und längerfristig zu schauen. Nachhaltigkeit ist ihm wichtig.

(5) **Selbstwert:** Für das Bedürfnis nach Selbstwert ist es zentral, wertvolle und wichtige Beiträge zu leisten.

(6) **Erholung:** Das Bedürfnis nach Erholung findet stets die richtige Gelegenheit, um zu entspannen.

(7) **Anregung / Entwicklung:** Das Bedürfnis nach Anregung ist auf der Suche nach Neuem und Interessanten, nach Inspiration und Entwicklung.

Wie in einem echten Team kann bei so unterschiedlichen Teammitgliedern leicht Streit ausbrechen. Das heißt also, es braucht jemanden, der die Teamprozesse moderiert. Das wäre neurobiologisch gesehen die Instanz in uns, die Entscheidungen trifft, und diese nach außen hin verwirklicht. Man mag dies als »Ich« bezeichnen, in unserem Bild ist das der Teamleiter. In einem optimal eingespielten Team berücksichtigt der Teamleiter die Rückmeldungen aller Teammitglieder, das heißt er schaut, dass alle Bedürfnisse gehört werden und alle auf eine ausgewogene und faire Art miteinander umgehen. Aber jedes Team hat in der Realität Schwächen und Konflikte, vor allem wenn es in einer stressigen Situation steckt.

INFO 41 • P

Umgangsregeln für das innere Team

Folgende Regeln haben sich in der Kommunikation im inneren Team bewährt:

- Das Diskussionsthema ergibt sich aus der inneren Resonanz, dem Körpergefühl, im Kontakt mit der Außenwelt: Ein starkes Körpergefühl, also eine starke negative innere Resonanz, bedeutet eine hohe Wichtigkeit für die psychologischen Bedürfnisse, und somit einen dringenden Klärungsbedarf.
- Der Teamleiter bestimmt, welche Fragen diskutiert werden sollen: Was ist das Ziel? Wie steht das Team dazu? Was ist die geeignetste Lösung für alle? Wie kann man es erreichen, sich in der Situation gemäß den Werten oder Zielen zu verhalten?
- Der Teamleiter moderiert den Dialog und schaltet sich ein, wenn ein Teammitglied ein anderes abwertet, unterbricht oder Vorwürfe macht bzw. erinnert an untenstehende Umgangsregeln.
- Die Teammitglieder versuchen, den anderen ihre Position verständlich zu machen. »Mir ist wichtig, dass …, deshalb würde ich gerne … Mit der vorgeschlagenen Strategie habe ich Probleme da, das für mich bedeutet, dass … Wäre es nicht eine Idee, wenn wir stattdessen …?«
- Die Teammitglieder sind sich darüber bewusst, dass sie »in einem Boot sitzen«. Schaden für ein Teammitglied bedeutet Schaden für das ganze Team.
- Alle Teammitglieder unterstützen ein Teammitglied in Not (unerfülltes oder schwierig zu erfüllendes Bedürfnis).
- Alle Teammitglieder erkennen die gleichwertige Position der anderen Teammitglieder an.
- Die Teammitglieder schenken sich gegenseitig Anerkennung für ihre Leistungen, besonders wenn ein Bedürfnis unter schwierigen Bedingungen arbeitet.
- Die Teammitglieder vertreten klar und transparent ihre eigenen Interessen, nehmen zugleich aber Rücksicht auf die anderen Teammitglieder.
- Die Teammitglieder hören den anderen offen und ohne Unterbrechungen zu und stellen Fragen zur Klärung von Unklarheiten und Widersprüchen.
- Die Teammitglieder weisen die anderen Teammitglieder aus ihrer jeweiligen Perspektive auf ihre Leistungen und Fähigkeiten hin.
- Die Teammitglieder sind sich menschlicher Unzulänglichkeiten bewusst und pflegen einen akzeptierenden Umgang hiermit.

INFO 42 • P

Gedankenkreisen und das innere Team

Fast alle Menschen leiden in Krisensituationen unter einem anhaltenden, belastenden und fruchtlosen Gedankenkreisen. Diese Aktivität verselbstständigt sich und scheint nur bedingt unter unserer willentlichen Kontrolle zu sein. Da das Gedankenkreisen meist keine zielführenden Resultate mit sich bringt und die ständige Beschäftigung sehr belastend ist, versuchen viele Betroffene, es zu beenden. Die willentliche Kontrolle gestaltet sich jedoch anstrengend und erfordert Konzentration.

In der Forschung gibt es aktuell eine Diskussion darüber, ob es sich bei dem Gedankenkreisen um einen adaptiven Prozess oder um einen Risikofaktor für die Entwicklung von psychischen Erkrankungen handelt. Wahrscheinlich steckt in jedem der beiden Perspektiven ein Funken Wahrheit.

Tipp

Was wäre, wenn wir die Perspektive einnehmen, dass Gedankenkreisen per se nicht problematisch, sondern ein adaptationsfördernder Prozess ist? Einige Studienergebnisse stützen diesen ressourcenorientierten Erklärungsansatz des Phänomens *Gedankenkreisen*. Es wäre möglich, dass es sich hierbei um eine innere Kommunikation zwischen einzelnen Bedürfnissen handelt, mit dem Ziel, optimale Lösungen in schwierigen Lebenssituationen zu finden.

Wenn wir Gedankenkreisen mit dem Bild des inneren Teams anschauen, wäre es so, als ob in einem Team alle panisch durcheinanderreden und niemand dem anderen richtig zuhört. Es handelt sich um ein »kopfloses« Durcheinander und Aneinander-vorbei-Reden. Somit wäre es wichtig, dass sich der Teamleiter bzw. die Teamleiterin einschaltet.

Ein guter Teamleiter könnte zunächst einen Zeitraum festlegen, in dem sich das Team mit einem bestimmten Thema auseinandersetzt. Die weitere Auseinandersetzung erfolgt analog den Umgangsregeln für das innere Team. Wichtig ist, dass jedes einzelne Teammitglied Zeit erhält, seine Gefühle und Wünsche zu untersuchen und auszusprechen, die durch das schwierige Ereignis ausgelöst wurden.

Folgende Fragen kann der Teamleiter beispielsweise an die einzelnen Bedürfnisse stellen, um einen konstruktiven inneren Dialog anzuleiten:

- Wie viel Zeit möchten wir uns jetzt nehmen für die Auseinandersetzung mit dem Ereignis? (*Sicherheit / Orientierung / Kontrolle* hat hier häufig gute Ideen. *Erholung* stellt hingegen manchmal fest, dass es aktuell gar nicht wichtig ist, in einen inneren Dialog zu gehen, sondern sich auszuruhen. Wenn die anderen Teammitglieder dies ebenso sehen, könnten sich Strategien für das Beenden von Gedankenkreisen anbieten.)
- Wie stehst du aktuell zu dem Ereignis?
- Was denkst du darüber, welche Gefühle hast du?
- Was brauchst du, um damit umzugehen?
- Hast du eine Idee, was andere Bedürfnisse brauchen bzw. wie du andere Bedürfnisse unterstützen kannst? (*Selbstwert* kann beispielsweise anderen Bedürfnissen besonders gut Anerkennung schenken, wenn er sich dieser Verantwortung bewusst wird.)

9 Bedürfnisorientierte Selbstregulation

Menschen mit Anpassungsstörungen leiden unter anhaltendem negativem intrapsychischem Erleben. Der Leidensdruck kann in seiner Intensität unerträglich werden, was einen Risikofaktor für das Auftreten von Suizidgedanken darstellt (Shneidman, 1996). Zudem stellt das dysregulierte Erleben einer Anpassungsstörung einen wesentlichen Faktor für die Entstehung schwerwiegenderer psychiatrischer Erkrankungen wie einer Depression dar, sodass die Selbstregulation auch aus der Präventionsperspektive relevant ist (Strauman, 2021). Intrapsychische Prozesse werden aufgrund ihrer negativen Valenz für die Betroffenen somit zu einem eigenständigen Problem, für das Lösungen gefunden werden müssen.

Kritische Lebensereignisse und Selbstregulationsdefizite besitzen reziproke Zusammenhänge. Subjektiven Stress erzeugende negative Lebensereignisse (Tsai et al., 2019) führen bei Betroffenen zu einer Beeinträchtigung präfrontaler Exekutivfunktionen (Girotti et al., 2018), und infolgedessen zu einer reduzierten Selbstregulationskapazität. Auf der anderen Seite führen situative oder überdauernde Selbstregulationdefizite dazu, dass externe Stressoren weniger gut bewältigt werden (Xin et al., 2020) und zu einer erhöhten psychischen Belastung führen können (Shields et al., 2017).

Aus den genannten Gründen ist die Unterstützung der Selbstregulation für die Therapie von Anpassungsstörungen wesentlich. Ein zentraler Punkt ist hierbei die aktive Reduktion der Belastung durch Erarbeitung von Bewältigungsstrategien für das Kernsymptom Präokkupation (Eberle & Maercker, 2022).

Die in diesem Kapitel vorgeschlagenen Selbstregulationsstrategien sind bedürfnisorientiert, wenig aufwändig und adressieren häufige Phänomene bei Anpassungsstörungen. Es gibt zahlreiche weitere hilfreiche Stressregulationsstrategien. Gut einsetzbare Ideen finden sich in den Skills-Trainings der Dialektisch-Behavioralen Therapie (DBT, Linehan, 2008), ebenso in der Akzeptanz- und Commitmenttherapie (ACT, Hayes, 2008), und der Mindfulness Based Stress Reduction (MBSR, Kabat-Zinn, 2019), um nur einige der vielen therapeutischen Möglichkeiten zu nennen. Auch die Wiederaufnahme einer körperlichen Aktivität unterstützt die Selbstregulation und ist daher immer empfehlenswert.

Bei der Arbeit an Selbstregulationsstrategien sollten Therapeut:innen im Blick behalten, dass nicht alle Strategien für jede:n Betroffene:n die »Richtigen« sind. Dies erfordert ein flexibles, individuums- und lösungsorientiertes Experimentieren, bis die passenden und durchführbaren Strategien gefunden wurden (Kato, 2012; Cheng et al., 2012). Auf der anderen Seite ist es empfehlenswert, Strategien nicht zu rasch aufzugeben. Insbesondere wenn »nichts hilft«, kann es zielführend sein, Trainingseffekte von Strategien aufzuzeigen, und den Betroffenen zuversichtlich und zugewandt zu ermutigen, »dranzubleiben« (Linehan, 2008).

Hinweis

Therapeut:innen sollten nicht den Punkt übersehen, wann der Einsatz einer unterstützenden Medikation indiziert sein könnte. Insbesondere schwere Schlafstörungen und Suizidgedanken können darauf hinweisen. Dann können **INFO 53** »Einsatzempfehlung: Medikamentöse Unterstützung der Selbstregulation« und **INFO 54** »Medikamentöse Unterstützung der Selbstregulation« weiterhelfen.

Zudem sollten diagnostische Überlegungen den therapeutischen Prozess begleiten, um andere behandlungsbedürftige psychische Erkrankungen nicht zu übersehen. So ist beispielsweise der Schweregrad einer depressiven Symptomatik festzustellen, ab welchem die Empfehlung einer zusätzlichen medikamentösen antidepressiven Therapie ausgesprochen werden sollte.

Die therapeutischen Interventionen der Materialien dieses Kapitels basieren neben Grawes Konsistenztheorie auf folgenden Theorien bzw. theoretischen Hintergründen:

- Dialektisch-Behaviorale Therapie (Linehan, 2008)
- gängige Literatur zu Kriseninterventionen
- vorhandene Studienergebnisse zu Medikamenten bei Anpassungsstörungen

Arbeits- und Informationsmaterial

INFO 43 Einsatzempfehlung: Psychoedukation zur Überforderung in der Selbstregulation
Auf diesem Informationsblatt werden Psychoedukationsinhalte zum Thema Selbstregulation konkretisiert. Sie finden hier Empfehlungen zur Durchführung der Intervention sowie mögliche Folgeinterventionen.

INFO 44 Überforderung in der Selbstregulation in einer Krise
Die Psychoedukation dieses Informationsblatts unterstützt die Betroffenen darin, ihre Überforderung in der Selbstregulation und deren Konsequenzen bei sich selbst einzuordnen und nachzuvollziehen.

INFO 45 Einsatzempfehlung: Bedürfnisorientierte Mikroanalysen zum Erarbeiten von Selbstregulationsstrategien
Das Informationsblatt gibt Empfehlungen für die Durchführung von bedürfnisorientierten Mikroanalysen, die durch den Einsatz der Materialien **AB 55** »Selbstregulationsstrategien für das Grundbedürfnis Bindung« bis **AB 61** »Selbstregulationsstrategien für das Grundbedürfnis Anregung / Entwicklung« unterstützt werden.

AB 55 Selbstregulationsstrategien für das Grundbedürfnis Bindung
Das Arbeitsblatt vermittelt Begriffe zur Präzisierung des Bedürfnisses. Außerdem erläutert es Markergefühle, an denen man ein unerfülltes Bindungsbedürfnis erkennt. Darüber hinaus liefert es Ideen für Strategien im Umgang mit einem situativ unerfüllten Bedürfnis nach Bindung.

AB 56 Selbstregulationsstrategien für das Grundbedürfnis Autonomie
Das Arbeitsblatt vermittelt Begriffe zur Präzisierung des Bedürfnisses. Außerdem erläutert es Markergefühle, an denen man ein unerfülltes Auntonomiebedürfnis erkennt. Darüber hinaus liefert es Ideen für Strategien im Umgang mit einem situativ unerfüllten Bedürfnis nach Autonomie.

AB 57 Selbstregulationsstrategien für das Grundbedürfnis Spaß / Freude
Das Arbeitsblatt vermittelt Begriffe zur Präzisierung des Bedürfnisses. Außerdem erläutert es Markergefühle, an denen man ein unerfülltes Bedürfnis nach Spaß / Freude erkennt. Darüber hinaus liefert es Ideen für Strategien im Umgang mit einem situativ unerfüllten Bedürfnis nach Spaß / Freude.

AB 58 Selbstregulationsstrategien für das Grundbedürfnis Selbstwert
Das Arbeitsblatt vermittelt Begriffe zur Präzisierung des Bedürfnisses. Außerdem erläutert es Markergefühle, an denen man ein unerfülltes Selbstwertbedürfnis erkennt. Darüber hinaus liefert es Ideen für Strategien im Umgang mit einem situativ unerfüllten Bedürfnis nach Selbstwert.

AB 59 Selbstregulationsstrategien für das Grundbedürfnis Sicherheit / Orientierung / Kontrolle
Das Arbeitsblatt vermittelt Begriffe zur Präzisierung des Bedürfnisses. Außerdem erläutert es Markergefühle, an denen man ein unerfülltes Bedürfnis nach Sicherheit / Orientierung / Kontrolle erkennt. Darüber hinaus liefert es Ideen für Strategien im Umgang mit einem situativ unerfüllten Bedürfnis nach Sicherheit / Orientierung / Kontrolle.

AB 60 Selbstregulationsstrategien für das Grundbedürfnis Erholung
Das Arbeitsblatt vermittelt Begriffe zur Präzisierung des Bedürfnisses. Außerdem erläutert es Markergefühle, an denen man ein unerfülltes Erholungsbedürfnis erkennt. Darüber hinaus liefert es Ideen für Strategien im Umgang mit einem situativ unerfüllten Erholungsbedürfnis.

AB 61 Selbstregulationsstrategien für das Grundbedürfnis Anregung / Entwicklung
Das Arbeitsblatt vermittelt Begriffe zur Präzisierung des Bedürfnisses. Außerdem erläutert es Markergefühle, an denen man ein unerfülltes Bindungsbedürfnis erkennt. Darüber hinaus liefert es Ideen für Strategien im Umgang mit einem situativ unerfüllten Bedürfnis nach Anregung / Entwicklung.

INFO 46 Selbstregulationsstrategie: Aktive Aufmerksamkeitslenkung
Die Strategie der Ablenkung wird häufig zur Selbstregulation vorgeschlagen (Linehan, 2008). Der deutsche Begriff *Ablenkung* impliziert aufgrund unseres üblichen Sprachgebrauchs, dass man das eigentlich Wichtige vergisst, um sich von Unwichtigem »ablenken zu lassen«. Daher wird hier der Begriff Aufmerksamkeitslenkung verwendet, der positivere Assoziationen wie Achtsamkeit oder Selbstführung auslöst. Die Bedeutung der Aufmerksamkeitseinengung in Lebenskrisen wird diskutiert und die beiden Strategien *5-Sinne-Achtsamkeit* und *Engagiertes Handeln* (Linehan, 2008) beschrieben.

INFO 47 Emotionale Selbstregulationsstrategie: Dankbarkeit
Nach einer kurzen Einleitung zur emotionsregulatorischen Evozierung von positiven Gefühlen (van Cappellen, 2020) finden Sie eine Anleitung zur Durchführung einer erlebnisorientierten Dankbarkeitsübung und Hinweise zum Umgang mit möglicherweise auftretenden Schwierigkeiten. Dankbarkeit hat einen positiven Effekt auf die psychische und körperliche Gesundheit (Boggis et al., 2020). Es wirkt als Puffer zwischen täglichen Belastungen und Lebenszufriedenheit (Tachon et al., 2021). Dankbarkeit hat darüber hinaus einen gut belegten Effekt auf Prävention und Remission von Suizidalität und eignet sich daher auch bei Betroffenen mit Suizidgedanken (McGuire et al., 2022; Herzog et al., 2022). Falls Betroffene angeben, allgemein keinen emotionalen Zugang zu dem Gefühl der Dankbarkeit zu haben, sollte man auf diese Strategie verzichten.

INFO 48 Emotionale Selbstregulationsstrategie: Liebe / Mitgefühl / Mitfreude / Gelassenheit
Nach einer kurzen Einleitung zur emotionsregulatorischen Evozierung von positiven Gefühlen (van Cappellen, 2020) finden Sie hier eine Einführung in die emotionsregulatorische Arbeit anhand der buddhistischen Metta-Tradition Liebe / Mitgefühl / Mitfreude / Gelassenheit (Jinpa, 2016). Auch wenn diese vier Emotionsregulationsstrategien gemeinsam verwendet werden, ist die Evozierung von z. B. Liebe oder Mitfreude unabhängig einsetzbar. Bindungstraumata in der Geschichte der Betroffenen stellen eine relative Kontraindikation für die Neueinführung dieser Strategie in einer Krise dar.

AB 62 Selbstregulationsstrategien bei Gedankenkreisen
Präokkupation (Eberle & Maercker, 2021) ist das Kernsymptom von Anpassungsstörungen im ICD-11. Auf diesem Arbeitsblatt wird der Begriff zur besseren Verständlichkeit mit Gedankenkreisen übersetzt. Die Interventionen beruhen auf der Attentional Training Technique (ATT) der Metakognitiven Therapie (Wells, 2011) in unterschiedlichen Variationen, von einer stark vereinfachten Übung bis hin zum Verweis auf die Originalversion. Es gibt empirische Hinweise zur Wirksamkeit der ATT als Standalone-Intervention bei Symptomen von Anpassungsstörungen (Nassif & Wells, 2014; Myhr et al., 2019). Die hier vereinfachte Version erleichtert die Einführung der Technik bei Menschen mit einer störungsbedingt eingeschränkten Konzentrationsfähigkeit.

INFO 49 Schlafstörungen in der Krise
Schlafstörungen sind eines der häufigsten Symptome bei Anpassungsstörungen (Doherty et al., 2019b). Auf diesem Informationsblatt finden Betroffene eine ressourcenorientierte Perspektive auf Schlafstörungen. Stressinduzierte Schlafstörungen werden durch den evolutionsbiologischen Kontext (McNamara & Auerbach, 2010) und die Relativierung der Konsequenzen (Brownlow et al., 2020) in ihrer subjektiven Bedrohlichkeit für die Betroffenen reduziert. Indiziert ist dies bei Betroffenen, die durch ihre Schlafstörungen beunruhigt sind.

AB 63 Strategien im Umgang mit Schlafstörungen in der Krise
Das Arbeitsblatt gibt einen Einstieg in die Arbeit an hilfreichen Strategien, die durch Therapeut:innen und Betroffene ergänzt, erweitert und individualisiert werden können.

INFO 50 Einsatzempfehlung: Selbstvorwürfe und Selbstkritik
Menschen mit Anpassungsstörungen erleben nicht selten negative Konsequenzen von Fehlentscheidungen oder Fehlern. Selbstvorwürfe können die Bewältigung negativ beeinflussen, daher kann die therapeutische Arbeit hieran indiziert sein. Hier finden Sie Ideen für die Arbeit an Selbstvorwürfen und Selbstkritik anhand von **AB 64** »Auf der Suche nach dem guten Grund«, **AB 65** »Fehlerkultur« und **AB 66** »Selbstkritik«.

INFO 51 Fehlentscheidungen
Dieses Informationsblatt fasst Gründe zusammen, die zu Fehlentscheidungen führen können. Es motiviert Betroffene, sich mit diesen Gründen auseinanderzusetzen.

AB 64 Auf der Suche nach dem guten Grund
Mithilfe dieses Arbeitsblatts können sich Betroffene im Anschluss an die Psychoedukation in die Auseinandersetzung mit ihren eigenen Fehlentscheidungen begeben.

AB 65 Fehlerkultur
Betroffene mit einer allgemein perfektionistischen Einstellung und ablehnenden Haltung gegenüber Fehlern können durch den Inhalt des Arbeitsblatts ihre Haltung reflektieren und Alternativen entwickeln.

AB 66 Selbstkritik
Auf diesem Arbeitsblatt wird eine ausgewogene Sichtweise auf Selbstkritik vermittelt. Selbstkritik motiviert einerseits zu einer persönlichen Entwicklung, andererseits blockiert sie diese, wenn sie persönliche Ressourcen nicht einbezieht. Eine Alternative im Sinne eines ausgewogenen, wertschätzenden und freundlichen inneren Dialogs wird vorgeschlagen.

INFO 52 Einsatzempfehlung: Selbstfürsorge und Regenerationsbedürfnis
Menschen mit Anpassungsstörungen leiden häufig unter Erschöpfung, die sich als Resultat einer überlastenden Lebenssituation entwickelt hat. Auf den Materialien **INFO 53** »Ein Ausstieg aus dem Stress-Erschöpfungs-Kreis« und **INFO 54** »Selbstfürsorge und Regeneration« finden Sie Ideen, um Betroffene zu unterstützen, ihr Erholungsbedürfnis adäquat zu berücksichtigen.

INFO 53 Ein Ausstieg aus dem Stress-Erschöpfungs-Kreis
Anhand dieses Informationsblatts arbeiten Betroffene an Strategien, die ihnen helfen können, sich aus einem übererregt-erschöpften Zustand heraus zu erholen.

INFO 54 Selbstfürsorge und Regeneration
Dieses Informationsblatt diskutiert drei wichtige erholungshinderliche Grundannahmen und vermittelt die zentrale gesundheitsförderliche Aussage: »Wir können es uns nicht leisten, auf Erholung zu verzichten.«

INFO 55 Einsatzempfehlung: Die medikamentöse Unterstützung bei Anpassungsstörungen
Hier finden Sie Informationen zum Einsatz von Medikamenten bei Anpassungsstörungen, die ärztlichen und nicht-ärztlichen Therapeut:innen als Orientierung in diesem vieldiskutierten Einsatzgebiet dienen können.

INFO 56 Möglichkeiten und Risiken der medikamentösen Unterstützung der Selbstregulation
Auf diesem Informationsblatt erhalten Betroffene wichtige Informationen, die sie darin unterstützen, kompetent die medikamentöse Therapie mitzugestalten. Im Sinne der Suizidprävention ist die Empfehlung zu betonen, bei ausbleibender Wirkung und / oder Nebenwirkungen den Einsatz anderer Medikamente zu erbitten (Tubbs et al., 2021).

Einsatzempfehlung: Psychoedukation zur Überforderung in der Selbstregulation

Eine Psychoedukation hinsichtlich der logischen Zusammenhänge zwischen überforderter Selbstregulation negativer innerer Zustände und Krisenerschöpfung hilft Betroffenen dabei, mehr Verständnis für ihre Reaktionen zu entwickeln. Ein zentraler Aspekt für die positive Bewältigung von Anpassungsstörungen ist der daraus entstehende akzeptierendere und geduldigere Umgang mit Beeinträchtigungen in der Krise sowie die vermehrte Bereitschaft, Unterstützung anzunehmen, ohne dies als persönliches Versagen zu bewerten. **INFO 44** »Überforderung in der Selbstregulation in der Krise« unterstützt die Vermittlung der wesentlichen Informationen.

Indikation der Interventionen
Die Betroffenen berichten über dysreguliertes, belastendes inneres Erleben.

Handlungsanleitung
Den Betroffenen kann mithilfe des Bildes einer Alarmanlage der Teufelskreis der überforderten Selbstregulation vermittelt werden: »Die überschießenden negativen Gefühle und Wahrnehmungen haben die Funktion einer Alarmanlage. Sie zeigen uns an, dass wir uns dringend um ein Problem kümmern müssen. Diese Alarmanlage hat jedoch keinen Aus-Knopf. Haben Sie einmal einen lauten Ton über längere Zeit gehört? Meist ist es schwierig, sich dabei noch auf anderes konzentrieren zu können. Es wird für uns genauso wichtig, unsere innere Alarmanlage abzuschalten, wie das Problem selbst zu lösen. Hierfür tun wir in unserer Not manchmal Dinge, die negative Konsequenzen haben, beispielsweise Alkohol trinken, um einschlafen zu können. Zudem sind wir nach einer gewissen Zeit erschöpft. Denn wir müssen eine externe Problematik bewältigen und sind gleichzeitig von unserer inneren Alarmanlage gestresst.«

Bei manchen Betroffenen steht die Dysfunktionalität der angewendeten Strategien im Vordergrund, und die damit häufig verbundenen Selbstabwertungen. In dem Fall bieten sich neben dem Erarbeiten alternativer, funktionalerer Strategien Interventionen zur Reduktion der Selbstvorwürfe an: »Wenn Sie sich Ihre Versuche, irgendwie mit dieser lauten inneren Alarmanlage umzugehen, jetzt anschauen, ist Ihnen klarer geworden, dass Sie einen guten Grund hatten, dies so zu tun?«

Bei anderen Betroffenen stellt sich heraus, dass eher die resultierende Erschöpfung problematisch ist. Hier kann man das stark unerfüllte Erholungsbedürfnis herausarbeiten, validieren und Strategien suchen, durch die die Betroffenen am ehesten zur Ruhe und in die Erholung kommen können. Hilfreiche Selbstregulationsstrategien können am besten durch Mikroanalysen erarbeitet werden.

Mögliche Schwierigkeiten
Die Betroffenen zeigen eine geringe Zuversicht, wirksamere Strategien zu finden.

Dies ist häufig der Fall. Betroffene können demotiviert und verunsichert sein und eine geringe Selbstwirksamkeitserwartung zeigen. Helfen kann das Aufzeigen von Unterschieden in den Voraussetzungen (»Sie haben sich jetzt entschieden, Unterstützung zu suchen. Wir suchen jetzt also zu zweit Strategien. Das heißt also, Sie haben doppelt so viele Gehirne zur Verfügung! Zudem bin ich darin ausgebildet, und Sie wissen, was Ihnen entspricht. Zusammen sind wir ein super Team!«) oder das Validieren und Adressieren der Schwierigkeiten (»Es ist völlig nachvollziehbar, dass Sie nach der langen Zeit, die Sie bereits verzweifelt versuchen, Selbstregulationsstrategien anzuwenden, demotiviert sind und Sorgen haben, dass wir vielleicht keine geeigneten finden. Damit haben Sie auch noch weitere wichtige Punkte identifiziert, mit denen wir nun zu kämpfen haben, und zwar Ihr reduziertes Selbstvertrauen und die geringe Zuversicht. Je nachdem, wie weit das Ihr Engagement reduziert, ist es sinnvoll, dafür Bewältigungsstrategien zu suchen. Was meinen Sie?«).

Überforderung in der Selbstregulation in einer Krise

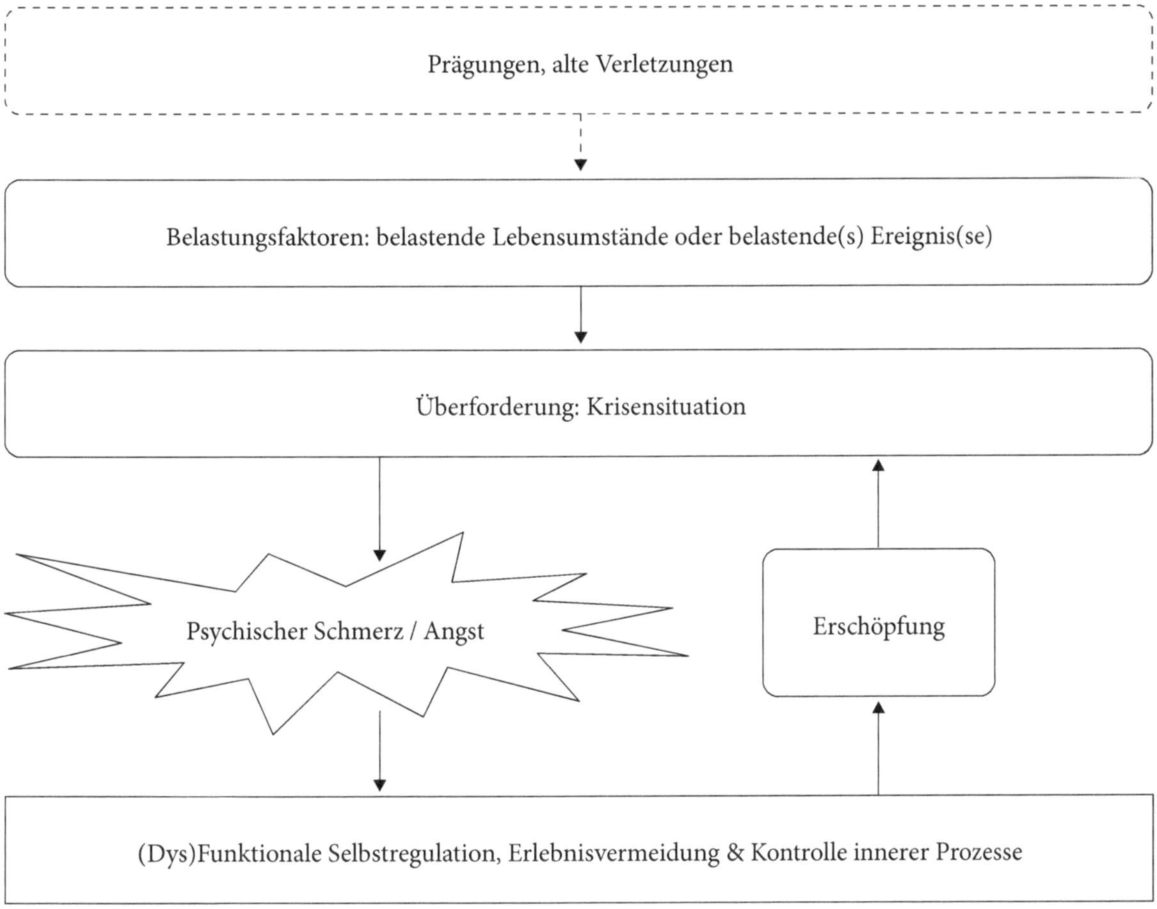

Störungsmodell: Selbstregulation

In der Abbildung sehen Sie, wie neurobiologische Vorgänge eine Krise aufrechterhalten können. Man spricht bei sich selbst aufrechterhaltenden Wechselwirkungen auch von einem Circulus vitiosus oder umgangssprachlich Teufelskreis. Im Folgenden wollen wir diesen kurz beschreiben:

Lebensgeschichtliche Prägungen. Fast alle Menschen müssen sich in ihrer Lebensgeschichte mit schmerzhaften Ereignissen auseinandersetzen, die sie in Form von Prägungen besonders verletzbar gegenüber bestimmten Umständen machen können.

Auslösende Ereignisse. Manche Krisen entstehen, wenn ein Ereignis eintritt, das genau diese individuelle Verletzbarkeit getriggert wird. Andere Krisen entstehen, indem zu viele belastende Ereignisse auf einmal auftreten, wieder andere, wenn ein Ereignis uns die innere oder äußere Lebensgrundlage entzieht.

Emotionale Bewertung. Belastende Lebenssituationen werden von Betroffenen als Krisen wahrgenommen, wenn ihre Bewältigungsstrategien für deren Überwindung überfordert sind.

Überforderung in der Selbstregulation in einer Krise

Inneres Erleben. Zentral für menschliche Krisen ist ein intensives, unangenehmes inneres Erleben, das sich vor allem auszeichnet durch:

- Ängste, die sich in Form von Bedrohungserleben, sorgenvollem Gedankenkreisen oder gar überflutenden Angstattacken äußern können.
- psychologischen Schmerz: Den psychologischen Schmerz spüren wir sogar körperlich (Bild: »Mein Herz ist gebrochen. Es schmerzt mich so, dass das passieren konnte«). Tatsächlich verarbeitet unser Gehirn körperlichen und seelischen Schmerz teilweise in ähnlichen Hirnregionen.

Zudem kommt es häufig zu einem starken subjektiven Stresserleben, das in unterschiedlichem Ausmaß mit der Aktivierung des physiologischen Stresssystems einhergeht. Man kann dies mit einer inneren Alarmanlage vergleichen, die anzeigt, dass etwas definitiv nicht in Ordnung ist. Dieses negative Erleben kann so überflutend werden, dass es für Betroffene unerträglich wird. Ab dem Zeitpunkt wird die innere Not im Erleben von Betroffenen zentral.

Konsequenzen und problemaufrechterhaltende Kreisläufe

Der Hauptfokus ist für Betroffene dann nicht mehr die Lösung externer Probleme, sondern das Beenden des unangenehmen inneren Zustandes (»Ich will nur noch, dass es aufhört!«). Es kann sein, dass Menschen in der Not dann Dinge tun, die ihnen eigentlich nicht entsprechen, wie zum Beispiel der Konsum von Alkohol (»Nur wenn ich genug getrunken habe, kann ich mein Gedankenkreisen aushalten und einschlafen«). Das kann dazu führen, dass sie zusätzlich unter den negativen Konsequenzen dieser Selbstregulationsstrategie leiden. Zudem kann es dazu kommen, dass sich Betroffene Vorwürfe machen, dass sie diese bestimmte Strategie anwenden (»Ich weiß eigentlich, dass ich das nicht sollte. Aber ich mache es trotzdem. Ich bin einfach zu schwach«). Das kann den Selbstwert der Betroffenen zusätzlich verringern.

Selbst wenn Betroffene ausschließlich »positive« Selbstregulationsstrategien anwenden, also Strategien, die keine negativen Konsequenzen haben und die Betroffenen selbst als gut bewerten, kann es zu einer Erschöpfung kommen, da der ständige Anspruch von Alltagsbewältigung, Problemlösung und Selbstregulation auf Dauer überfordert. In dem Moment der Erschöpfung bestätigt sich die Selbstwahrnehmung, sich in einer Lebenskrise zu befinden (»Ich komme nicht mehr klar. Ich schaffe es nicht.«) und somit schließt sich der Kreis.

Haben Sie diesen Teufelskreis in Ihrer Krise so erlebt? Bitte beschreiben Sie Ihre Erlebnisse:

....

....

....

....

Einsatzempfehlung: Bedürfnisorientierte Mikroanalysen zum Erarbeiten von Selbstregulationsstrategien

Betroffene sind im Rahmen einer Lebenskrise auf besonders effektive Selbstregulationsstrategien angewiesen. Bedürfnisorientierte Strategien sind aufgrund ihrer nährenden Wirkung auf unerfüllte psychologische Bedürfnisse (Tomova et al., 2020) im Kontext von Lebenskrisen als besonders geeignet anzusehen.

Die Materialien **AB 55** »Selbstregulationsstrategien für das Grundbedürfnis Bindung« bis **AB 61** »Selbstregulationsstrategien für das Grundbedürfnis Anregung / Entwicklung« vermitteln Begriffe zur Feinbestimmung des relevanten Bedürfnisses, Markergefühle, an denen man ein unerfülltes Bedürfnis erkennt, und Ideen für Strategien im Umgang mit situativ unerfüllten psychologischen Bedürfnissen.

Indikation der Interventionen

Die Betroffenen berichten über dysreguliertes, belastendes inneres Erleben.

Handlungsanleitung

Es ist sinnvoll, zunächst an die Funktion negativer Gefühle als Marker für unerfüllte psychologische Bedürfnisse zu erinnern. Problematisch im Umgang mit dieser Markerfunktion in Lebenskrisen ist, dass Betroffene häufig kurzfristig keine Möglichkeiten sehen, die unerfüllten Bedürfnisse zu erfüllen. Falls dies der Fall sein sollte, kann auf die Ähnlichkeit zwischen physiologischen und psychologischen Bedürfnissen hingewiesen werden (Tomova et al., 2020): »Physiologische und psychologische Bedürfnisse haben einige Gemeinsamkeiten. Je länger wir nichts mehr gegessen haben, umso stärker wird unser Hunger, bis er regelrecht quälend sein kann. Wenn wir sehr hungrig sind, können wir durch einen Snack die Intensität unseres Hungergefühls mildern. Genauso werden negative Gefühle bei unerfüllten psychologischen Bedürfnissen immer stärker, je stärker die Not des Bedürfnisses ist. Wenn wir das Bedürfnis ein wenig stillen, nimmt auch hier die Intensität des negativen Gefühls ab. Ich würde gerne mit Ihnen derartige »psychologische Snacks« anschauen. Auch wenn sie nicht der gewünschten »Hauptmahlzeit« entsprechen, können sie dennoch dazu beitragen, das negative Gefühl ein wenig zu reduzieren.«

Voraussetzung für bedürfnisorientierte Selbstregulationsstrategien ist die Identifikation der unerfüllten Bedürfnisse.

- **Die bedürfnisorientierte Makroanalyse als Grundlage.** Betroffenen hilft es, wenn sie bereits ihre Bedürfnislage in der aktuellen Lebenssituation untersucht haben, da dies eine grobe Orientierung anbietet. Die Makroanalyse kann mithilfe von **INFO 36** »Einsatzempfehlung: Die bedürfnisorientierte Makroanalyse im Problemlösungsprozess« durchgeführt werden. Häufig finden sich die hier identifizierten »Lebenskrisenthemen« auch in den situativen Tiefpunkten wieder.
- **Bedürfnisorientierte Mikroanalysen.** Die bedürfnisorientierte Mikroanalyse hilft Betroffenen dabei, situativ unerfüllte Bedürfnisse zu identifizieren. Viele Betroffene berichten darüber, in der Lebenskrise weniger Zugang dazu zu haben, was sie in bestimmten Situationen brauchen würden, und sind somit angewiesen auf Unterstützung wie z. B. die Arbeitsblätter zu den Selbstregulationsstrategien.

Einsatzempfehlung: Bedürfnisorientierte Mikroanalysen zum Erarbeiten von Selbstregulationsstrategien

In unterschiedlichen Situationen sind andere Bedürfnisse unerfüllt. Somit führen auch andere Strategien zu einer Teilerfüllung des unerfüllten Bedürfnisses. Man untersucht also, um welche Bedürfnisse es sich gerade handelt und was man tun kann, um sie ein wenig zu nähren. Ziel ist, dass Betroffene diese Untersuchung selbstständig durchzuführen lernen. Ein erstes gemeinsames Durcharbeiten ist wichtig zum Verständnis, um Unklarheiten beseitigen und Nachfragen beantworten zu können. Hierbei zeigt sich auch, ob Betroffene voraussichtlich in der Lage sein werden, diese Intervention in Eigenregie durchzuführen.

Betroffene erhalten zunächst die Anleitung, sich den letzten Tiefpunkt der vergangenen 24 bis 48 Stunden in Erinnerung zu rufen. Sie können sich nun die Arbeitsblätter zu den Selbstregulationsstrategien vornehmen und anstreichen, welche Begriffe eine innere Resonanz hervorrufen. Hierbei sind drei Fragen wichtig: »Was hat mir in dem Moment gefehlt? Was hätte mir gutgetan? Was hätte ich gebraucht?« Die innere Resonanz ist in diesem Zusammenhang ein häufig körperlich empfundenes »Just-right»-Gefühl, im Sinne von »Genau das bräuchte ich. Genau das fehlt mir. Das würde mir so guttun.« Die innere Resonanz auf einen Bedürfnisbegriff wird häufig im Oberkörper lokalisiert, und ist mit einer vertieften Atmung assoziiert, oder einem Nachlassen von Anspannung. Es wird beschrieben wie eine spürbare Anziehungskraft.

Die Betroffenen machen teilweise die Erfahrung, dass sich die Resultate ihrer Makoanalyse in der durchgeführten Mikroanalyse widerspiegeln. Es ist dann wichtig, zu vermitteln, dass dies nicht immer der Fall ist. Daher kann es wichtig sein, dass sich Betroffene in einem nächsten situativen Tiefpunkt die Arbeitsblätter nochmals vornehmen, und überprüfen, welche Bedürfnisse dieses Mal eine Sättigung benötigen.

Die Markergefühle, die in den Arbeitsblättern erwähnt werden, können Hinweise bei dieser Arbeit bieten. Die Untersuchung der Bedürfnisse hat einen guten Trainingseffekt, sodass es vielen Betroffenen immer einfacher fällt, sich über ihre unerfüllten Bedürfnisse klar zu werden, mit oder ohne Unterstützung durch die Arbeitsblätter.

Tipp • Bedürfnisorientierte Selbstregulationsstrategien

Sind die unerfüllten Bedürfnisse identifiziert, können die beschriebenen Ideen als Ausgangslage für Überlegungen dienen, welche Selbstregulationsstrategien den Betroffenen helfen würden und ihnen passend erscheinen. Besonders wichtig ist hier die Frage nach der Verfügbarkeit. Eine gute Selbstregulationsstrategie sollte möglichst immer verfügbar sein.

Mögliche Schwierigkeiten

Die Betroffenen zeigen sich überfordert in der bedürfnisorientierten Mikroanalyse.

Diese komplexe Arbeit ist nicht jederzeit durchführbar. Vor allem, wenn das psychophysiologische Arousal in der Sitzung sehr hoch ist, sollte zunächst die Anspannung reduziert werden, beispielsweise mithilfe der Skills aus der Dialektisch Behavioralen Therapie (Linehan, 2008). Auch bei Menschen, die bisher wenig Zugang zu ihrem psychologischen Bedürfnissystem hatten, die also nicht genau wissen, was sie eigentlich brauchen, bieten sich zunächst die Skills an. Bedürfnisorientierte Strategien können längerfristig dennoch bearbeitet werden, wenn die Betroffenen sich hierfür motiviert zeigen.

Selbstregulationsstrategien für das Grundbedürfnis Bindung

Begriffe, die Menschen verwenden, um über ihr Bedürfnis nach Bindung zu sprechen
Geborgenheit, Vertrauen, Frieden, Harmonie, Gegenseitigkeit, Verbindung, Nähe, Intimität, Akzeptanz, wahrgenommen werden, Aufmerksamkeit, Einfühlung, Verständnis, Kontakt, Fürsorge, Dankbarkeit, Tiefe, Zugehörigkeit, geben, lieben, sich geliebt fühlen, Austausch

Eigene Begriffe:

....

....

Markergefühle für ein unerfülltes Bindungsbedürfnis
Einsamkeit, sich alleine fühlen, Verlustangst oder …

....

....

Mögliche Strategien / Skills, um ein unerfülltes Bindungsbedürfnis ein wenig zu stillen

- Jemanden anrufen, eine Mail schreiben
- Mich verabreden
- Für Menschen da sein (z. B., wenn sie leiden)
- Mir ein Hobby suchen, dass ich in einer Gruppe ausübe
- Die Gesellschaft anderer, auch unbekannter Menschen suchen
- Innerlich bereit sein für Kontakt
- Zulassen, dass mich jemand kennenlernt, wie ich bin
- Konflikte oder Störungen in einer Beziehung ansprechen und klären

....

....

....

AB 56 • T P

Selbstregulationsstrategien für das Grundbedürfnis Autonomie

Begriffe, die Menschen verwenden, um über ihr Bedürfnis nach Autonomie zu sprechen
Freiheit, Unabhängigkeit, Privatsphäre, Rückzug, Authentizität, Selbstverwirklichung, selbstbestimmt sein, Wissen, (Selbst-)Entfaltung, Freiwilligkeit, Individualität, sich ausdrücken können, Selbstverwöhnung, Selbstzufriedenheit, (Selbst-)Bejahung, Selbstführung, Eigenständigkeit, …

Eigene Begriffe:

....

....

Markergefühle für ein unerfülltes Autonomiebedürfnis
Eingeengt, sich gefangen fühlen oder …

....

....

Mögliche Strategien / Skills, um ein unerfülltes Bedürfnis nach Autonomie ein wenig zu stillen

- Klären, welche Lebensträume und -ziele ich habe, und dann wählen, welche davon mir im Moment die wichtigsten sind
- Zu meinen Bedürfnissen stehen und diese kommunizieren
- Meine Kompetenz in Bereichen, in denen ich bisher von anderen abhängig war, vergrößern
- Mein Alleinsein genussvoll und attraktiv gestalten
- Mir ein Hobby überlegen, das ich ganz alleine durchführen kann: ....

....

....

....

Selbstregulationsstrategien für das Grundbedürfnis Spaß / Freude

Begriffe, die Menschen verwenden, um über ihr Bedürfnis nach Spaß / Freude zu sprechen
Freude, Harmonie, Gemütlichkeit, Spaß, Spiel, Humor, Kreativität, Leichtigkeit, Idee, Bewunderung, Fantasie, Genuss, Visionär sein, Selbstzufriedenheit, Achtsamkeit, Albernheit, Lebendigkeit, Vielfalt, (Selbst)Verwöhnung, Unterhaltung, Schönheit, Ästhetik, Harmonie …

Eigene Begriffe:

……………………………………………………………………………………………………

……………………………………………………………………………………………………

Markergefühle für ein unerfülltes Bedürfnis nach Spaß / Freude
Niedergeschlagenheit oder …

……………………………………………………………………………………………………

……………………………………………………………………………………………………

Mögliche Strategien / Skills, um ein unerfülltes Bedürfnis nach Spaß / Freude ein wenig zu stillen

- Kindern oder Tieren beim Spielen zuschauen (Online-Videos)
- Jeden Tag eine Sache finden, die meine Lebensfreude stärkt
- Den inneren Clown aktivieren
- Eine problemfreie Zeit definieren, in der ich nichts tun »muss«, und nur Zeit für Schönes habe, z. B. in der Nacht
- Meine Lieblingsserie oder meinen Lieblingsfilm schauen: ……………………………………
- Mein Hobby ausüben

……………………………………………………………………………………………………

……………………………………………………………………………………………………

……………………………………………………………………………………………………

Selbstregulationsstrategien für das Grundbedürfnis Selbstwert

Begriffe, die Menschen verwenden, um über ihr Bedürfnis nach Selbstwert zu sprechen
Beharrlichkeit, Authentizität, Integrität, Selbstzufriedenheit, Ermutigung, Geben / Tun, Selbstwirksamkeit, Effektivität, Akzeptanz, Anerkennung, Wissen, Individualität, Unabhängigkeit, (Selbst-)Kontrolle, Bewunderung, Respekt, Kompetenz, Erfolg, Weisheit, Wertschätzung

Eigene Begriffe:

....

....

Markergefühle für ein unerfülltes Bedürfnis nach Selbstwert
Scham, Selbstunsicherheit oder …

....

....

Mögliche Strategien / Skills, um ein unerfülltes Bedürfnis nach Selbstwert ein wenig zu stillen

- Dinge tun, auf die ich stolz bin
- Jeden Abend drei Dinge notieren, die ich gemacht habe und für die ich mich anerkenne
- Mich selbst freundlich behandeln
- Mir Begrenztheiten, Fehler und langsames Lernen erlauben und auch nach außen zeigen
- Mich meinen Werten gemäß verhalten, unabhängig von anderen
- »Fishing for compliments« bei einer Vertrauensperson

....

....

....

Selbstregulationsstrategien für das Grundbedürfnis Sicherheit / Orientierung / Kontrolle

Begriffe, die Menschen verwenden, um über ihr Bedürfnis nach Sicherheit / Orientierung / Kontrolle zu sprechen
Beharrlichkeit, Sicherheit, Geborgenheit, Beständigkeit, Diskretion, Verbindlichkeit, Orientierung, Vertrauen, Ordnung, Aufrichtigkeit, Struktur, Klarheit, Sinn, Werte, Transparenz, Selbstführung, (Selbst-)Kontrolle, Disziplin, Integrität, einen eigenen Platz haben, Perspektive

Eigene Begriffe:

....

....

Markergefühle für ein unerfülltes Bedürfnis nach Sicherheit / Orientierung / Kontrolle
Unsicherheit, Verwirrtheit oder …

....

....

Mögliche Strategien / Skills, um ein unerfülltes Bedürfnis nach Sicherheit / Orientierung / Kontrolle ein wenig zu stillen

- Genau nachfragen
- Mir schriftliche Informationen einholen
- Ungereimtheiten und Diskrepanzen ansprechen
- Alltagsprozesse definieren, die ich vom Ablauf immer gleich mache
- Meinen Tag planen / Auf den Tagesplaner schauen

....

....

....

AB 60 • T P

Selbstregulationsstrategien für das Grundbedürfnis Erholung

Begriffe, die Menschen verwenden, um über ihr Bedürfnis nach Erholung sprechen
Ruhe, Geborgenheit, Erholung, (Selbst-)Genügsamkeit, Selbstzufriedenheit, Bequemlichkeit, Fokus, Entschleunigung, Frieden, Stille, Gelassenheit, Beständigkeit

Eigene Begriffe:

....

....

Markergefühle für ein unerfülltes Bedürfnis nach Erholung
Erschöpfung, Unruhe oder

....

....

Mögliche Strategien / Skills, um ein unerfülltes Bedürfnis nach Erholung ein wenig zu stillen

- Vor unerträglichen inneren Zuständen: Ablenkung durch ....
- Mir meine Zeit zum Traurig-Sein geben, bis ich mich innerlich verabschieden kann
- Richtig lange duschen
- Mich in Rücksichtnahme auf mein Bedürfnis nach Erholung abgrenzen, Nein sagen
- Kurz innehalten, prüfen: brauche ich eine Pause?
- Augen schließen und den Umgebungsgeräuschen lauschen
- Ein Bad nehmen oder in ein Spa gehen
- Mich innerlich sammeln
- Mir mehr Zeit nehmen für Kleinigkeiten
- Eine gleichförmige Tätigkeit, in der ich aufgehen kann, ausführen
- Nichts tun

....

....

....

Selbstregulationsstrategien für das Grundbedürfnis Anregung / Entwicklung

Begriffe, die Menschen verwenden, um über ihr Bedürfnis nach Anregung / Entwicklung sprechen
Abenteuer, Entwicklung, Selbstverwirklichung, Ermutigung, Abwechslung, Fantasie, Inspiration, Vielfalt, Lernen, Betätigung, Überraschung, Unterhaltung, Wachstum, Verbesserung, Weisheit

Eigene Begriffe:

....

....

Markergefühle für ein unerfülltes Bedürfnis nach Anregung / Entwicklung
Langeweile oder …

....

....

Mögliche Strategien / Skills, um ein unerfülltes Bedürfnis nach Anregung / Entwicklung ein wenig zu stillen:

- Mein Hobby ausführen
- Etwas Neues lernen: mich für einen Kurs anmelden, ein Buch lesen
- Austausch mit einer interessanten Person
- In einen Freizeitpark / einen Kinofilm / ein Museum / die Buchhandlung / eine belebte Straße gehen

....

....

....

Selbstregulationsstrategie: Aktive Aufmerksamkeitslenkung

Unangenehme innere Zustände wie Angst oder Schmerz haben eine stark aufmerksamkeitsbindende Wirkung. Die Tatsache, dass wir jederzeit an jeden beliebigen Zeitpunkt denken können, ist im Zusammenhang mit dieser aufmerksamkeitsbindenden Wirkung negativer Gefühle problematisch. Denn dies führt in Krisensituationen dazu, dass wir uns oft mit den Angst oder Schmerz auslösenden Momenten auseinandersetzen, während wir für die neutralen, oder vielleicht sogar positiven Ereignisse des jetzigen Augenblickes unachtsam werden. Dadurch wird unser inneres Erleben unausgewogen und die negativen Ereignisse beginnen, die Führung in unserem Bewusstsein zu übernehmen.
Gleichzeitig bedeutet die aufmerksamkeitsbindende Wirkung von negativen inneren Zuständen, dass eine bewusste Aufmerksamkeitslenkung von negativen Geschehnissen weg, auf etwas Neutrales oder Positives hin, aufwändig ist. Sie stellt Arbeit gegen einen inneren Widerstand dar, und es fühlt sich ein wenig an, als würden wir »gegen den Strom schwimmen«. Diese Anstrengung reduziert sich unter gewissen Umständen. Es fällt leichter, sich auf Dinge zu konzentrieren,

- die uns besonders interessieren (z. B. aktuelle Hobbys),
- die mit anderen Menschen verbunden sind (z. B. Gespräche),
- die eine hohe Präsenz voraussetzen (z. B. Sport).

Zwei Übungen helfen vielen Menschen, die in Krisenzeiten benötigte aktive Aufmerksamkeitslenkung umzusetzen. Beide Übungen sind ohne Vorbereitungen und überall durchführbar. Führen Sie die Übungen wiederholt durch und denken Sie während der Übungen immer mal wieder daran, tiefe und ruhige Atemzüge zu machen!

5-Sinne-Achtsamkeit

Setzen Sie bewusst Ihre Sinne ein, um sich im gegenwärtigen Augenblick zu verankern. Sie können sich auf den Hörsinn konzentrieren und bewusst alle Geräusche um Sie herum wahrnehmen. Konzentrieren Sie sich auf den Sehsinn. Öffnen Sie die Augen weit und nehmen Sie die Farben, Formen und Bewegungen um Sie herum wahr. Als nächstes konzentrieren Sie sich auf den Tastsinn. Spüren Sie die Oberfläche, auf der Sie sitzen oder stehen. Nehmen Sie die Temperatur wahr. Dann richten Sie die Aufmerksamkeit auf den Geschmacksinn. Wenn Sie etwas zu essen oder trinken in Reichweite haben, nehmen Sie einen kleinen Bissen oder Schluck und konzentrieren Sie sich auf Geschmack, Textur, Geruch und Temperatur des Aufgenommenen. Zuletzt können Sie sich noch auf den Geruchssinn konzentrieren. Was riechen Sie, wenn Sie versuchen, die kleinsten Geruchsmoleküle zu erschnüffeln? Je bedürfniserfüllender unsere Umgebung in dem Moment ist, desto höher der positive Nebeneffekt. Zum Beispiel die Bedürfnisse Harmonie, Schönheit, Ruhe, Inspiration, Anregung, Verbindung und viele andere können durch die 5-Sinne-Achtsamkeit je nach Umgebung erfüllt werden. Welche Bedürfnisse werden durch Ihre aktuelle Umgebung erfüllt?

Engagiertes Handeln

Richten Sie Ihre Aufmerksamkeit auf Ihre aktuellen Absichten und Ziele. Fragen Sie sich, was Sie in diesem Moment, in dieser Situation, tun möchten, und welche Bedürfnisse Sie sich hiermit erfüllen. Beginnen Sie dann, Ihre Handlungen bewusst auszuführen. Egal, ob Sie gerade arbeiten, essen, spazieren gehen oder eine andere Tätigkeit ausführen, tun Sie es mit voller Präsenz und Konzentration. Vielen Menschen hilft es, innerlich ihre Tätigkeiten zu kommentieren (*Ich stehe gerade auf und gehe zur Tür. Ich öffne die Tür. Ich gehe in die Küche. Ich …).* Wenn Sie bemerken, dass Sie mit den Gedanken zu anderen Dingen abschweifen, führen Sie sie sanft zurück zu Ihrer Tätigkeit und nehmen Sie das Kommentieren wieder auf.

Emotionale Selbstregulationsstrategie: Dankbarkeit

Emotionale Selbstregulationsstrategien nutzen die Tatsache, dass negative Gefühle durch das zeitgleiche Bestehen von positiven Gefühlen reguliert werden können. Leider können wir positive Gefühle nicht einfach so »herbeiwollen«. Im Gegenteil kann es sein, dass wir uns noch schlechter fühlen, wenn wir das gewünschte Gefühl nicht erreichen. Positive Gefühle entstehen, wenn wir unsere Konzentration auf etwas lenken, das uns interessiert, unseren Bedürfnissen und Werten entspricht und uns positiv stimmt. Es kann mitunter eine Herausforderung sein, solche Aspekte zu identifizieren. Insbesondere in Krisensituationen ist es möglicherweise schwierig, positive Elemente in unserem Leben zu erkennen. Vielen Betroffenen fallen aber nach einer Bedenkzeit doch Kleinigkeiten auf, die positive Gefühle hervorrufen.

Im Folgenden lernen Sie die Möglichkeit zur Selbstregulation durch das Gefühl »Dankbarkeit« kennen. Dankbarkeit eignet sich wunderbar zur emotionalen Selbstregulation, denn es ist auch unter Stress häufig aktivierbar und zudem trainierbar. Es handelt sich bei dem positiven Gefühl Dankbarkeit nicht um die »Höflichkeitsdankbarkeit«, das »Danke-Sagen« oder »sich bedanken« als Teil unserer sozialen Umgangsregeln. Das emotionsregulatorische Gefühl von Dankbarkeit

- kann hervorgerufen werden durch Ereignisse, die gar nicht uns zuliebe passiert sind, zum Beispiel durch das Vogelzwitschern oder die wärmende Morgensonne,
- zeichnet sich durch ein Körpergefühl aus, das viele Menschen als warm, entspannt, positiv, prickelnd, beschreiben,
- führt manchmal zu einer vertieften Atmung oder einem leichten Lächeln.

Tipp

Ein kleiner Zusatznutzen für uns: In dem Moment, indem wir durch unsere Dankbarkeitsübung ein verändertes Körpergefühl erreichen können, dürfen wir davon ausgehen, dass die Übung auch positive Effekte für unsere körperliche Gesundheit hatte. Nett, oder?

Die Dankbarkeitsübung

- Bitte stellen Sie sich einen Wecker auf eine Minute ein. Das mag Ihnen etwas kurz vorkommen. In Lebenskrisen ist unsere Konzentrationsfähigkeit häufig vorübergehend reduziert, daher ist es sinnvoll, zunächst nicht allzu lange Übungen zu planen. Für die meisten Menschen ist eine Minute zudem ausreichend, um das Gefühl der Dankbarkeit hervorzurufen.
- Überlegen Sie sich, ob Ihnen etwas einfällt, wofür Sie Dankbarkeit erleben können.
- Konzentrieren Sie sich auf das Ereignis und spüren Sie immer wieder einmal in Ihren Körper hinein. Mit der Zeit kann es sein, dass sich das Körpergefühl einstellt. Dies dauert erfahrungsgemäß eine Zeitlang, vor allem wenn Sie zuvor sehr gestresst waren. Konzentrieren Sie sich bis dahin auf den Moment, an dem das Ereignis stattgefunden hat.
- Wenn sich das Körpergefühl eingestellt hat, können Sie beides gemeinsam genießen: den Moment, für den Sie dankbar sind, und das positive Körpergefühl.

Emotionale Selbstregulationsstrategie: Dankbarkeit

Wenn Sie ein positives Körpergefühl verspürt haben, ist es sinnvoll, diese Dankbarkeitsübung wiederholt in Ihren aktuellen Alltag einzubauen. Der positive Gesundheitseffekt kann durch Wiederholung und Training deutlich intensiviert werden. Es ist zudem eine unauffällige Übung, die keine Vorbereitungen benötigt und überall durchgeführt werden kann, sei es an der Bushaltestelle, auf dem WC oder beim Teetrinken.

Als Nebeneffekt kann durch eine Dankbarkeitsübung mit externen Auslösern unser Bedürfnis nach Verbindung gestillt werden. Wenn wir für etwas dankbar sind, das wir selbst getan haben, kann sich nebenbei unsere Beziehung zu uns selbst verbessern.

Troubleshooting
Bei manchen Menschen ruft das Gefühl von Dankbarkeit sekundär ein – eher unangenehmes – Gefühl von Schuld hervor. Diese beiden Gefühle sind sich sehr nah. Sie betrachten dasselbe aus einem positiven und aus einem negativen Blickwinkel. Hier kann es helfen, sich zunächst auf Ereignisse und Umstände zu konzentrieren, die nicht für sie selbst unternommen wurden. Finden Sie irgendetwas, für das Sie dankbar sein können, ohne dass das Gefühl von Schuld geweckt wird? Falls ja: Trainieren Sie das Gefühl von Dankbarkeit langsam dahin, bis es stärker als das Gefühl der Schuld ist. Dankbarkeit ist im Gegensatz zur Schuld gesünder und längerfristig energetisierender. So können wir sowohl für uns selbst als auch für andere mehr beitragen.

Wichtig

Wenn Sie aktuell das Körpergefühl nicht hervorrufen können: Wir sind nicht immer in der Lage, das Gefühl der Dankbarkeit zu erreichen. Selbst trainierten Menschen fällt dies manchmal schwer. Wenn Sie möchten, können Sie die Übung zu einem anderen Zeitpunkt wiederholen, und überprüfen, ob es dann möglich ist. Die Übung ist aber – wie alle Strategien – nicht für jeden geeignet. Achten Sie auf Ihre körperlichen Wahrnehmungen. Wenn Sie keine positiven Effekte wahrnehmen, suchen Sie sich eine andere Übung aus. Es gibt viele erfolgversprechende Strategien!

Emotionale Selbstregulationsstrategie: Liebe / Mitgefühl / Mitfreude / Gelassenheit

Emotionale Selbstregulationsstrategien nutzen die Tatsache, dass negative Gefühle durch das zeitgleiche Bestehen von positiven Gefühlen reguliert werden können. Leider können wir positive Gefühle nicht einfach so »herbeiwollen«. Im Gegenteil kann es sein, dass wir uns noch schlechter fühlen, wenn wir das gewünschte Gefühl nicht erreichen. Positive Gefühle entstehen, wenn wir unsere Konzentration auf etwas lenken, das uns interessiert, unseren Bedürfnissen und Werten entspricht und uns positiv stimmt. Es kann mitunter eine Herausforderung sein, solche Aspekte zu identifizieren. Insbesondere in Krisensituationen ist es möglicherweise schwierig, positive Elemente in unserem Leben zu erkennen. Vielen Betroffenen fallen aber nach einer Zeit zum Nachdenken doch Kleinigkeiten auf, die positive Gefühle hervorrufen.

Im Folgenden lernen Sie die Möglichkeit zur Selbstregulation durch eine vierminütige Übung aus dem tibetanischen Buddhismus kennen. Dieser nutzt und trainiert bereits seit vielen Jahrhunderten die emotionsregulatorische Funktion der emotionalen Aktivitäten Liebe, Mitgefühl, Mitfreude und Gelassenheit.

Übung • Liebe, Mitgefühl, Mitfreude und Gelassenheit

- Bitte stellen Sie sich einen Wecker, den Sie leicht betätigen können, auf eine Minute ein. Das mag Ihnen etwas kurz vorkommen. In Lebenskrisen ist unsere Konzentrationsfähigkeit häufig vorübergehend reduziert, daher ist es sinnvoll, zunächst nicht allzu lange Übungen zu planen. Für die meisten Menschen ist eine Minute zudem ausreichend, um die Gefühle hervorzurufen.
- Überlegen Sie sich ein Lebewesen, bei dem es Ihnen am einfachsten fällt, liebevolle Freundschaft zu verspüren, ohne andere allzu vorherrschende Gefühle.
- Konzentrieren Sie sich auf das Lebewesen und auf Ihre Liebe zu ihm. Wenn Ihre Aufmerksamkeit nachlässt, geleiten Sie sich behutsam wieder darauf zurück.
- Stellen Sie den Wecker erneut auf eine Minute ein.
- Überlegen Sie, ob Ihnen ein Moment einfällt, bei dem das Lebewesen gelitten hat. Konzentrieren Sie sich auf Ihr Mitgefühl ihm gegenüber, und darauf, was es in der Situation eigentlich gebraucht hätte. Wenn Ihre Aufmerksamkeit nachlässt, geleiten Sie sich behutsam wieder darauf zurück.
- Stellen Sie den Wecker erneut auf eine Minute ein.
- Überlegen Sie, ob Ihnen ein Moment einfällt, bei dem das Lebewesen glücklich, fröhlich oder zufrieden war. Schauen Sie, ob Sie sich mit ihm freuen können, und konzentrieren Sie sich darauf. Wenn Ihre Aufmerksamkeit nachlässt, geleiten Sie sich behutsam wieder darauf zurück.
- Stellen Sie den Wecker zum letzten Mal auf eine Minute ein.
- Stellen Sie fest, wie häufig Sie keinen Einfluss darauf haben, ob es dem Lebewesen gut geht oder schlecht, auch wenn Sie es sich noch so sehr wünschen würden. Bleiben Sie bei der Akzeptanz von diesem Gedanken, bis sich ein Gefühl von Gelassenheit gegenüber der wechselhaften Realität des Lebens einstellt, welches neben dem Wunsch nach Glück für das Lebewesen Platz nimmt. Wenn Ihre Aufmerksamkeit nachlässt, geleiten Sie sich behutsam wieder darauf zurück.

Emotionale Selbstregulationsstrategie: Liebe / Mitgefühl / Mitfreude / Gelassenheit

Was haben Sie erlebt? Ist die Übung Ihnen eher schwergefallen oder sind derartige Gefühle gewohnt für Sie? Wie geht es Ihnen jetzt nach der Übung? Bitte teilen Sie Ihre Wahrnehmungen mit Ihrem Therapeuten oder Ihrer Therapeutin, der / die Ihnen bei Schwierigkeiten helfen kann. Die Übung ist, wie alle Strategien, nicht für jeden geeignet. Achten Sie auf ihre körperlichen Wahrnehmungen. Wenn Sie keine positiven Effekte wahrnehmen, suchen Sie sich eine andere Übung aus. Die Übung ist für Sie erfolgsversprechend, wenn Sie bei der Betrachtung von Liebe zeitweise ein warmes, entspanntes Körpergefühl wahrnehmen, bei der Betrachtung von Mitgefühl ein starkes, zugewandtes Körpergefühl, bei der Betrachtung von Mitfreude die positiven Gefühle des anderen körperlich spüren können, und bei der Betrachtung von Gelassenheit sich eine körperliche Entspannung (»innerlich zurücklehnen«) einstellt.

Selbstregulationsstrategien bei Gedankenkreisen

Fast alle Menschen leiden in Krisensituationen unter einem anhaltenden, belastenden und häufig fruchtlosen Gedankenkreisen. Da die kontinuierliche gedankliche Beschäftigung mit schwierigen Inhalten sehr anstrengend ist, versuchen viele Betroffene, sie zu beenden. Die Gedanken scheinen jedoch automatisch abzulaufen und kaum willentlich beeinflussbar zu sein. Die willentliche Kontrolle erfordert einiges an Konzentration, und die Gedanken kehren immer wieder wie von selbst zurück zu den belastenden Inhalten.

In der Forschung gibt es aktuell eine Diskussion darüber, ob es sich bei dem Gedankenkreisen um einen adaptiven Prozess oder um einen Risikofaktor für die Entwicklung von psychischen Erkrankungen handelt. Die Grundlagenforschung an Säugetieren weist darauf hin, dass das Gedankenkreisen uns auf künftige, ähnlich schwierige Situationen vorbereiten soll. Andererseits ist das Gedankenkreisen mitverantwortlich für die Entwicklung von depressiven Erkrankungen. Das bedeutet, in beiden Perspektiven steckt ein wenig Wahrheit.

Hier finden Sie Strategien, um die aktive Regulation von Gedankenkreisen zu unterstützen und so Entlastung von der andauernden Problemaktualisierung zu finden. Besonders in den letzten zwei Stunden, bevor Sie ins Bett gehen, kann eine aktive Abwendung vom Gedankenkreisen Sinn machen.

Aufmerksames Lauschen

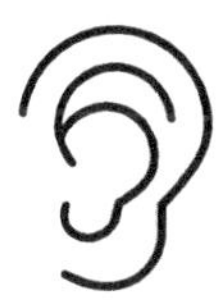

Wir Menschen sind nicht in der Lage, eigene Gedankenprozesse aufrechtzuerhalten und gleichzeitig konzentriert zu lauschen. Diese Unvereinbarkeit können wir nutzen, um kurze Pausen von unseren stresserzeugenden Gedanken zu erreichen. Versuchen Sie einmal, sich eine Minute lang voll auf das Lauschen der Umgebungsgeräusche zu konzentrieren.

- Wenn Sie wollen, können Sie diese auch zählen, wichtig in dieser Variante: Sie sollten keine Kategorien bilden im Sinne von »Vogelzwitschern, Uhrticken, eigener Atem«, sondern jedes Geräusch in seiner Einzigartigkeit und Vielschichtigkeit wahrnehmen.
- Manchen Menschen hilft es, sich entspannt zu konzentrieren, indem sie ihr Augenmerk auf die Stille hinter den Geräuschen lenken.
- Bei Konzentrationsschwierigkeiten führen Sie Ihre Aufmerksamkeit bitte geduldig und freundlich immer wieder zu den Geräuschen zurück.

Die Übung darf selbstverständlich auch länger durchgeführt werden. Aufgrund der Konzentrationsschwierigkeiten, die viele Menschen in einer Krise beeinträchtigen, ist es aber gut, sich nicht zu überfordern.

Diese Übung kann für unsere Regeneration sehr wertvoll sein. Auch wenn sie die Konfrontation mit den stresserzeugenden Gedanken nur kurz unterbricht, kann unser psychophysiologisches System diese kleine Pause nutzen, um herunterzufahren. Wenn Sie Ihre Erholung unterstützen wollen, können sie diese Übung mehrmals am Tag durchführen.

Bei den Übungen ist es wichtig, zu überprüfen, ob Sie persönlich davon profitieren. Dies kann anhand einer Einschätzung Ihres Fokus auf innere Prozesse (Gedankenkreisen) versus äußere Prozesse (Geräusche) gelingen. Bitte füllen Sie die folgende Frage für die Minute vor der Übung und für die Minute während der Übung aus.

Selbstregulationsstrategien bei Gedankenkreisen

Wie stark war Ihr Fokus in der letzten Minute auf innere Prozesse vs. äußere Prozesse gerichtet?

1 Ausschließlich auf innere Prozesse gerichtet	2	3	4	5	6	7	8	9	10 Ausschließlich auf äußere Prozesse gerichtet

Falls sich trotz mehrfacher Anwendung keine Veränderungen von mindestens 2 Punkten ergeben, sollten Sie mit Ihrem Therapeuten oder Ihrer Therapeutin besprechen, ob eine alternative Strategie für Sie persönlich geeigneter sein könnte.

Aufmerksamkeitstraining

Das hochfrequente Wiederholen der Übung hat neben der Kurzerholung einen anderen positiven Effekt: Sie trainieren Ihre bewusste Aufmerksamkeitslenkung. Ein erfolgreiches Aufmerksamkeitstraining wirkt positiv auf Ängste, Depressionen, Stresserleben und Intrusionen durch stresserzeugende Ereignisse.

Mit der obenstehenden Aufgabe haben Sie ihre sogenannte selektive Aufmerksamkeit genutzt, und durch die wiederholte Anwendung auch bereits ein wenig trainiert.

Um einen anderen Aspekt der Aufmerksamkeit zu trainieren, und zwar unsere Fähigkeit zum Wechsel des Aufmerksamkeitsfokus, können Sie sich, wenn Sie möchten, die Aufgabe stellen, während einer Minute

- zwischen drei verschiedenen Geräuschen zu switchen,
- wobei eines davon die Stille hinter den Geräuschen sein könnte.

Alternative Ideen

Es gibt andere Strategien, wie zum Beispiel

- die Gedankenstopp-Technik, eine verhaltenstherapeutische Methode;
- das innere Bild, die Gedanken wie Wolken vorbeiziehen zu lassen;
- das Gedankenkreisen auf später zu verschieben (»Stopp, ich habe dafür jetzt keine Zeit. Ich werde das in 15 Minuten erledigen!«).

....

....

....

Besprechen Sie auftretende Schwierigkeiten mit Ihrem Therapeuten oder Ihrer Therapeutin und finden Sie heraus, welche Strategie für Sie persönlich die Beste ist! Die in diesem Informationsblatt beschriebenen Strategien sind bei Weitem nicht die einzigen, die existieren. Wenn Sie feststellen, dass die Strategien trotz Ihres geduldigen Einsatzes nicht helfen, fahren Sie mit Ihrer Suche fort!

INFO 49 • P

Schlafstörungen in der Krise

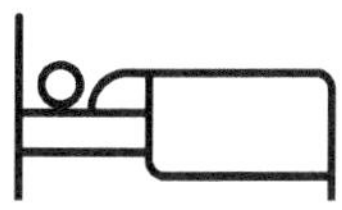

Die allerwenigsten Menschen können in einer Krise gut durchschlafen. Und kaum etwas ist quälender als die negativen Gedanken, die schwierigen Gefühle, die körperliche Anspannung, alleine in der Dunkelheit zu erleben. Wie kann es sein, dass in unserem Gehirn genau in dem Moment, an dem wir dringend unsere Erholung brauchen, eine Schlafbarriere entsteht?

Bei genauerem Überlegen ist die Antwort naheliegend: In der Evolutionsgeschichte war die Priorität in schwierigen Situationen oft das Überleben. Unseren Vorfahren rettete es das Leben, dass sie in gefährlichen Situationen auf Schlaf weitestgehend verzichten konnten, bis die Gefahr wieder gebannt war. Genau das, was uns heutzutage so belastet, hat unseren direkten Vorfahren wohl das Überleben ermöglicht.

Es gibt zudem einige beruhigende biologische Tatsachen:

- Das Gehirn holt sich den Schlaf, den es braucht. Wir können darauf vertrauen, dass die Natur uns so ausgestattet hat, dass wir überleben.
- Studien zeigen, dass sich die kognitive Leistungsfähigkeit durch derartige Schlafstörungen nur geringfügig verschlechtert. In den Studien, die die schweren Konsequenzen von Schlafentzug auf die kognitive Leistungsfähigkeit zeigten, wurden Teilnehmer:innen über mehrere Tage und Nächte vollständig vom Schlaf abgehalten. Menschen mit Schlafstörungen hingegen zeigten in den kognitiven Leistungstests, entgegen den eigenen Befürchtungen, keine schwerwiegenden Defizite.

Was bedeutet das für mich?

Negative Konsequenzen

Dennoch gibt es auch ein paar Konsequenzen, die gute Selbstregulationsstrategien und manchmal sogar eine vorübergehende medikamentöse Unterstützung sinnvoll machen:

- Die Emotionsregulation am Folgetag ist schlechter möglich. Wir haben also noch mehr Mühe damit, die negativen inneren Prozesse zu regulieren.
- Unsere Schmerzempfindlichkeit kann zunehmen.
- Albträume können die Befindlichkeit am Folgetag zusätzlich beeinträchtigen.

Wie erlebe ich den Folgetag nach einer Nacht mit gestörtem Schlaf? Nehme ich eine Einschränkung bei mir wahr? Wodurch?

AB 63 • TP

Strategien im Umgang mit Schlafstörungen in der Krise

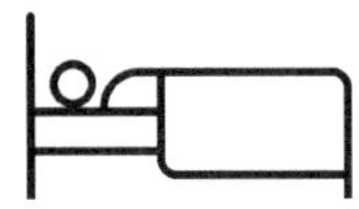

Verschiedene Strategien können bei stressinduzierten Schlafstörungen helfen. Sie sind gut gemeinsam einsetzbar!

Welche Strategien habe ich schon ausprobiert?

Welche Strategien helfen mir bisher am besten?

Hier finden Sie andere Strategien, die Menschen in einer Krise bei Schlafstörungen geholfen haben.

- Man kann eine Vereinbarung mit sich selbst machen: Nachts ist keine Arbeitszeit. In der Nacht MUSS ich GAR NICHTS.
- Man hat nachts die Möglichkeit, sich Zeit für sich zu nehmen, ohne funktionieren zu müssen. In dieser Zeit kann man an Dinge denken, die gut tun, Spaß machen und entspannen.
- Man kann ganz bewusst auf den Umgang mit sich selbst achtgeben: Bin ich gerade freundlich, verständnisvoll und zugewandt, oder verlange ich etwas von mir, bin ungeduldig oder kritisch?
- Man kann die Lösung für Probleme auf den nächsten Tag verschieben. Manchen Menschen hilft es, Probleme, die ihnen nachts einfallen, kurz aufzuschreiben, um die Problemliste am Folgetag bei klarem Kopf zu bearbeiten.
- Man kann Lösungen für die Defizite am nächsten Tag finden: Was brauche ich, um den nächsten Tag trotz Müdigkeit zu überstehen? Was kann ich nicht gebrauchen?
- Man kann vorübergehend Medikamente einsetzen.

Könnte mir eine der oben genannten Strategien helfen?

Welche Vorschläge hat mein Krisentherapeut oder meine Krisentherapeutin?

Welche Ideen möchte ich unbedingt ausprobieren?

Einsatzempfehlung: Selbstvorwürfe und Selbstkritik

Problembereich Selbstvorwürfe und Selbstkritik bei Anpassungsstörungen

Viele Menschen mit Anpassungsstörungen werfen sich vor, falsche Entscheidungen getroffen zu haben, nicht gut genug zu funktionieren, sich nicht gut genug regulieren zu können, zu viele Fehler zu machen, schwach zu sein ... Kurz gefasst: Sie ringen mit dem Thema, Fehler gemacht zu haben – oder in ihrer Wahrnehmung sogar grundlegend fehlerhaft zu sein.

Eines der Hauptprobleme im Umgang mit Fehlern im Rahmen von Anpassungsstörungen ist, dass die Konsequenzen in der Regel subjektiv als äußerst negativ eingeordnet werden. Selbst Menschen, die üblicherweise einen annehmenden Umgang mit eigenen Fehlern haben, haben hier Mühe, ihren akzeptierenden Umgang damit aufrechtzuerhalten. Konsequenz der Selbstvorwürfe ist, dass Betroffene kritischer, härter und weniger mitfühlend mit sich umgehen. Dies erschwert eine positive Selbstzuwendung mit emotionsregulatorischer Wirkung. Die negativen Gefühle werden hierdurch weniger gut regulierbar.

Therapeutisches Ziel ist die Erhöhung des Verständnisses für menschliche Fehler im Allgemeinen, für die eigenen im Besonderen, und die Unterstützung einer positiven inneren Fehlerkultur.

Therapeutische Intervention: INFO 51 »Fehlentscheidungen« und AB 64 »Auf der Suche nach dem guten Grund«

Indikation der Interventionen

- Betroffene ringen damit, dass sie bestimmte Entscheidungen getroffen haben.
- Die Schwierigkeiten in der Akzeptanz nehmen im Alltag Zeit in Anspruch (Gedankenkreisen) oder sind mit einem hohen Leidensdruck verbunden.

Handlungsanleitung

Therapeutische Interventionen zielen darauf ab, die Akzeptanz von vergangenen, im Nachhinein als falsch beurteilten Entscheidungen zu erhöhen. Dies kann unterstützt werden, indem Betroffene sich zunächst durch **INFO 51** »Fehlentscheidungen« mit allgemeinen Gründen für menschliche Fehlentscheidungen auseinandersetzen und man sich im Anschluss anhand **AB 64** »Auf der Suche nach dem guten Grund« gemeinsam auf die Suche nach den eigenen »guten Gründen« für die Entscheidung macht.

Es empfiehlt sich, die Fehlentscheidungen zuerst in den Fokus zu nehmen, die in den Augen der Betroffenen die schwerwiegendsten Konsequenzen hatten. Man unternimmt gemeinsam eine Zeitreise zu dem vergangenen Zeitpunkt, an dem die Entscheidung getroffen wurde, und untersucht die Entscheidung aus diesem Zeitpunkt heraus. Viele Entscheidungen stellen sich erst im Nachhinein als falsch heraus, und zu dem Zeitpunkt der Entscheidung waren die Konsequenzen nicht absehbar. Es ist empfehlenswert, dies durch eine klärungsorientierte Exploration präzise herauszuarbeiten, mit dem Ziel, Verständnis, Akzeptanz und Mitgefühl der Betroffenen für sich selbst und eigene Handlungen zu erhöhen.

Einige Betroffene, die üblicherweise eine positive innere Fehlerkultur pflegen, können die Strategie der »Suche nach dem guten Grund« auf mögliche weitere Fehlentscheidungen generalisieren. Andere Betroffene benötigen das gemeinsame Durcharbeiten verschiedener Fehlentscheidungen bzw. subjektiver Fehler, um die Strategie zu verinnerlichen.

Einsatzempfehlung: Selbstvorwürfe und Selbstkritik

Mögliche Schwierigkeiten

Die Betroffenen zeigen einen hohen Perfektionismus und eine geringe Fehlertoleranz (»Ich erlaube mir üblicherweise keine Fehler. Ich müsste das besser können. Fehler heißt Versagen.«).

In dem Fall bietet sich **AB 65** »Fehlerkultur« für eine erweiterte Reflexion an.

Die Betroffenen geben erhöhte Selbstkritik, ggf. in Verbindung mit einem geringen Selbstwert an (»Ich kritisiere mich oft und fühle mich schlecht, wenn ich Fehler mache.«).

In dem Fall bietet sich **AB 66** »Selbstkritik« an.

Therapeutische Intervention: AB 65 »Fehlerkultur«

Indikation der Intervention

- Die Betroffenen kritisieren sich für Fehler, die sie begangen haben.
- Die Betroffenen zeigen erhöhte Perfektionismuswerte und in dem Zusammenhang eine geringe Fehlertoleranz.

Handlungsanleitung

Der Inhalt des Arbeitsblatts kann Betroffenen helfen, vergangene Fehler besser zu akzeptieren. Außerdem kann es dazu beitragen, perfektionistische Haltungen zu hinterfragen und / oder Fehler konstruktiv in ihre Selbstansprüche an die eigene Leistung oder Entwicklung zu integrieren.

Mögliche Schwierigkeiten

Betroffene beschreiben eine Dissonanz zwischen der kognitiven und der emotionalen Haltung gegenüber Fehlern (»Theoretisch sehe ich das auch so, aber dennoch fühle ich irgendwie anders.«).

Manchmal kann es hilfreich sein, diese innere Gegenstimme zu explorieren (»Es ist ein gutes Zeichen, wenn Sie gerade so in Kontakt mit sich sind, dass Sie einerseits eine übergeordnete, »theoretische« Stimme, wahrnehmen können, andererseits aber auch eine Gegenstimme spüren, die das als nicht stimmig empfindet. Hören Sie einmal genau dort hinein. Was ist die Aussage dieser Gegenstimme?«), um ihre Argumente zu prüfen und zu adressieren. Nicht selten ist die Veränderung dieser Dissonanz ein längerer Prozess, der durch die Betroffenen nach Abschluss der Krisenintervention weitergeführt wird.

Einsatzempfehlung: Selbstvorwürfe und Selbstkritik

Therapeutische Intervention: AB 66 »Selbstkritik«

Indikation der Intervention

- Die Betroffenen zeigen einen habituell kritischen Umgang mit sich selbst.
- Die Betroffenen geben an, durch ihre aktuelle Selbstkritik an Selbstsicherheit verloren zu haben.

Handlungsanleitung

Während einige Betroffene ihre Selbstkritik als ich-synthon ansehen, spüren andere Betroffene eher die negativen Konsequenzen von Selbstkritik und empfinden sich ihr gegenüber als ausgeliefert. In dem Arbeitsblatt wird eine ausgewogene Sichtweise auf Selbstkritik vermittelt. Auf der einen Seite steht eine entwicklungsförderliche Motivation, auf der anderen Seite die entwicklungsblockierenden Konsequenzen einer einseitig kritischen Perspektive ohne Einbezug der persönlichen Ressourcen. Es wird eine Alternative im Sinne eines ausgewogenen, wertschätzenden und freundlichen inneren Dialogs präsentiert.

Das Arbeitsblatt kann den Betroffenen zur selbstständigen Bearbeitung ausgehändigt werden, um die Reaktion in der nächsten Sitzung gemeinsam zu besprechen.

Mögliche Schwierigkeiten

Viele Betroffene haben Mühe, eine unausgewogene, abwertende und harsche Selbstkritik zu ändern, insbesondere wenn sie mit Schuldgefühlen einhergeht (»Ich habe es nicht anders verdient«).

Aus einer verhaltenstherapeutischen Perspektive kann die unausgewogene, abwertende und harsche Selbstkritik als »schlechte / gesundheitsschädliche Angewohnheit« bezeichnet werden und es kann Sinn machen, die Schwierigkeiten bei Verhaltensänderungen zu normalisieren (»Viele Menschen, die sich dies so angewöhnt haben, haben enorme Mühe, die Angewohnheit wieder abzulegen.«). Eine längere Therapie oder ein Coaching nach Abschluss der Krisenintervention kann notwendig sein.

Fehlentscheidungen

Hilfe – ich habe einen Fehler gemacht. Oder mehrere. Oder einen Fehler nach dem anderen.
Sie sind damit in guter Gesellschaft. Warum? Den Spruch »Irren ist menschlich« prägte Cicero bereits vor über 2000 Jahren. Wenn dieser Satz über all die Zeit überliefert wurde, könnte er einen gewissen Wahrheitsgehalt besitzen.

»Gute Gründe«
Warum treffen wir falsche Entscheidungen? Lassen Sie uns die Ursachen hierfür untersuchen:

- Dem menschlichen Gehirn stehen immer nur unvollständige Informationen zur Verfügung, die als Entscheidungsgrundlage dienen. Es gibt keinen allwissenden Menschen.
- Eine lückenhafte Informationsgrundlage birgt das Risiko, das wichtige Informationen, die eine veränderte Entscheidung bewirkt hätten, nicht vorliegen.
- Somit entscheiden wir uns auf der Basis der Informationen, die wir zu dem Zeitpunkt wissen. Wir haben also zu dem damaligen Zeitpunkt gute Gründe, die für die Entscheidung sprechen.
- Im Nachhinein kommen regelmäßig Informationen hinzu. Da diese zum Entscheidungszeitpunkt jedoch nicht vorlagen, konnten sie auch nicht einbezogen werden.
- Zudem lernen wir stetig hinzu. Wir entwickeln uns also in der Zwischenzeit zwangsläufig, und unsere Standpunkte können sich ändern. Auch dies kann zu einer veränderten Einschätzung der damaligen Situation führen. Da diese Entwicklung jedoch zeitlich erst nach dem Entscheidungszeitpunkt stattfindet, war sie damals nicht Entscheidungsbasis.
- So wie wir uns entwickeln, verändern sich die Menschen um uns herum. Manchmal geschieht dies in eine Richtung, dass wir bestimmte Entscheidungen für die Person, die uns heute gegenübersteht, nicht treffen würden. Die Person, die uns damals gegenüberstand, löste jedoch eine andere innere Reaktion aus.
- Zuweilen entscheiden wir uns aus einer Mangellage heraus. Dies kann an äußeren Umständen liegen oder an einer inneren Mangellage, wie zum Beispiel die Entscheidung aus einem unerfüllten psychologischen Bedürfnis heraus. Wenn das psychologische Bedürfnis dann gesättigt ist, ist es manchmal schwer nachvollziehbar, wie dies unsere Entscheidung so beeinflussen konnte. Tatsache ist aber: Je unbefriedigter ein Bedürfnis, umso stärker prägt es unser motivationales System.
- Das menschliche Gehirn ist kein Computer, wobei selbst dieser durch Fehlprogrammierungen falsche Ergebnisse erzeugen kann. Ein biologisches System ist angewiesen auf eine optimale Konnektivität, um Fehler auszuschließen. Dies ist jedoch so gut wie nie der Fall.

Tipp

Überlegen Sie einmal selbst:

- Fallen Ihnen noch weitere »gute Gründe« ein?
- Welche »guten Gründe« sind für Sie besonders gut nachvollziehbar? Welche erscheinen Ihnen weniger verständlich?

Auf der Suche nach dem guten Grund

Was ist mein persönliches Fazit aus der theoretischen Auseinandersetzung mit Fehlentscheidungen?

....

....

....

Welche meiner konkreten Fehlentscheidungen kann ich besonders schlecht verstehen?

....

....

....

Was bedeutet sie für mich?

....

....

....

Welcher der Gründe des **INFO 51** »Fehlentscheidungen« könnten hier eine Rolle spielen?

....

....

....

Welche Informationen habe ich in der Zwischenzeit hinzugewonnen?

....

....

....

Auf der Suche nach dem guten Grund

Wenn ich mich inzwischen entwickelt habe, was ist das Positive an dieser Entwicklung für mich?

....

....

....

Hat sich ein Mensch in meiner Umgebung in meiner Wahrnehmung verändert, wodurch meine Entscheidung nun anders ausfallen würde?

....

....

....

Wenn ich zum Zeitpunkt der Entscheidung ein dringendes unerfülltes psychologisches Bedürfnis hatte, worum handelte es sich dabei und wie sieht es hiermit aktuell aus?

....

....

....

Welche Einstellung habe ich jetzt zu meiner Fehlentscheidung? Hat sie sich durch die Suche nach dem guten Grund verändert? Warum oder warum nicht?

....

....

....

Fehlerkultur

Viele Menschen haben eine ambivalente oder ablehnende Einstellung gegenüber Fehlern. Manche akzeptieren eigene Fehler, zeigen jedoch wenig Verständnis dafür, wenn Mitmenschen Fehler begehen. Andere lehnen Fehler generell ab. Und wieder andere akzeptieren Fehler bei Mitmenschen, erlauben sie sich selbst jedoch nicht.

Was ist Ihre persönliche Einstellung zu Fehlern von Ihnen selbst und von anderen?

....

....

....

Falls Sie eine eher akzeptierende Einstellung gegenüber menschlichen Fehlern haben: Herzlichen Glückwunsch! Sie werden gleich gute Gründe lesen, warum diese Einstellung hilfreich und zielführend ist.

Falls Sie eine eher ablehnende Einstellung gegenüber menschlichen Fehlern haben: Glück gehabt! Sie haben die Möglichkeit, sich mit Argumenten auseinanderzusetzen, die diese Einstellung hinterfragen.

Die einzigartigen Fähigkeiten von Fehlern

Beschleunigtes Lernen. Fehler sind der Treibstoff unserer Entwicklung. Es ist belegt, dass das individuelle Lernen ohne Fehler deutlich langsamer verläuft. Und Exzellenz entsteht nur durch das Begehen von Hunderten von Fehlern, die immer wieder erkannt und korrigiert werden.

Haben Sie Wissen und Können erworben, indem Sie Fehler gemacht und diese unermüdlich korrigiert haben?

....

....

....

Etwas Neues erfinden. Fehler produzieren neue Erkenntnisse. Viele Forschungsergebnisse sind Fehlern geschuldet. Nicht nur die individuelle, sondern auch die gesellschaftliche Entwicklung wird somit durch Fehler vorangetrieben.

Haben Sie schon einmal einen Fehler gemacht, der zu einer überraschenden positiven Entwicklung geführt hat?

....

....

....

Aufdecken von Problemen. Darüber hinaus können vermehrte Fehler im Alltag auch ein Hinweis auf Fehler im System sein: Wir haben vielleicht allgemein zu viel Stress, zu wenig Erholung, oder bestimmte äußere Umstände könnten unstimmig sein. Auch hier können Fehler also die Suche nach Problemen initiieren und Lösungsprozesse vorantreiben.

Haben Sie bereits erlebt, dass Probleme durch einen offenen, lösungsorientierten Umgang mit Fehlern erkannt wurden?

....

....

Eine entwicklungsorientierte Reflexion meiner persönlichen Fehlerkultur

Was ist mein persönliches Fazit aus der Auseinandersetzung mit Fehlern?

....

....

Welche Art von persönlicher Fehlerkultur ist für mich stimmig?

....

....

Bestehen Unterschiede zwischen meiner bisherigen und der aktuell als stimmig wahrgenommenen Fehlerkultur?

....

....

Was bräuchte ich, um die für mich passende Fehlerkultur in mein Leben zu integrieren? Wie könnte ich etwaige Unterschiede überwinden?

....

....

Selbstkritik

Einen selbstkritischen Umgang mit sich selbst kennen viele Menschen. Einige haben diesen Umgang in ihrer Kindheit gelernt, manche haben ihn mit der Zeit entwickelt. Im Rahmen von Krisen kann dies zu Selbstvorwürfen, Selbstabwertungen und sogar Selbstbestrafungen führen.

Vorteile von Selbstkritik

Dem kritischen Anteil in uns ist es wichtig, dass wir uns weiterentwickeln, besser werden, um so unsere Ziele zu erreichen oder unseren Werten und unserem Selbstbild zu entsprechen.

Denken Sie einmal an den letzten Moment, an dem Sie eine selbstkritische Position eingenommen haben. Was war das Ziel dieser Selbstkritik?

....

....

In dem Moment, in dem wir selbstkritisch denken, können wir uns kurzzeitig regelrecht stark fühlen. Es ist so, als ob wir eins würden mit den Werten, denen wir nicht entsprochen oder den Zielen, die wir nicht erreicht haben. Wir schimpfen uns dann aus dieser starken Position heraus selbst aus. Diese Position fühlt sich durch die Verschmelzung mit Werten und Zielen häufig für einen kurzen Moment nicht schlecht an.

Hierdurch kann manchmal ein einseitig positives, perfektionistisches Selbstbild aufrechterhalten werden: Die Position, aus der wir uns bewerten, ist überzeugt, dass dieses Selbstbild richtig und realistisch ist und gefällt sich vielleicht sogar darin. Sie übersieht, dass alle Menschen Fehler machen und niemand perfekt ist.

Versuchen Sie, sich einmal in die selbstkritische Position hineinzuversetzen. Wie geht es Ihnen dann? Haben Sie erlebt, dass Sie sich für einen kurzen Moment gut oder stark während eines kritischen Selbstgesprächs fühlen?

....

....

Nachteile von Selbstkritik

Wenn unsere Selbstkritik zu hart oder erbarmungslos ist, wird die Entwicklung paradoxerweise verhindert. Das liegt daran, dass harte Selbstkritik uns stark »unter Druck setzt«. Wenn wir zu stark unter Druck kommen, sinkt unsere Lern- und Leistungsfähigkeit, wir reagieren panisch oder blockiert. Gerade in Krisensituationen braucht es sehr wenig, um uns in diese »Panikzone« zu bringen. Daher ist besonders in Momenten mit einer hohen Belastung wichtig, dass wir einfühlsam und wertschätzend Selbstkritik üben.

Haben Sie schon einmal erlebt, dass sie im Laufe eines kritischen Umgangs mit sich selbst immer nervöser wurden und sich immer schlechter fühlten, auch wenn sie es zu Beginn gar nicht »böse« mit sich meinten? Wie war das?

....

....

Selbstkritik

Eine positive Entwicklung braucht ein Ziel und Mittel, mit denen das Ziel erreicht werden kann. Wenn wir in unserem selbstkritischen Monolog einseitig die Diskrepanz zwischen Zielerreichung und aktueller Leistung fokussieren, vergessen wir eine wichtige Zutat, um bessere Leistungen zu erbringen: den Blick auf unsere Stärken und Fähigkeiten zu richten, die wir einsetzen müssen, um Ziele besser zu erreichen.

Wie sieht Ihr Fokus während der Selbstkritik aus: Fokussieren Sie einseitig auf die Diskrepanz zu Ihren Zielen oder setzen Sie sich gleichermaßen mit Ihren Stärken und Fähigkeiten auseinander?

....

....

....

Wir sind immer betroffen, obwohl wir uns während des Ausübens von Selbstkritik manchmal vorübergehend stark fühlen. Ein Teil von uns kann im ersten Moment befriedigt reagieren (»Das habe ich verdient. So fühlt es sich richtig an«). Je harscher und erbarmungsloser wir jedoch mit uns umgehen, umso schlechter fühlen wir uns meistens im Anschluss. Selbstbestrafung hat besonders negative Konsequenzen für unseren Selbstwert. Wenn unser Selbstwert sinkt, hat dies wiederum negative Konsequenzen für unsere Leistungsfähigkeit.

Wie geht es Ihrem Selbstwert nach (nicht während) einer typischen selbstkritischen Gedankensequenz?

....

....

....

Ein positiver Umgang mit Selbstkritik

Die Technik, wie wir eine entwicklungsförderliche selbstkritische Position einnehmen, ist gar nicht so einfach zu erlernen, wenn wir es anders gewöhnt sind. Die drei folgenden Punkte scheinen hierbei besonders wichtig:

- lösungsorientiert heranzugehen, also während einer selbstkritischen Sequenz immer den Nutzen für die Zukunft im Blick zu haben
- uns gerade während selbstkritischer Momente Anerkennung zu schenken, unsere Stärken und guten Gründe wertzuschätzen
- den selbstkritischen inneren Dialog zu unterbrechen, wenn wir feststellen, dass wir aus der Entwicklungszone in die Panikzone kommen, mit anderen Worten: dass es uns zunehmend schlechter geht und die Kritik nicht mehr auf Entwicklung, sondern auf Selbstbestrafung abzielt.

Einsatzempfehlung: Selbstfürsorge und Regenerationsbedürfnis

Überlastung und Erschöpfung. Häufig finden sich im Vorfeld von Anpassungsstörungen verschiedene Belastungsfaktoren (Kazlauskas et al., 2018). Durch die Auseinandersetzung mit zahlreichen Schwierigkeiten und die zeitgleiche Belastung durch die psychische Symptomatik sind viele Betroffene über längere Zeit nicht in der Lage, ihr Erholungsbedürfnis ausreichend zu befriedigen. Sie entwickeln mit der Zeit eine ausgeprägte Erschöpfung. **INFO 53** »Ein Ausstieg aus dem Stress-Erschöpfungs-Kreis« kann den Betroffenen helfen, den Fokus auf das unerfüllte Erholungsbedürfnis zu richten.
Erhöhte Selbstansprüche. Menschen mit erhöhten Selbstansprüchen haben häufig Schwierigkeiten, das eigene Regenerationsbedürfnis und die Notwendigkeit von Selbstfürsorge zu akzeptieren. Dies wird im ICD-10 als Typ-A-Verhalten beschrieben. Diese Menschen haben ein größeres Risiko, bei unerfüllbaren externen Handlungsanforderungen in eine Erschöpfung zu geraten. Eine damit zusammenhängende Krise ist eine gute Chance, den Betroffenen die negativen Konsequenzen erleben zu lassen und ihnen somit die Möglichkeit zu geben, die Selbstansprüche teilweise zu revidieren. Dies führt üblicherweise bei Betroffenen zu einer gewissen Einsicht, dass sie ihre Balance zwischen Leistung und Regeneration überdenken müssen, und dennoch ist oft zusätzliche therapeutische Arbeit nötig. **AB 67** »Selbstfürsorge und Regeneration« unterstützt Betroffene dabei, dysfunktionale Kognitionen zu hinterfragen und Alternativen zu entwickeln.

Indikation der Interventionen

- Betroffene klagen über Erschöpfung.
- Die Erschöpfungssymptomatik interferiert mit der Krisenbewältigung.

Handlungsanleitung

Zunächst empfiehlt sich, den Fokus von Betroffenen auf das eigene Erholungsbedürfnis zu richten und ein konkretes Commitment für bestimmte Verhaltensänderungen in der nächsten Zeit einzuholen. Dies kann mithilfe der Psychoedukation und den Strategien von **INFO 53** »Ein Ausstieg aus dem Stress-Erschöpfungs-Kreis« geschehen. Falls sich herausstellt, dass Betroffene hierbei Widerstände oder Schwierigkeiten zeigen, kann die Auseinandersetzung mit **AB 67** »Selbstfürsorge und Regeneration« dysfunktionale Grundannahmen aufdecken und die Reflexion der eigenen Haltung fördern.

Mögliche Schwierigkeiten

Betroffene halten Erholung in ihrer aktuellen Lebenssituation für unmöglich.

Die Attribution der Missachtung des Erholungsbedürfnisses erfolgt hier nicht internal, sondern external. Auch hierfür erweist sich **AB 67** »Selbstfürsorge und Regeneration« als hilfreich. Aus einer gesundheitsorientierten Perspektive sollte sich die innere Haltung bei den Betroffenen von »Ich kann mir Erholung jetzt nicht leisten« hin zu »Ich kann es mir jetzt nicht leisten, auf Erholung zu verzichten« verschieben.

Ein Ausstieg aus dem Stress-Erschöpfungs-Kreis

In Zeiten einer erhöhten Stressbelastung gewöhnen sich viele Betroffene an, ihre Alltagsgeschwindigkeit auf »über 100%« zu erhöhen. Zudem ignorieren sie Erschöpfungssymptome, durch die ihr emotional-körperliches System anzeigt, dass es wichtig wäre, sich zu erholen und auf Regeneration umzuschalten. Das Auftreten von Beschleunigung und Ignorieren des Erholungsbedarfs kann man als »Stressmodus« bezeichnen. Dieser Stressmodus führt dazu, dass die Betroffenen den aktiven Tag mit einem ausgeprägten Erholungsdefizit abschliessen. Die anhaltende Überaktivierung führt unter anderem zu einer kognitiven Überaktivität, im Sinne von Gedankenkreisen, wodurch die gewohnten Entspannungsstrategien nicht mehr erholsam wirken. Dies verlängert die Latenzzeit ab Pausenbeginn bis zum Erreichen einer angemessenen Regeneration. Die verminderte Erholungsfähigkeit führt zudem zu Schlafstörungen, und die Betroffenen starten nach einem nicht erholsamen Schlaf bereits mit einem Erholungsdefizit in den nächsten Tag. So kommt es rasch zu einem Teufelskreis von Stressmodus und verringerter Erholungsfähigkeit.

Beispiel

Frau Meier hat ihren Alltag so geplant, dass sie morgens die Kinder versorgt, die jüngere Tochter in den Kindergarten begleitet, danach eilig zu ihrer Arbeitsstelle fährt, und ihr Arbeitspensum ihrer 80-prozentigen Arbeitsstelle, das sich leider seit ihrer Reduktion von einer Vollzeit-Anstellung nicht verringert hat, erledigt. Auf ihrem Rückweg geht sie einkaufen, holt dann ihre beiden Töchter aus der Tagesschule ab, bereitet das Abendessen vor, spielt ein wenig mit ihren Kindern und bringt diese ins Bett. Danach erledigt sie administrative Arbeiten und fällt im Anschluss selbst erschöpft ins Bett. Aktuell wird auf der Arbeitsstelle gemunkelt, dass eine Restrukturierung ansteht und einige den Arbeitsplatz verlieren werden. Frau Meier stellt fest, dass sie nun abends unruhig im Bett liegt und ihre Gedanken um diese Unsicherheit kreisen. Sie schläft schlechter ein und wacht morgens weniger erholt auf. Dennoch zwingt sie sich zum Durchhalten und erledigt alles wie gewohnt, auch wenn sie häufiger tagsüber merkt, wie ihre Konzentrationsfähigkeit abnimmt. Sie merkt, dass sie sich anstrengen muss, da sie beginnt, Fehler zu machen und Dinge zu übersehen. Abends versucht sie sich 15 Minuten zu erholen, ehe sie in die administrativen Tätigkeiten einsteigt. Sie gibt dieses jedoch frustriert auf, weil ihre Gedanken nicht zur Ruhe kommen und sie hierdurch noch mehr Stress erlebt.

Welche Strategien kenne ich, die mir aktuell helfen können, aus dieser Negativspirale auszusteigen?

....

....

....

....

Ein Ausstieg aus dem Stress-Erschöpfungs-Kreis

Weitere Ideen

Die im Folgenden genannten Strategien zum Ausstieg aus der Negativspirale haben gemeinsam, dass sie eine anhaltende Verhaltensanpassung voraussetzen, und nicht erst dann eingesetzt werden, wenn Stresspegel und Erschöpfung sich bereits aufgebaut haben.

Ständige Entschleunigung. Ab Tagesbeginn reduzieren wir hier unsere Geschwindigkeit bei allen unseren Tätigkeiten. Hierzu gehört auch das Denken. Die erforderliche und hilfreiche Temporeduktion ist von Mensch zu Mensch verschieden. Vielen Betroffenen hilft es, ihre Gedanken in Zeitlupe stattfinden zu lassen, während sie bei den körperlichen Tätigkeiten eine Reduktion auf 60 bis 80 Prozent der Geschwindigkeit als angenehm erleben. Es ist wichtig, die Geschwindigkeit wirklich *bei allen Tätigkeiten* zu reduzieren. Mit allen Tätigkeiten ist das Denken, das Treppensteigen, auf die Toilette gehen, Essen etc. gemeint. Die Gedanken oder auch die Tätigkeiten an sich brauchen Sie inhaltlich in dieser Übung nicht zu verändern, die Veränderung betrifft ausschließlich die Ausführungsgeschwindigkeit. Vielen Menschen fällt als Nebeneffekt dieser Geschwindigkeit auf, dass selbst bedrohliche Gedanken oder Selbstkritik, in halbem Tempo gedacht, deutlich weniger Stress erzeugen.

Wenn wir zwischendurch unser Vorhaben vergessen und wieder in die gewohnte Geschwindigkeit verfallen, erinnern wir uns auf eine freundliche und sympathische Art und Weise daran, die Geschwindigkeit zu reduzieren. Wir können feststellen, wie wir im ersten Augenblick auf unseren Rückfall in den Geschwindigkeit-Autopiloten reagieren. Wenn dies auf eine harsche oder kritische Weise stattfindet, können wir bewusst innehalten und uns für einen geduldigen Umgang mit Rückfällen entscheiden.

Die Geschwindigkeitsreduktion sollten wir aufrechterhalten, bis wir kaum mehr Restsymptome wahrnehmen. Im Übrigen ist es auch nach Beendigung der Symptome hilfreich, sich bewusst zu sein, dass wir nur einen Kopf und zwei Hände haben.

Häufige Mikropausen. Bereits von Tagesbeginn an sollten wir immer wieder Mikropausen von ein bis drei Minuten durchführen, zu Beginn engmaschig, beispielsweise in halbstündigem Abstand. Haben Sie den Timer vom Mobiltelefon zur Hand? Die Mikropausen sollten bereits ab der ersten Tagesminute geplant werden. Inhaltlich können Sie sich hierfür Ihre Lieblingsstrategien aussuchen, zum Beispiel Achtsamkeits- oder Entspannungsübungen, aber auch kleine körperliche Aktivitäten, Atemübungen, kreative Tätigkeiten wie Mandalas ausmalen, ein bewusster Blick in die Natur oder was Ihnen persönlich entspricht. Geeignete Tätigkeiten sollten keine lange Vorbereitungszeit benötigen. Sie können sich im Vorfeld vorbereiten, sodass Sie alles parat haben. Für jeden Menschen sind andere Strategien passend. Überlegen Sie einmal, welche Art von kurzen Pausen Sie gerne haben und Ihnen guttun, recherchieren Sie nach neuen Übungen oder fragen Sie Ihren Therapeuten oder Ihre Therapeutin. Mit abnehmender Symptomstärke können Sie die Frequenz der Mikropausen auf stündlich reduzieren.

Mein Beitrag für meine Gesundheit

Welche Strategien möchte ich in der nächsten Woche für mich einsetzen?

....

....

Selbstfürsorge und Regeneration

Mythos 1: »Nur schwache Menschen müssen sich erholen«

Haben Sie diesen Mythos geglaubt?

Nun, die Aussage stimmt nicht. Korrekt ist, dass das menschliche Gehirn ebenso regelmäßige Regenerationszeiten braucht wie jedes andere Arbeitsinstrument. Dabei gilt: Je stärker das Gehirn beansprucht ist, desto höher ist sein Regenerationsbedürfnis. Und je zielgerichteter und effizienter wir unsere Regeneration unterstützen, desto höher wird unsere Leistungsfähigkeit.

Mythos 2: »Ich müsste das schaffen können!»

Haben Sie diesen Mythos geglaubt?

Die Aussage stimmt ebenso wenig. Korrekt ist, dass die Belastung für das menschliche Gehirn häufig nicht auf eine einzige Art und Weise zustande kommt. Eine monotone Dauerarbeit kann für das Gehirn ebenso belastend sein wie vielfältige Anforderungen, realer Zeitdruck genauso wie Trauerarbeit oder eine Anpassungsleistung durch einen Umzug. Das pauschale Urteil »Ich müsste das schaffen können« bezieht häufig nicht alle Belastungen mit ein. Es gilt: Wenn das Gefühl von Erschöpfung oder Überlastung auftritt, ist das eine ernstzunehmende Rückmeldung vom Gehirn und es sollte gut analysiert werden, wodurch das Regenerationsbedürfnis entsteht und wie es berücksichtigt werden kann.

Mythos 3: »Ich habe kein Recht auf Erholung»

Haben Sie diesen Mythos geglaubt?

Auch diese Aussage ist falsch. Von Natur aus ist Erholung notwendig für jedes Lebewesen, sei es Säugetier, Vogel oder Reptil. Sich selbst Erholung zu versagen ist eine lebensverneinende Einstellung. Manche Menschen haben diese Vorstellung aufgrund von negativen Erfahrungen entwickelt. Für diejenigen ist es sehr wichtig, den Satz zu hinterfragen und eine neue, eigene Haltung hierzu zu entwickeln, die ihren Wertvorstellungen entspricht. Allgemein gilt: Jedes Lebewesen hat das Recht auf Erholung, und kein Lebewesen kann es sich leisten, darauf zu verzichten.

Das menschliche Regenerationsbedürfnis auf den Punkt gebracht

Winston Churchill (1874-1965), der für seine Mittagsschläfchen unter starkem Rechtfertigungsdruck stand, verteidigte sein Regenerationsbedürfnis vehement. Er vertrat gegenüber seinen Kritikern, dass nur seine konsequenten Nickerchen es ihm erlaubten, seiner Verantwortung während des Krieges nachzukommen.

Einsatzempfehlung: Die medikamentöse Unterstützung bei Anpassungsstörungen

Es gibt nur wenig Untersuchungen zu medikamentösen Therapien bei Anpassungsstörungen, sodass keine evidenzbasierten Empfehlungen zulässig sind (Constantin et al., 2020; Hoffman & Stein, 2022). Es gibt demnach auch keine leitliniengerechte Pharmakotherapie bei Anpassungsstörungen. Im Vordergrund steht die Bewältigung der Krisensituation, wobei Medikamente nur in zweiter Linie unterstützend wirken können. Dennoch ist der Anteil an Betroffenen, die eine medikamentöse Unterstützung benötigen, sehr hoch, wie an der Verschreibungspraxis in unterschiedlichen Settings und Gesundheitssystemen abzulesen ist (Greiner et al., 2020; Ramamurthy et al., 2022).

Wichtig

Definitiv empfohlen wird aktuell der Einsatz von Phytotherapeutika (Hoffman & Stein, 2022). Nachteilig an Phytotherapeutika im Kontext der instabilen Dynamik von Anpassungsstörungen ist jedoch eine lange Latenzzeit von über drei Wochen bis zum Wirkungseinsatz (Kenda et al., 2022).

Die medikamentöse Therapie bei Anpassungsstörungen muss eine effektive Suizidprävention gewährleisten können, sodass ergänzend häufig chemische Medikamente mit unmittelbarem Wirkungseinsatz eingesetzt werden. Wenn eine suizidale Krise oder eine rasche Verschlechterung trotz diverser therapeutischer und supportiver Maßnahmen auftritt, die anderweitig nicht zu entaktualisieren ist, kann die adjuvante medikamentöse Therapie auch mit chemischen Präparaten als gerechtfertigt angesehen werden. Target der medikamentösen Interventionen ist eine Symptomreduktion, insbesondere von stressinduzierten Schlafstörungen und Anspannung / Ängsten / Unruhe.

Schlafmedikamente. Aktuell ist aufgrund der Studienlage kein abschließendes Statement möglich, ob Schlafmedikamente protektiv oder steigernd auf das Suizidrisiko wirken (Ağargün & Ateş, 2021). Es gibt Hinweise, dass vor allem bei unzureichender Wirkung, störenden Nebenwirkungen und längerdauernden Verordnungen das Suizidrisiko steigt (Tubbs et al., 2021), während es bei einer ausreichenden Wirkung und geringen Nebenwirkungen reduziert wird (Kim et al., 2020). In dieser Situation, vor allem im Kontext der extensiven Verschreibungspraxis, kann eine Patientenaufklärung mit einer klaren Warnung vor negativen Effekten und der unmittelbaren Absetzempfehlung bei deren Auftreten Sicherheit bringen.

Quetiapin. Die Medikation mit Quetiapin wurde trotz der weit verbreiteten Verschreibungspraxis aufgrund der weiterhin gültigen Empfehlung des BfArM gegen den Off-Label-Einsatz in der Psychoedukation für Patient:innen nicht aufgenommen (BfArM, 2016). Diese beruft sich auf eine Review aus dem Jahr 2012 (Maher & Theodore, 2012). Neuere Reviews / Metananalysen (Lin et al., 2023; Maneeton et al., 2016), weisen hingegen auf die potenziell günstige Wirkung von Quetiapin als kurzfristige schlafunterstützende und angstlösende Medikation hin.

Benzodiazepine. Aufgrund verschiedener Studien, die negative Effekte von Benzodiazepinen auf den Verlauf von Stressfolgeerkrankungen zeigen (speziell bei Anpassungsstörungen, z. B. Gao et al, 2020), sind Benzodiazepine als Präparategruppe hier trotz häufiger Verschreibungen in der Praxis nicht erwähnt. Von dem Einsatz sollte nach heutigem Erkenntnisstand abgeraten werden.

Einsatzempfehlung: Die medikamentöse Unterstützung bei Anpassungsstörungen

Indikation der Interventionen

Die Möglichkeiten einer medikamentösen Unterstützung kann von Seiten der Krisentherapeut:innen aktiv angesprochen werden bei

- unerträglichen inneren Zustände, die zum Entstehen von Suizidgedanken führen,
- erheblichen Schlafstörungen oder Ängsten, Anspannung, Gedankenkreisen entstehende Stressspiralen oder Depressivität, die auf anderem Weg trotz Einsatz verschiedener Strategien nicht durchbrochen werden können (Benkert & Hippius, 2023).

INFO 56 »Möglichkeiten und Risiken der medikamentösen Unterstützung der Selbstregulation« kann zudem eingesetzt werden, wenn Betroffene ihren Wunsch nach einer medikamentösen Unterstützung äußern.

Handlungsanleitung

Ärztliche und nichtärztliche Therapeut:innen können das Informationsblatt einsetzen, um die Betroffenen über Besonderheiten der medikamentösen Therapie bei Anpassungsstörungen aufzuklären.

Mögliche Schwierigkeiten

Die Betroffenen erleben keine unmittelbare ausreichende Verbesserung oder sogar Nebenwirkungen durch die eingesetzten Medikamente.

Dies ist nicht selten der Fall und sollte immer zum sofortigen Absetzen führen. Die Betroffenen sollten vor dem Ersteinsatz des Medikamentes darüber aufgeklärt werden. Eine Ausnahme hiervon stellen Phytotherapeutika dar, bei denen die Latenzzeit bis zum Einsetzen der Wirkung berücksichtigt werden muss.

Der Einsatz von Medikamenten bei Anpassungsstörungen sollte begleitet werden durch fortlaufende diagnostische Reevaluationen, ob sich eine Erkrankung mit leitliniengerechter medikamentöser Therapie wie Depression oder Angststörung entwickelt.

Möglichkeiten und Risiken der medikamentösen Unterstützung der Selbstregulation

Es gibt wenig Untersuchungen zu medikamentösen Therapien bei Lebenskrisen in Folge von psychosozialen Belastungsstörungen. Im Vordergrund steht die Bewältigung der Krisensituation, Medikamente wirken nur in zweiter Linie unterstützend.

Übersicht

In diesen Situationen kann eine medikamentöse Unterstützung indiziert sein:
- Innere Zustände werden unerträglich bis hin zum Entstehen von Suizidgedanken.
- Die durch Schlafstörungen oder Ängste, Anspannung, Gedankenkreisen entstehende Stressspirale oder Depressivität kann auf anderem Weg trotz Einsatz verschiedener Strategien nicht durchbrochen werden.

Verschiedene Medikamente werden in der klinischen Praxis eingesetzt. Hier werden die Wirkungen und Nebenwirkungen häufig verordneter Medikamente beschrieben. Bei einzelnen Präparaten sind vor und während der Einnahme Kontrolluntersuchungen zum Ausschluss gesundheitlicher Risiken durchzuführen. Der Übersicht halber finden Sie hier nur einige wesentliche Details zu den Präparaten, bitte holen Sie bei Ihrem Arzt / Ihrer Ärztin oder in der Apotheke darüber hinausgehende Informationen ein.

Auch pflanzliche Medikamente zeigen in Studien recht gute Effekte. Es ist empfehlenswert, sich beim Kauf von pflanzlichen Präparaten zu vergewissern, dass der untersuchte Extrakt in der wirksamen Standarddosis enthalten ist. Im Gegensatz zu chemischen Präparaten sind Nebenwirkungen und etwaige gesundheitliche Risiken bei pflanzlichen Medikamenten meist weniger bis kaum untersucht. Während einer Schwangerschaft ist von einigen pflanzlichen Präparaten abzuraten. Bitte informieren Sie Ihren Arzt / Ihre Ärztin über die geplante Einnahme, wenn Sie mit anderen Medikamenten behandelt werden.

Schlafstörungen

- **Baldrian (pflanzlich).** Das Präparat sollte regelmäßig und mindestens über 4 Wochen eingenommen werden. Präparate mit Baldrian werden abends eingenommen.
- **Diphenhydramin.** Wirkung und Verträglichkeit können ab der ersten Einnahme beurteilt werden. Die Wirkung hält ungefähr 6 Stunden an, dies kann jedoch von Mensch zu Mensch variieren. Diphenhydramin hilft bei Ein- und Durchschlafstörungen, hat aber bei manchen Menschen eine morgendliche Müdigkeit zur Folge. Es wird in einer Dosis zwischen 25 mg und 50 mg eingesetzt. Untersuchungen des Herzrhythmus und Laborkontrollen sollten zur Sicherheit durchgeführt werden. Die häufigste Nebenwirkung neben der Schläfrigkeit ist Schwindel. Die Fahrtüchtigkeit kann unter der Einnahme reduziert sein.
- **Trazodon.** Wirkung und Verträglichkeit können ab der ersten Einnahme beurteilt werden. Dieses Medikament hat eine mittlere Halbwertszeit von 7 Stunden, die Dauer kann jedoch von Mensch zu Mensch variieren. Es hilft somit bei Ein- und Durchschlafstörungen, hat aber bei manchen Menschen eine morgendliche Müdigkeit zur Folge. Es wird in einer Dosis zwischen 25 mg und 100 mg eingesetzt. Untersuchungen des Herzrhythmus und Laborkontrollen sollten zur Sicherheit durchgeführt werden. Die häufigsten Nebenwirkungen neben der Schläfrigkeit sind Mundtrockenheit und Gelenkschmerzen. Die Fahrtüchtigkeit kann unter der Einnahme reduziert sein.

Möglichkeiten und Risiken der medikamentösen Unterstützung der Selbstregulation

- **Mirtazapin.** Wirkung und Verträglichkeit können ab der ersten Einnahme beurteilt werden. Dieses Medikament hat eine sehr lange Halbwertszeit von 20 bis 40 Stunden. Es hilft somit bei Ein- und Durchschlafstörungen, hat jedoch eine Tagesmüdigkeit zur Folge. Dies kann in manchen Fällen auch tagsüber angstlösend wirken, andere Menschen empfinden die Tagesmüdigkeit als zusätzliche Belastung. Es wird bei Schlafstörungen in einer Dosis zwischen 7.5 mg und 15 mg eingesetzt. Untersuchungen des Herzrhythmus und Laborkontrollen sollten zur Sicherheit durchgeführt werden. Die häufigsten Nebenwirkungen neben der Schläfrigkeit sind Appetitsteigerung, Kopfschmerzen, Albträume, Schwindel, Tremor, Mundtrockenheit, Hautausschlag, Gelenkschmerzen. Die Fahrtüchtigkeit kann unter der Einnahme reduziert sein.
- **Zolpidem.** Wirkung und Verträglichkeit können ab der ersten Einnahme beurteilt werden. Dieses Medikament hat eine sehr kurze Halbwertszeit von 3.5 Stunden. Es hilft somit beim Einschlafen, nicht jedoch bei Durchschlafstörungen. Die häufigsten Nebenwirkungen sind Tagesmüdigkeit, Halluzinationen, Alpträume, Depressionen, Schwindelanfälle, Erinnerungslücken, Übelkeit, Durchfall, Rückenschmerzen, Infektionen der oberen Atemwege. Es sollte aufgrund seines Abhängigkeitspotentiales nicht länger als vier Wochen eingenommen werden. Die Fahrtüchtigkeit kann unter der Einnahme reduziert sein.

Angst, Anspannung, Gedankenkreisen

- **Lavendel (pflanzlich).** Das Präparat sollte regelmäßig und mindestens über drei Wochen eingenommen werden. Tipp: Es gibt Hinweise, dass die Wirkung durch eine aromatherapeutische Anwendung rascher einsetzen könnte.
- **Mirtazapin.** Wirkung und Verträglichkeit können ab der ersten Einnahme beurteilt werden. Dieses Medikament kann tagsüber zu einer Reduktion der psychophysiologischen Anspannung beitragen, eine Tagesmüdigkeit kann jedoch als zusätzliche Belastung empfunden werden. Es wird abends eingenommen in einer Dosis zwischen 7.5mg und 15mg. Die häufigsten Nebenwirkungen neben der Schläfrigkeit sind Appetitsteigerung, Kopfschmerzen, Alpträume, Schwindel, Tremor, Mundtrockenheit, Hautausschlag, Gelenkschmerzen. Die Fahrtüchtigkeit kann unter der Einnahme reduziert sein.

Depressivität

- **Johanneskraut (pflanzlich).** Das Präparat sollte regelmäßig und mindestens über drei Wochen eingenommen werden. Die häufigsten Nebenwirkungen sind Kopfschmerzen, Schwitzen und Lichtempfindlichkeit. Hyperforin, ein Pflanzenbestandteil, zeigt Interaktionen mit anderen Medikamenten, unter anderem kann es die Wirksamkeit von Antikonzeptiva aufheben.

Wichtig

Medikamente, die zur Unterstützung bei Stressfolgeerkrankungen eingesetzt werden, wirken nicht immer hilfreich, sondern können durch Nebenwirkungen sogar zusätzlich belasten. Insbesondere sind hier eine unzureichende Wirkung mit verringerter Steuerungsfähigkeit unter dem Einfluss der Medikamente und Nebenwirkungen wie eine verstärkte Tagesmüdigkeit, Albträume oder Gewichtszunahme zu nennen. Falls Sie keine eindeutig positive Wirkung, oder sogar beeinträchtigende negative Konsequenzen feststellen, setzen Sie das Medikament bitte unmittelbar ab und konsultieren Sie Ihren Behandler oder Ihre Behandlerin zeitnah.

10 Bedürfnisorientierte Ressourcenaktivierung

Wichtig

Dieses Kapitel ist kurz und zudem der Abschluss des Buches. Das darf nicht über die Relevanz der therapeutischen Arbeit an Ressourcen hinwegtäuschen. Neben der Problemlösung und der Selbstregulation ist die Ressourcenaktivierung der dritte Pfeiler der Krisenbewältigung.

Als Ressourcen wird hier all das verstanden, das dem Menschen ermöglicht, ein physiologisches oder psychologisches Bedürfnis zu erfüllen. In einer Anpassungsstörung sind durch ein äußeres Ereignis, den Stressor, Ressourcen verloren gegangen, die durch die Betroffenen zunächst nicht ersetzt werden konnten. Bestimmte Bedürfnisse können durch die Betroffenen somit weniger gut erfüllt werden. Unser motivationales System wird durch die unerfüllten Bedürfnisse eingeengt (Tomova et al., 2020). Die hohe Salienz von Ressourcenverlusten (Hobfoll et al., 2003) und emotionalen Warnsignalen bindet zudem das Aufmerksamkeitssystem (Sagliano et al., 2018). Durch intrapsychische Rückkopplungsprozesse kommt es im Verlauf der Krise häufig zum Verlust weiterer Ressourcen, was als Ressourcenverlustspirale bezeichnet wird (Hobfoll et al., 2015).

Die Aufklärung über Risiko und Logik der Ressourcenverlustspirale mithilfe von **INFO 58** »Die Ressourcenverlustspirale« hilft Betroffenen dabei, motivationale Ressourcen zu aktivieren, um den Circulus vitiosus zu unterbrechen. Mithilfe von **AB 67** »Meine Strategien, um meine psychologischen Bedürfnisse zu befriedigen« können Betroffene und Therapeut:innen im Anschluss die Perspektive bewusst auf die bestehenden Ressourcen der Betroffenen lenken und Defizite in Strategien zur Bedürfniserfüllung aufdecken und beheben.

Die Interventionen dieses Kapitel sind auf das Wesentliche konzentriert für die Arbeit mit Menschen, die an einer Anpassungsstörung leiden. Viele weitere Materialien für eine ressourcenorientierte Arbeit finden sich beispielsweise im Therapie-Tools-Band »Ressourcenaktivierung« (Gruber, 2020).
Die therapeutischen Interventionen dieses Kapitels basieren neben Grawes Konsistenztheorie auf Hobfolls aktualisierter Theorie der Ressourcenerhaltung (1998).

Arbeits- und Informationsmaterial

INFO 57 Einsatzempfehlung: Die Ressourcenverlustspirale
Das Informationsblatt bietet eine Anleitung zur Psychoedukation anhand von **INFO 58** »Die Ressourcenverlustspirale«, bezüglich des Circulus vitiosus, der sich aus dem Verlust der Ressourcenperspektive ergibt.

INFO 58 Die Ressourcenverlustspirale
Mithilfe dieses Informationsblatts erhalten Betroffene Informationen zu Entstehung und Konsequenzen der Ressourcenverlustspirale.

INFO 59 Einsatzempfehlung: Strategien zur Bedürfnisbefriedigung
Hier finden Sie Ideen und Empfehlungen für eine ressourcenorientierte Arbeit in Krisen mithilfe von **AB 67** »Meine Strategien, um meine psychologischen Bedürfnisse zu befriedigen«.

AB 67 Meine Strategien, um meine psychologischen Bedürfnisse zu befriedigen

Dieses Arbeitsblatt wird üblicherweise im Anschluss an die Psychoedukation durch **INFO 58** »Die Ressourcenverlustspirale« durchgearbeitet. Anhand dieses Arbeitsblatts können sich Betroffene mit therapeutischer Unterstützung ihren Ressourcen zuwenden. Zudem kann gemeinsam eine Übersicht über die bedürfniserfüllenden Strategien der Betroffenen erarbeitet werden. Anhand dieser Arbeit können etwaige Defizite erkannt und ausgeglichen werden. Das Arbeitsblatt eignet sich als Einstieg in die ressourcenorientierte Arbeit mit Betroffenen und kann im folgenden Prozess immer wieder zu Standortbestimmungen beigezogen werden.

Einsatzempfehlung: Die Ressourcenverlustspirale

Menschen mit Anpassungsstörungen sind anhaltenden psychophysiologischen Alarmsignalen wie Angst, Stress oder psychologischem Schmerz, sowie den damit verbundenen Kognitionen in Form von Präokkupationen ausgesetzt. Diese internalen Alarmsignale haben eine hohe Salienz, also eine aufmerksamkeitsbindende Wirkung (Eberle & Maercker, 2021). Durch den Fokus auf die problembesetzten Lebensinhalte (Sagliano et al., 2018) kommt es zu einer Aufmerksamkeitseinengung mit einer geringeren Repräsentation des anderweitigen, neutralen oder positiven Lebenskontextes (Richards et al., 2014) im Erleben der Betroffenen. Dies führt zu einer geringeren Bedürfnisbefriedigung, was in einer niedrigeren Lebenszufriedenheit resultiert. Dadurch wird das Krisenerleben wiederum verstärkt.

Betroffene sind zunächst häufig wenig motiviert, entgegen der Salienz des negativen inneren Erlebens auf Ressourcen zu achten. Durch die Aufklärung über das Phänomen Ressourcenverlust und dessen Konsequenzen können Betroffene die Motivation erlangen, willentlich gegen die negative Aufmerksamkeitsverzerrung anzugehen. **INFO 58** »Die Ressourcenverlustspirale« hilft ihnen bei der diesbezüglichen Psychoedukation.

Indikation der Interventionen

- Aus den Berichten von Betroffenen erschließt sich ein relevanter Ressourcenverlust im Rahmen der Belastungssituation.
- Betroffene berichten über eine Vernachlässigung von positiven Lebensinhalten

Handlungsanleitung

Den Betroffenen kann die negative Aufmerksamkeitsverzerrung mithilfe der Aufmerksamkeitslenkung durch eine Alarmanlage veranschaulicht werden: »Die negativen Gefühle und Wahrnehmungen haben die Funktion einer Alarmanlage, und sind daher wichtig für uns. Sie zeigen uns an, dass wir uns dringend um ein Problem kümmern müssen. Diese Alarmanlage hat jedoch keinen Aus-Knopf. Daher schrillt sie immer weiter in unserem Kopf und lenkt unsere Aufmerksamkeit auf das Problem. Wenn dies über eine längere Zeit anhält, entsteht hierdurch ein weiteres Problem. Denn solange unsere Aufmerksamkeit gefangen ist, entgehen ihr viele andere Aspekte, beispielsweise die neutralen und auch die positiven Aspekte unseres Lebens. Das können Hobbys sein, Freundschaften, oder der Genuss alltäglicher Dinge. Unsere psychologischen Bedürfnisse sind jedoch darauf angewiesen, dass wir beispielsweise beim Kochen das Gefühl von Kompetenz genießen, beim Essen den Genuss wahrnehmen oder beim Autofahren das Gefühl von Freiheit. Wenn in diesen Momenten unsere Aufmerksamkeit gefangen ist, und wir Dinge, die uns Freude machen, vernachlässigen, sinkt unsere Lebenszufriedenheit. Eine sinkende Lebenszufriedenheit führt dazu, dass wir noch weiter in die Lebenskrise abrutschen. Dieses Phänomen ist so zentral in menschlichen Krisen, dass es in der Psychologie sogar einen eigenen Begriff dafür gibt: die Ressourcenverlustspirale. Leider können wir nichts dagegen tun, dass unsere Aufmerksamkeit so stark durch die Alarmanlage beeinflusst wird. Aber wir haben die Möglichkeit, bewusst dagegen zu steuern und unsere Aufmerksamkeit immer wieder gezielt auf unsere Ressourcen zu lenken. Dadurch können wir diese Ressourcenverlustspirale mildern und schließlich beenden.«

Die Ressourcenverlustspirale

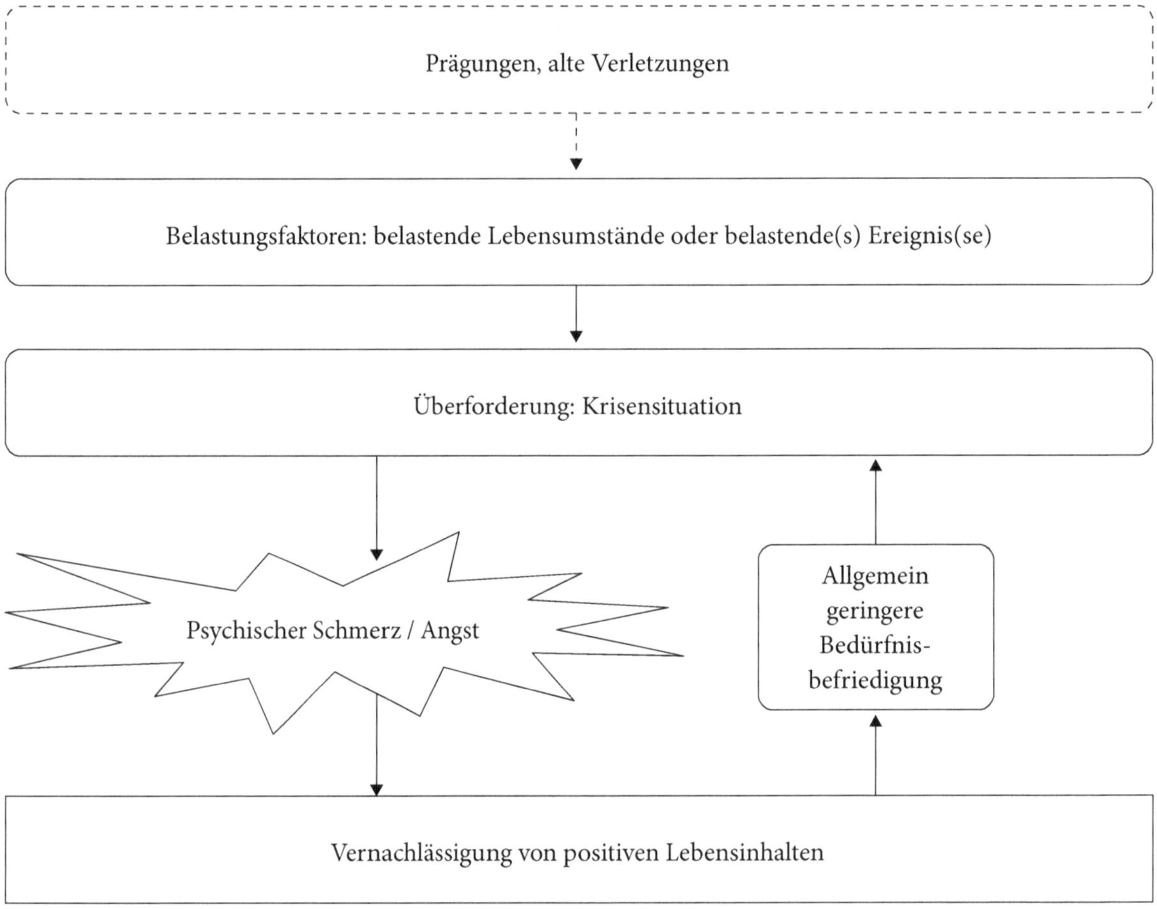

Störungsmodell: Ressourcenverlust

In der Abbildung sehen Sie, wie neurobiologische Vorgänge eine Krise aufrechterhalten können. Man spricht bei sich selbst aufrechterhaltenden Wechselwirkungen auch von einem Circulus vitiosus oder umgangssprachlich Teufelskreis. Im Folgenden wollen wir diesen kurz beschreiben:

Lebensgeschichtliche Prägungen. Fast alle Menschen müssen sich in ihrer Lebensgeschichte mit schmerzhaften Ereignissen auseinandersetzen, die sie in Form von Prägungen besonders verletzbar gegenüber bestimmten Umständen machen können.

Auslösende Ereignisse. Manche Krisen entstehen, wenn ein Ereignis eintritt, das genau diese individuelle Verletzbarkeit getriggert wird. Andere Krisen entstehen, indem zu viele belastende Ereignisse auf einmal auftreten, wieder andere, wenn ein Ereignis uns die innere oder äußere Lebensgrundlage entzieht.

Die Ressourcenverlustspirale

Emotionale Bewertung. Belastende Lebenssituationen werden von Betroffenen als Krisen wahrgenommen, wenn ihre Bewältigungsstrategien für deren Überwindung überfordert sind.
Inneres Erleben. Zentral für menschliche Krisen ist ein intensives, unangenehmes inneres Erleben, das sich vor allem auszeichnet durch:

- Ängste, die sich in Form von Bedrohungserleben, sorgenvollem Gedankenkreisen oder gar überflutenden Angstattacken äußern können,
- psychologischem Schmerz: Den psychologischen Schmerz spüren wir sogar körperlich. (Bild »Mein Herz ist gebrochen. Es schmerzt mich so, dass das passieren konnte.«*)*. Tatsächlich verarbeitet unser Gehirn körperlichen und seelischen Schmerz teilweise in ähnlichen Hirnregionen.

Zudem kommt es häufig zu einem starken subjektiven Stresserleben, das in unterschiedlichem Ausmaß mit der Aktivierung des physiologischen Stresssystems einhergeht.

Man kann dies mit einer »inneren Alarmanlage« vergleichen, die anzeigt, dass etwas Wichtiges nicht in Ordnung ist. Diese »innere Alarmanlage« hat, wie alle Alarmanlagen, eine ausgeprägte aufmerksamkeitsbindende Wirkung. Das heißt, die Ereignisse oder Bereiche in unserem Leben, die Angst und Schmerz auslösen, nehmen unseren Bewusstseinsfokus ein.

Konsequenzen und problemaufrechterhaltende Kreisläufe. Wenn die Aufmerksamkeit durch die innere Not gebunden ist, haben Lebensbereiche, die nicht problembehaftet sind, kaum eine Bedeutung für uns (»Nachdem das passiert ist, wie kann ich da ins Kino gehen? Das ergibt keinen Sinn. Und ich habe auch keine Lust darauf«). Wenn diese Aufmerksamkeitsbindung über eine längere Zeit anhält, verlieren wir die Lebensinhalte, die auf eine subtile, aber positive Art und Weise unsere Lebenszufriedenheit ausmachen, aus den Augen. Das können unsere Hobbys sein, unser erweiterter Bekanntenkreis, Ziele oder auch Stärken.

All diese scheinbaren Kleinigkeiten stellen jedoch die Ressourcen dar, mit denen wir im Alltag eine Vielzahl unserer psychologischen Bedürfnisse befriedigen. Durch diesen Verlust der Ressourcenperspektive kommt es zu einer insgesamt geringeren psychologischen Bedürfniserfüllung. Hierdurch nehmen unsere Lebensqualität und unsere Lebenszufriedenheit zusätzlich ab.

Die abnehmende Lebensqualität und Lebenszufriedenheit verstärken die Wahrnehmung, sich in einer Lebenskrise zu befinden, und somit schließt sich der Kreis.

Haben Sie diesen Teufelskreis in Ihrer Krise so erlebt? Bitte beschreiben Sie Ihre Erlebnisse:

....

....

....

....

....

Einsatzempfehlung: Strategien zur Bedürfnisbefriedigung

Es ist aus motivationalen Gründen empfehlenswert, den Betroffenen die zweiseitige Beziehung zwischen Bedürfnisorientierung und Lebenskrisen zu vermitteln: Lebenskrisen können die Bedürfnisorientierung erschweren. Eine adäquate Bedürfnisorientierung verringert die Wahrscheinlichkeit für Lebenskrisen. (Brailovskaia et al., 2020; Hamamam-Raz, 2021). So wird für die Betroffenen ersichtlich, dass sie durch ein verstärktes Engagement für ihre psychologischen Bedürfniserfüllung nicht nur aus der aktuellen Negativspirale aussteigen können (Vermeidungsziel), sondern auch ihre psychologische Gesundheit stärken und künftigen Lebenskrisen vorbeugen können (Annäherungsziel).

Indikation der Interventionen

- Aus den Berichten von Betroffenen erschließt sich ein relevanter Ressourcenverlust im Rahmen der Belastungssituation.
- Betroffene berichten über eine Vernachlässigung von positiven Lebensinhalten.

Handlungsanleitung

Die zentrale Botschaft, die den Betroffenen deutlich vermittelt werden sollte, ist, dass die Ressourcenorientierung im Kontext von Bedrohungserleben und intensiven negativen Emotionen anstrengend, aber wichtig ist (Mogg & Bradley, 2018). Es erfordert eine willentliche und konzentrative Anstrengung, und Betroffene brauchen Unterstützung darin. Aber es ist wichtig und sinnvoll, diese Anstrengung zu erbringen, denn ohne sie kommt es zu einem weiteren Ressourcenverlust und einer abnehmenden Bedürfnisbefriedigung und Lebenszufriedenheit. Diese Aufklärung reduziert die Überforderung und erhöht die Motivation der Betroffenen während der Ressourcenarbeit: »Wir werden uns jetzt den Bereichen Ihres Lebens zuwenden, die nicht belastend sind. Da Sie aktuell unter dem Einfluss des krisentypischen Erlebens stehen, fühlt es sich für Sie wahrscheinlich an, wie gegen den Strom zu schwimmen. Gehen Sie daher bitte freundlich und geduldig mit sich um. Auch wenn Ihnen dies normalerweise leichtfällt, ist diese Arbeit im Moment eine große Leistung!»

AB 67 »Meine Strategien, um meine Bedürfnisse zu befriedigen« mit den einzelnen Bedürfnissen und den verschiedenen Strategien Verhalten / Lebeweisen / Orte, wird kurz erklärt. Die Betroffenen werden gebeten, die Fragen zu beantworten: »Ich möchte Sie jetzt bitten, zu überlegen, mit welchen Strategien Sie in Ihrem Leben ihre psychologischen Bedürfnisse befriedigen. Dabei möchte ich Sie ermutigen, auch in die Zeit zurückzudenken, ehe die aktuelle Krise begann. Welche positiven Aspekte gab es da in Ihrem Leben?«

Manche Menschen haben den Eindruck, bereits seit Jahren in einer Krise zu stecken. Dann kann folgende Anweisung hilfreich sein: »Denken Sie am besten so weit zurück, bis Sie einen Moment finden, an dem Ihnen eine Strategie einfällt. Diese Suche kann manchmal sogar bis in die Kindheit zurückgehen.« Dabei ist wesentlich, jederzeit anwendbare Strategien zu finden. Ferien am Meer fördern sicherlich die Entspannung, sind jedoch nicht alltagstauglich. Manche Menschen verfügen über eine begrenzte Anzahl an bewährten Strategien, während andere eine Vielzahl von Strategien nutzen. Der Therapeut bzw. die Therapeutin sollte hier klarstellen, dass es in Bezug auf die Strategien kein Richtig oder Falsch gibt. Viele unterschiedliche Strategien schenken einerseits Krisensicherheit, indem sie das Bedürfnissystem weniger vulnerabel gegenüber Ressourcenverlusten machen, andererseits kann durch wenige »Lieblingsstrategien«, die viele Bedürfnisse erfüllen, mit wenig Aufwand viel Lebenszufriedenheit erreicht werden.

Einsatzempfehlung: Strategien zur Bedürfnisbefriedigung

Typischerweise finden Betroffene auf dem Höhepunkt des Krisenerlebens wenige Strategien, und nur unter großer Mühe. Nur zwei Wochen später kann derselbe Prozess für die gleiche Person ganz anders aussehen: Plötzlich geht die Suche leicht von der Hand.

In einem zweiten Analyseschritt können Defizite in der Bedürfniserfüllung erkannt werden, die durch die belastenden Ereignisse entstanden sind, oder bereits im Vorfeld bestanden. Im Anschluss können Möglichkeiten gesucht werden, um die psychologischen Bedürfnisse ausgewogen erfüllen zu können. Dies benötigt bei manchen Betroffenen längerfristige Problemlösungsprozesse.

Mögliche Schwierigkeiten

(1) Die Betroffenen verneinen, jemals Strategien für ihre Bedürfnisbefriedigung besessen zu haben.
Dies kann bei Betroffenen mit einer psychiatrischen Komorbidität, aber auch bei Menschen mit einem überaktivierten Funktionsmodus und wenig Bewusstsein für eigene Bedürfnisse auftreten: »Selbst wenn wir jetzt noch keine Strategien für Sie gefunden haben, ist die Erkenntnis, wie wichtig die Befriedigung der psychologischen Bedürfnisse im Alltag ist, sehr wichtig. Sie wird Sie mit der Zeit zunehmend entdecken lassen, was Ihnen im Laufe des Tages guttut, und welche Bedürfnisse durch welche Aktivitäten befriedigt werden können. Sie haben gehört, dass psychologische Grundbedürfnisse nicht verdrängt werden können, sondern es wichtig ist, Wege für ihre Bedürfniserfüllung zu finden. Das heißt, die Lösungssuche geht weiter! Sie können für sich selbst herausfinden, was Sie nährt, andere Menschen aus Ihrem Umfeld nach ihren Strategien fragen, und wir werden gemeinsam weiterdenken.»

(2) Die Betroffenen trauern um die verlorenen Ressourcen.
Hier kann je nach Stabilität der Betroffenen eher ein emotionsfokussiertes Vorgehen indiziert sein, mit dem Erleben von Traurigkeit als zentralem adaptivem Prozess oder eher ein kognitives Vorgehen mit einem sanften Lenken der Aufmerksamkeit auf ein lösungsorientiertes Vorgehen: »Ich merke, dass Sie das jetzt traurig macht, die verlorenen Ressourcen so deutlich vor Augen zu sehen. (…) Die Traurigkeit ist ein Zeichen, wie wichtig Ressourcen zu unserer Bedürfnisbefriedigung sind, und wie wichtig es daher ist, uns damit auseinanderzusetzen, ihre bestehenden Ressourcen voll zu erfassen und zu überlegen, welche Ressourcen künftig zusätzlich für Sie zur Verfügung stehen könnten.«

(3) Die Betroffenen berichten, keine positiven Emotionen bei dem Durchführen der üblichen Strategien zu verspüren.
Eine reduzierte positive Emotionalität wird häufig von Betroffenen rückgemeldet. Bei einem vollständigen Verlust positiver Emotionen sollte die Differentialdiagnostik zwischen Anpassungsstörung und Depression einsetzen. Unabhängig von der Diagnose ist das Konzept der Verhaltensaktivierung hier gut einsetzbar und wirksam (Wang & Feng, 2022).

Meine Strategien, um meine psychologischen Bedürfnisse zu befriedigen

Bedürfnis / Strategien	Sicherheit/ Orientierung/ Kontrolle	Selbstwert	Spaß/Freude	Bindung	Autonomie	Erholung	Anregung/ Entwicklung
Tätigkeiten	Bei welchen Tätigkeiten fühle ich mich sicher?	Was liegt mir? Was macht mich (für andere) wertvoll?	Was macht mir Spaß?	Bei welcher Tätigkeit empfinde ich Liebe/ Zuneigung?	Bei welcher Tätigkeit fühle ich mich frei?	Bei welcher Tätigkeit kann ich entspannen?	Bei welcher Tätigkeit kann ich mich voll engagieren?
Menschen/ Lebewesen	Bei welchen Lebewesen fühle ich mich sicher?	Welche Lebewesen geben mir das Gefühl, wertvoll zu sein?	Mit wem lache ich viel?	Welche Lebewesen liebe ich?	Bei wem kann ich ich sein?	Welche Lebewesen beruhigen mich?	Welche Lebewesen finde ich interessant?
Orte	An welchen Orten kenne ich mich gut aus?	Gibt es Orte, an denen ich mich besonders kompetent fühle?	An welchen Orten habe ich besonders Spaß?	Welche Orte liebe ich? An welchen Orten geht mir das Herz auf?	Wo kann ich das tun, was ich will?	Wo werde ich ruhig?	Welcher Ort ist aufregend für mich?

Literatur

Ağargün, M.Y. & Ateş, S. (2021). Do prescription hypnotic medications increase or decrease suicidality? Journal of clinical sleep medicine: JCSM: official publication of the American Academy of Sleep Medicine, 17(5), 871–872.

Allen G.A. & Fonagy P. (2011). Mentalisieren in der psychotherapeutischen Praxis. Stuttgart: Klett-Cotta.

Andersen M.F., Nielsen K.M. & Brinkmann S. (2012). Meta-synthesis of qualitative research on return to work among employees with common mental disorders. Scandinavian Journal of Work Environment Health, 38(2), 93–104.

Arafat, S.M.Y., Menon, V., Varadharajan, N. & Kar S. K. (2022). Psychological Autopsy Studies of Suicide in South East Asia. Indian Journal of Psychological Medicine, 44(1), 4–9.

Beck, A.T., Weissman, A., Lester, D. & Trexler, L. (1974). The measurement of pessimism: The Hopelessness Scale. Journal of Consulting and Clinical Psychology, 42(6), 861–865.

Beck A. (1976). Cognitive Therapy and the Emotional Disorders. London: Penguin.

Benkert O. & Hippius H. (2023). Kompendium der Psychiatrischen Pharmakotherapie. Heidelberg: Springer.

Benson, L.A., Sevier, M. & Christensen, A. (2013). The impact of behavioral couple therapy on attachment in distressed couples. Journal of marital and family therapy, 39(4), 407–420.

Berger M. (2018). Psychische Erkrankungen. Amsterdam: Elsevier.

BfArM (2016). Leitfaden für Ärzte zur Verordnung von quetiapinhaltigen Arzneimitteln. https://www.bfarm.de/SharedDocs/Downloads/DE/Arzneimittel/Pharmakovigilanz/Risikoinformationen/EducationMaterial/Anlagen/m-r/quetiapin-seroquel-aerzte.html [20.03.2024]

Bodenmann G. (2000). Stress, kritische Lebensereignisse und Partnerschaft. In K. Peter (Hrsg.), Partnerschaft und Paartherapie (S. 219–238). Göttingen: Hogrefe.

Boggiss, A.L., Consedine, N.S., Brenton-Peters, J.M., Hofman, P.L. & Serlachius, A. S. (2020). A systematic review of gratitude interventions: Effects on physical health and health behaviors. Journal of psychosomatic research, 135, 110165.

Bowlby, J. (1969). Attachment and Loss. Volume I: Attachment. New York: Basic Books.

Bowlby, J. (1973). Attachment and Loss. Volume II: Separation Anxiety and Anger. New York: Basic Books.

Brailovskaia, J., Teismann, T. & Margraf, J. (2020). Positive Mental Health, Stressful Life Events, and Suicide Ideation. Crisis, 41(5), 383–388.

Brownlow, J.A., Miller, K.E. & Gehrman, P.R. (2020). Insomnia and Cognitive Performance. Sleep medicine clinics, 15(1), 71–76.

Buchwald P., Schwarzer C. & Hobfoll S.E. (2004). Stress gemeinsam bewältigen. Göttingen: Hogrefe.

Cacioppo, J.T., Cacioppo, S. & Boomsma D.I. (2014). Evolutionary mechanisms for loneliness. Cognition & Emotion, 28(1), 3-21.

Cacioppo, S., Grippo A.J., London, S, Goossens, L. & Cacioppo J.T. (2015). Loneliness: Clinical import and interventions. Perspectives on Psychological Science, 10(2), 238–249.

Casey, P., Jabbar, F., O'Leary, E. & Doherty A.M. (2015). Suicidal behaviours in adjustment disorder and depressive episode. Journal of Affective Disorders, 174, 441–446.

Cheng, C., Kogan, A. & Chio, J.H. (2012). The effectiveness of a new, coping flexibility intervention as compared with a cognitive-behavioural intervention in managing work stress. Work & Stress, 26(3), 272–288.

Chung, D., Hadzi-Pavlovic, D., Wang, M., Swaraj, S., Olfson, M. & Large, M. (2019). Meta-analysis of suicide rates in the first week and the first month after psychiatric hospitalization. BMJ open, 9(3), e023883.

Ciompi, L. (1993). Krisentheorie heute – eine Übersicht. In U. Schnyder & J.D. Sauvant (Hrsg.), Kriseninterventionen in der Psychiatrie (S. 13–26). Bern: Huber.

Cohen, S. (2004). Social relationships and health. American Psychology, 59, 676–684.

Constantin, D., Dinu, E.A., Rogozea, L., Burtea, V. & Leasu, F. G. (2020). Therapeutic Interventions for Adjustment Disorder: A Systematic Review. American journal of therapeutics, 27(4), e375–e386.

Coyle, D. (2019). Erfolg braucht kein Talent. München: riva Verlag.

Currier, D., Spittal, M.J., Patton, G. & Pirkis J. (2016). Life stress and suicidal ideation in Australian men: Cross-sectional analysis of the Australian longitudinal study on male health baseline data. BioMed Central Public Health, 16(3), 1031.

Darvishi, N., Farhadi, M., Azmi-Naei, B. & Poorolajal, J. (2023). The role of problem-solving skills in the prevention of suicidal behaviors: A systematic review and meta-analysis. PloS one, 18(10), e0293620.

Doherty, A.M., Crudden, G., Jabbar, F., Sheehan, J.D. & Casey P. (2019a). Suicidality in Women with Adjustment Disorder and Depressive Episodes Attending an Irish Perinatal Mental Health Service. International journal of environmental research and public health, 16(20), 3970.

Doherty, A.M., Lorenz, L., Jabbar, F., O'Leary, E. & Casey, P. (2019b). Sleep Disturbance in Adjustment Disorder and Depressive Episode. International journal of environmental research and public health, 16(6), 1083.

Drake, R.E. & Wallach M.A. (2020). Employment is a critical mental health intervention. Epidemiology and Psychiatric Sciences 29, e178, 1–3.

Dross, M. (2001). Krisenintervention. Göttingen: Hogrefe.

Ducasse, D., Holden, R. R., Boyer, L., Artéro, S., Calati, R., Guillaume, S., Courtet, P. & Olié, E. (2018). Psychological Pain in Suicidality: A Meta-Analysis. The Journal of clinical psychiatry, 79(3), 16r10732.

Eberle, D.J. & Maercker, A. (2022). Preoccupation as psychopathological process and symptom in adjustment disorder: A scoping review. Clinical psychology & psychotherapy, 29(2), 455–468.

Filipp, S.H. & Aymanns, P. (2018). Kritische Lebensereignisse und Lebenskrisen. Stuttgart: Kohlhammer.

Foster, T. (2011). Adverse life events proximal to adult suicide: a synthesis of findings from psychological autopsy studies. Archives of Suicide Research, 15(1), 1–15.

Fraley, R.C. (2019). Attachment in Adulthood: Recent Developments, Emerging Debates, and Future Directions. Annual review of psychology, 70, 401–422.

Franke, G.H. (2000). BSI. Brief Symptom Inventory – Deutsche Version. Manual. Göttingen: Hogrefe.

Franke Föyen, L., Sennerstam, V., Kontio, E., Lekander, M., Hedman-Lagerlöf, E. & Lindsäter, E. (2023). Objective cognitive functioning in patients with stress-related disorders: A cross-sectional study using remote digital cognitive testing. BMC Psychiatry, 23(1), 565.

Fredriksen, K.J., Bartz-Johannessen, C., Schoeyen, H.K., Vaaler, A., Walby, F.A. & Hegelstad, W.T.V. (2022). Imminent and Short-Term Risk of Death by Suicide in 7,000 Acutely Admitted Psychiatric Inpatients. The Journal of clinical psychiatry, 84(1), 22m14460.

Freud, S. (1917). Vorlesungen zur Einführung in die Psychoanalyse. Erster Teil. Wien: Hugo Heller und Cie.

Gao, Y.N. & Marcangelo, M. (2020). Association of Early Treatment with Chronicity and Hazard of Hospitalization After New Adjustment Disorder. American journal of psychotherapy, 73(2), 50–56.

Gilbert, P. (2009). Introducing Compassion Focused Therapy. Advances in psychiatric treatment, 15, 199–208.

Gilbert P. & Procter, S. (2006). Compassionate mind training for people with high shame and self-criticism: Overview and pilot study of a group therapy approach. Clinical Psychology & Psychotherapy, 13(6), 353–379.

Gilbert, P., McEwan, K., Mitra, R., Franks, L., Richter, A. & Rockliff, H. (2008). Feeling safe and content: A specific affect regulation system? Relationship to depression, anxiety, stress, and self-criticism. The Journal of Positive Psychology, 3(3), 182–191.

Girotti, M., Adler, S.M., Bulin, S.E., Fucich, E.A., Paredes, D. & Morilak, D.A. (2018). Prefrontal cortex executive processes affected by stress in health and disease. Progress in neuro-psychopharmacology & biological psychiatry, 85, 161–179.

Glaesmer, H., Romppel, M., Braehler, E., Hinz, A. & Maercker, A. (2015). Adjustment Disorder as proposed for ICD-11: Dimensionality and Symptom Differentiation. Psychiatry Research, 229, 940–994.

Goble, F. (1970). Die dritte Kraft. A.H. Maslows Beitrag zu einer Psychologie seelischer Gesundheit. Olten: Walter.

Grawe, K. (1998). Psychologische Therapie. Göttingen: Hogrefe.

Grawe, K. (2004). Neuropsychotherapie. Göttingen: Hogrefe.

Green, J.D., Kearns, J.C., Rosen, R.C., Keane, T.M. & Marx, B.P. (2018). Evaluating the Effectiveness of Safety Plans for Military Veterans: Do Safety Plans Tailored to Veteran Characteristics Decrease Suicide Risk? Behavior Therapy, 49(6), 931–938.

Greenberg, L.S. (2006). Emotionsfokussierte Therapie. Tübingen: DGVT.

Greiner, T., Haack, B., Toto, S., Bleich, S., Grohmann, R., Faltraco, F., Heinze, M., & Schneider, M. (2020). Pharmacotherapy of psychiatric inpatients with adjustment disorder: current status and changes between 2000 and 2016. European archives of psychiatry and clinical neuroscience, 270(1), 107–117.

Gysin, A. & Michel, K. (2015). ASSIP – Kurztherapie nach Suizidversuch. Göttingen: Hogrefe.

Hamama-Raz, Y., Ben-Ezra, M. & Lavenda, O. (2021). Factors Associated with Adjustment Disorder: The Different Contribution of Daily Stressors and Traumatic Events and the Mediating Role of Psychological Well-Being. The Psychiatric quarterly, 92(1), 217–227.

Hao, Z., Li, H., Ouyang, L., Sun, F., Wen, X. & Wang, X. (2023). Pain avoidance and functional connectivity between insula and amygdala identifies suicidal attempters in patients with major depressive disorder using machine learning. Psychophysiology, 60(1), e14136.

Hawkley L.C., Browne M.W. & Cacioppo J.T. (2005). How can I connect with thee? Let me count the ways. Psychological Science, 16(10), 798–804.

Hayes S.C., Luoma J. & Walser R. D. (2008). ACT-Training. Handbuch der Acceptance & Commitment Therapie. Paderborn: Junfermann.

Herzog, S., Nichter, B., Hill, M.L., Norman, S.B. & Pietrzak, R.H. (2022). Factors associated with remission of suicidal thoughts and behaviors in U.S. military veterans with a history of suicide attempt. Journal of psychiatric research, 149, 62–67.

Hobfoll, S. E. (1998). Stress, culture, and community. New York: Plenum Press.

Hobfoll, S.E., Johnson, R.J., Ennis, N. & Jackson, A. P. (2003). Resource loss, resource gain, and emotional outcomes among inner city women. Journal of personality and social psychology, 84(3), 632–643.

Hobfoll, S.E. & Buchwald, P. (2004). Die Theorie der Ressourcenerhaltung und das multiaxiale Copingmodell – eine innovative Stresstheorie. In P. Buchwald, C. Schwarzer & S.E. Hobfoll (Hrsg.), Stress gemeinsam bewältigen. Ressourcenmanagement und multiaxiales Coping (S. 11–26). Göttingen: Hogrefe.

Hobfoll, S.E., Stevens, N.R. & Zalta, A.K. (2015). Expanding the Science of Resilience: Conserving Resources in the Aid of Adaptation. Psychological inquiry, 26(2), 174–180.

Holt-Lunstad, J., Smith, T.B., Baker, M., Harris, T. & Stephenson D. (2015). Loneliness and social isolation as risk factors for mortality: A meta-analytic review. Perspectives on psychological science: A journal of the Association for Psychological Science, 10(2), 227–237.

Hoffman, J. & Stein, D. J. (2022). What are the pharmacotherapeutic options for adjustment disorder? Expert opinion on pharmacotherapy, 23(6), 643–646.

Howarth, E.J., O'Connor, D.B., Panagioti, M., Hodkinson, A., Wilding, S. & Johnson, J. (2020). Are stressful life events prospectively associated with increased suicidal ideation and behaviour? A systematic review and meta-analysis. Journal of Affective Disorders, 266, 731–742.

Huen, J.M., Ip, B.Y., Ho, S.M. & Yip, P.S. (2015). Hope and Hopelessness: The Role of Hope in Buffering the Impact of Hopelessness on Suicidal Ideation. PLoS One, 24, 10(6).

Ising, M., Höhne, N., Siebertz, A., Parchmann, A. M., Erhardt, A. & Keck, M. (2012). Stress response regulation in panic disorder. Current pharmaceutical design, 18(35), 5675–5684.

James, R.K. & Gililand, B.E. (2005). Crisis intervention strategies. Belmont, CA: Thomson Brooks / Cole.

Jinpa, T. (2016). Mitgefühl. München: O.W. Barth.

Jobes, D.A., Wong, S.A., Conrad, A.K., Drozd, J.F. & Neal-Walden, T. (2005) The collaborative assessment and management of suicidality versus treatment as usual: a retrospective study with suicidal outpatients. Suicide & life-threatening behavior, 35(5), 483–497.

Joiner, T. E. (2005). Why people die by suicide. Cambridge, MA: Harvard University Press.

Jung, C.G. (1921). Psychologische Typen. Zürich: Rascher & Cie.

Kabat-Zinn, J. (2019) Gesund durch Meditation. München: Knaur Menssana.

Kato, T. (2012). Development of the Coping Flexibility Scale: Evidence for the coping flexibility hypothesis. Journal of Counseling Psychology, 59, 262–273.

Kazlauskas, E., Zelviene, P., Lorenz, L., Quero, S. & Maercker, A. (2018). A scoping review of ICD-11 adjustment disorder research. European journal of psychotraumatology, 8(7), 1421819.

Kenda, M., Kočevar Glavač, N., Nagy, M. & Sollner Dolenc, M. (2022). Medicinal Plants Used for Anxiety, Depression, or Stress Treatment: An Update. Molecules, 27(18), 6021.

Kim, S., Choi, K.H., Lee, K.S., Kim, D.J., Hong, S.C., Lee, H.K., Kweon, Y.S., Lee, C.T. & Lee, K.U. (2020). Risk Factors for Serious Suicide Attempts with High Medical Severity. Suicide & Life Threatening Behaviour, 50(2), 408–421.

Kim, H., Kim, Y., Myung, W., Fava, M., Mischoulon, D., Lee, U., Lee, H., Na, E.J., Choi, K.W., Shin, M.H. & Jeon, H. J. (2020). Risks of suicide attempts after prescription of zolpidem in people with depression: A nationwide population study in South Korea. Sleep, 43(3), zsz235.

Kleiman, E. M. & Beaver, J. K., (2013). A meaningful life is worth living: Meaning in life as a suicide resiliency factor. Psychiatry Research, 210, 934–939.

Klinger, E. & Cox, W. M. (2004). Motivation and the Theory of Current Concerns. In W. M. Cox & E. Klinger (Eds.), Handbook of motivational counseling: Concepts, approaches, and assessment (pp. 3–27). Oxford: John Wiley & Sons Ltd.

Lavner, J.A. & Bradbury, T.N. (2017). Protecting relationships from stress. Current opinion in psychology, 13, 11–14.

Lazarus, R.S. (2000). Relational meaning and discrete emotions. In K. R. Scherer, A. Schorr, & T. Johnstone (Eds.), Appraisal processes in emotion: Theory, methods, research, New York: Oxford University Press.

Li, X., You, J., Ren, Y., Zhou, J., Sun, R., Liu, X. & Leung, F. (2019). A longitudinal study testing the role of psychache in the association between emotional abuse and suicidal ideation. Journal of clinical psychology, 75(12), 2284–2292.

Linehan, M.M., Goodstein, J.L., Nielsen, S.L. & Chiles, J.A. (1983). Reasons for staying alive when you are thinking of killing yourself: The Reasons for Living Inventory. Journal of Consulting and Clinical Psychology, 51, 276–286.

Linehan, M.M. (2008), Dialektisch-Behaviorale Therapie (DBT) der Borderline-Persönlichkeitsstörung: DBT Therapiebuch. Gießen: Psychosozial-Verlag.

Liston, C., Miller, M.M., Goldwater, D.S., Radley, J.J., Rocher, A.B., Hof, P.R., Morrison, J.H. & McEwen B.S. (2009). Stress-induced alterations in prefrontal cortical dendritic morphology predict selective impairments in perceptual attentional set-shifting. The Journal of Neuroscience, 26, 7870–4.

Liston C., McEwen B.S. & Casey B.J. (2009). Psychosocial stress reversibly disrupts prefrontal processing and attentional control. Proceedings of the National Academy of Sciences of the United States of America, 106(3), 912-7.

Lorenz, L. (2016). Diagnostik von Anpassungsstörungen. Heidelberg: Springer.

Lorenz, L., Bachem, R.C. & Maercker, A. (2016). The Adjustment Disorder--New Module 20 as a Screening Instrument: Cluster Analysis and Cut-off Values. The international journal of occupational and environmental medicine, 7(4), 215–220.

Lupien, S.J., Leclaire, S., Majeur, D., Raymond, C., Jean Baptiste, F. & Giguère, C. E. (2022). ›Doctor, I am so stressed out!‹ A descriptive study of biological, psychological, and socioemotional markers of stress in individuals who self-identify as being ›very stressed out‹ or ›zen‹. Neurobiology of stress, 18, 100454.

McElroy, E., Casey, P., Adamson, G., Filippopoulos, P. & Shevlin, M. (2018). A comprehensive analysis of the factor structure of the Beck Depression Inventory-II in a sample of outpatients with adjustment disorder and depressive episode. Irish journal of psychological medicine, 35(1), 53–61.

McNamara, P. & Auerbach, S. (2010). Evolutionary medicine of sleep disorders: Toward a science of sleep duration In P. McNamara, R.A. Barton & C.L.S. Nunn (Eds), Evolution of Sleep (pp. 107–122). Cambridge, UK: Cambridge University Press.

Maier, S.F. & Seligman M.E. (2016). Learned helplessness at fifty: Insights from neuroscience. Psychological Review, 123(4), 349–367.

Maher, A.R. & Theodore, G. (2012). Summary of the comparative effectiveness review on off-label use of atypical antipsychotics. Journal of managed care pharmacy: JMCP, 18(5 Suppl B), S1–S20.

Maneeton, N., Maneeton, B., Woottiluk, P., Likhitsathian, S., Suttajit, S., Boonyanaruthee, V. & Srisurapanont, M. (2016). Quetiapine monotherapy in acute treatment of generalized anxiety disorder: A systematic review and meta-analysis of randomized controlled trials. Drug design, development and therapy, 10, 259–276.

Marco, J.H., Alonso, S. & Baños, R. (2021). Meaning-making as a mediator of anxiety and depression reduction during cognitive behavioral therapy intervention in participants with adjustment disorders. Clinical psychology & psychotherapy, 28(2), 325–333.

Marshall, C.A., Crowley, P., Carmichael, D., Goldszmidt, R., Aryobi, S., Holmes, J., Easton, C., Isard, R. & Murphy, S. (2023). Effectiveness of Suicide Safety Planning Interventions: A Systematic Review Informing Occupational Therapy. Canadian Journal of Occupational Therapy, Revue Canadienne d' ergotherapie, 90(2), 208–236.

Mikulincer, M., Florian, V. & Hirschberger, G. (2004). The terror of death and the quest for love: An existential perspective on close relationships. In J. Greenberg, S. L. Kool & T Pyszcynski (Eds.), Handbook of experimental existential psychology (pp. 287-304). New York: Guilford.

McGuire, A.P., Fagan, J.G., Tsai, J., Merians, A.N., Nichter, B., Norman, S.B., Southwick, S.M. & Pietrzak, R.H. (2022). Dispositional gratitude predicts the development of psychopathology and suicidal behaviors: Results from a 7-year population-based study of U.S. military veterans. Journal of psychiatric research, 149, 168–176.

Michel, K. & Jobes, D.A. (2011). Building a Therapeutic Alliance with the Suicidal Patient. Washington, D.C.: American Psychological Association.

Miller, S. M. (1987). Monitoring and blunting: Validation of a questionnaire to assess styles of information seeking under threat. Journal of Personality and Social Psychology, 52(2), 345–353.

Milton, A.C., Davenport, T.A., Iorfino, F., Flego, A., Burns, J.M., & Hickie, I.B. (2020). Suicidal Thoughts and Behaviors and Their Associations With Transitional Life Events in Men and Women: Findings From an International Web-Based Sample. Journal of medical Internet research mental health, 7(9).

Mogg, K. & Bradley, B. P. (2018). Anxiety and Threat-Related Attention: Cognitive-Motivational Framework and Treatment. Trends in cognitive sciences, 22(3), 225–240.

Morgan, M.A., Kelber, M.S., Bellanti, D.M., Beech, E.H., Boyd, C., Galloway, L., Ojha, S., Garvey Wilson, A.L., Otto, J. & Belsher, B.E. (2022). Outcomes and prognosis of adjustment disorder in adults: A systematic review. Journal of psychiatric research, 156, 498–510.

Moses, T.E.H., Gray, E., Mischel, N. & Greenwald, M. K. (2023). Effects of neuromodulation on cognitive and emotional responses to psychosocial stressors in healthy humans. Neurobiology of stress, 22, 100515.

Myhr, P., Hursti, T., Emanuelsson, K., Löfgren, E. & Hjemdal, O. (2019). Can the Attention Training Technique Reduce Stress in Students? A Controlled Study of Stress Appraisals and Meta-Worry. Frontiers in psychology, 10, 1532.

Nassif, Y. & Wells, A. (2014). Attention training reduces intrusive thoughts cued by a narrative of stressful life events: a controlled study. Journal of clinical psychology, 70(6), 510–517.

Neufeld, A. & Malin, G. (2019). Exploring the relationship between medical student basic psychological need satisfaction, resilience, and well-being: a quantitative study. BMC medical education, 19(1), 405.

O'Donnell, M. L., Metcalf, O., Watson, L., Phelps, A. & Varker, T. (2018). A Systematic Review of Psychological and Pharmacological Treatments for Adjustment Disorder in Adults. Journal of traumatic stress, 31(3), 321–331.

Opler, L.A., Opler, M.G. & Arnsten, A.F.T. (2016). Ameliorating treatment-refractory depression with intranasal ketamine: Potential NMDA receptor actions in the pain circuitry representing mental anguish. CNS Spectrums, 21, 12–22.

Orbach I., Mikulincer M., Sirota P. & Gilboa-Schechtman E. (2003). Mental pain: A multidimensional operationalization and definition. Suicide and Life Threatening Behaviors, 33, 219–230.

Ortiz-Müller W., Scheuermann U. & Gahleitner S.B. (2010). Praxis Krisenintervention. Stuttgart: Kohlhammer.

Panksepp, J. (1998). Affective Neuroscience: The Foundations of Human and Animal Emotions. Oxford: Oxford University Press.

Park, J., Wood, J., Bondi, C., Del Arco, A. & Moghaddam B. (2016). Anxiety Evokes Hypofrontality and Disrupts Rule-Relevant Encoding by Dorsomedial Prefrontal Cortex Neurons. Journal of Neuroscience, 36(11), 3322–3335.

Park, J. & Moghaddam B. (2017). Impact of anxiety on prefrontal cortex encoding of cognitive flexibility. Neuroscience, 345, 193–202.

Radley, J., Morilak, D., Viau, V. & Campeau, S. (2015). Chronic stress and brain plasticity: Mechanisms underlying adaptive and maladaptive changes and implications for stress-related CNS disorders. Neuroscience and biobehavioral reviews, 58, 79–91.

Ramamurthy, P., Alexander, A., Solomon, S. & Thilakan, P. (2022). Prescription Pattern and Follow-up Pattern in Psychiatric Outpatients with Adjustment Disorder. Indian journal of psychological medicine, 44(5), 530–531.

Reisch, T., Vijayananda, S., Gekle, W. & Tschacher, W. (2004). Eine qualitative Katamneseuntersuchung zwei Jahre nach stationärer psychiatrischer Krisenintervention. Psychiatrische Praxis, 31(1), 16–22.

Riblet, N., Shiner, B., Watts, B.V., Mills, P., Rusch, B. & Hemphill, R. R. (2017). Death by Suicide Within 1 Week of Hospital Discharge: A Retrospective Study of Root Cause Analysis Reports. The Journal of nervous and mental disease, 205(6), 436–442.

Richards, H.J., Benson, V., Donnelly, N. & Hadwin, J.A. (2014). Exploring the function of selective attention and hypervigilance for threat in anxiety. Clinical psychology review, 34(1), 1–13.

Riecher-Rössler, A. (2004). Psychiatrisch-psychotherapeutische Krisenintervention Grundlagen, Techniken und Anwendungsgebiete. Göttingen: Hogrefe.

Rogers, C.R. (1957). The necessary and sufficient conditions of therapeutic personality change. Journal of consulting Psychology, 1(12), 357.

Rosenberg M.B. (1999). Gewaltfreie Kommunikation: Eine Sprache des Lebens. Paderborn: Junfermann.

Runeson, B.S., Beskow, J. & Waern, M. (1996). The suicidal process in suicides among young people. Acta Psychiatrica Scandinavica, 93(1), 35-42.

Sagliano, L., Trojano, L., Di Mauro, V., Carnevale, P., Di Domenico, M., Cozzolino, C. & D'Olimpio, F. (2018). Attentional biases for threat after fear-related autobiographical recall. Anxiety, stress, and coping, 31(1), 69–78.

Sanford, L.D., Suchecki, D. & Meerlo, P. (2015). Stress, arousal, and sleep. Current topics in behavioral neurosciences, 25, 379–410.

Satir, V.M. (1975). Selbstwert und Kommunikation. Familientherapie für Berater und zur Selbsthilfe. München: Pfeiffer.

Shields, G.S., Moons, W.G. & Slavich, G.M. (2017). Better executive function under stress mitigates the effects of recent life stress exposure on health in young adults. Stress, 20(1), 75–85.

Siegel, B. (2007). Compassion and consciousness. Explore, 3(4), 356.

Schulz von Thun, F. (1998). Miteinander reden. Band 3: Das Innere Team und situationsgerechte Kommunikation. Reinbek: Rowohlt.

Shneidman, E.S. (1996). The suicidal mind. Oxford: Oxford University Press.

Smeeth, D., Beck, S., Karam, E.G. & Pluess, M. (2021). The role of epigenetics in psychological resilience. The Lancet Psychiatry, 8(7), 620–629.

Stierle, C. (2022). Compassion Focused Therapy in der Praxis. Weinheim: Beltz.

Strauman, T J. (2021). Modeling the onset of a depressive episode: A self-regulation perspective. Current opinion in psychology, 41, 100–106.

Tachon, G., Shankland, R., Marteau-Chasserieau, F., Morgan, B., Leys, C. & Kotsou, I. (2021). Gratitude Moderates the Relation between Daily Hassles and Satisfaction with Life in University Students. International Journal of Environmental Research and Public Health, 18(24), 13005.

Teismann, T. & Friedrich, S. (2022). Therapie-Tools Suizidalität und Krisenintervention. Weinheim: Beltz.

Teismann, T. & Willutzki, U. (2020). Ressourcenorientierung im Umgang mit suizidalen Patient*innen. Psychotherapie Aktuell, 2, 38–44.

Tomova, L., Wang, K.L., Thompson, T., Matthews, G.A., Takahashi, A., Tye, K.M. & Saxe, R. (2020). Acute social isolation evokes midbrain craving responses similar to hunger. Nature neuroscience, 23(12), 1597–1605.

Tsai, N., Eccles, J.S. & Jaeggi, S.M. (2019). Stress and executive control: Mechanisms, moderators, and malleability. Brain and cognition, 133, 54–59.

Tubbs, A.S., Fernandez, F.X., Ghani, S.B., Karp, J.F., Patel, S.I., Parthasarathy, S. & Grandner, M.A. (2021). Prescription medications for insomnia are associated with suicidal thoughts and behaviors in two nationally representative samples. Journal of clinical sleep medicine, 17(5), 1025–1030.

van Cappellen, P., Catalino, L.I. & Fredrickson, B. L. (2020). A new micro-intervention to increase the enjoyment and continued practice of meditation. Emotion, 20(8), 1332–1343.

Van Meter, F., Nivison, M. D., Englund, M.M., Carlson, E.A. & Roisman, G.I. (2021). Childhood abuse and neglect and self-reported symptoms of psychopathology through midlife. Developmental psychology, 57(5), 824–836.

van Orden, K.A., Witte, T.K., Cukrowicz, K.C., Braithwaite, S.R., Selby, E.A. & Joiner, T.E., Jr (2010). The interpersonal theory of suicide. Psychological review, 117(2), 575–600.

Venning, A., Oswald, T.K., Stevenson, J., Tepper, N., Azadi, L., Lawn, S. & Redpath, P. (2021). Determining what constitutes an effective psychosocial ›return to work‹ intervention: a systematic review and narrative synthesis. BMC public health, 21(1), 2164.

Verrocchio, M.C., Carrozzino, D., Marchetti, D., Andreasson, K., Fulcheri, M. & Bech, P. (2016). Mental Pain and Suicide: A Systematic Review of the Literature. Frontiers in psychiatry, 7, 108.

Wang, J., Lloyd-Evans, B., Marston, L., Mann, F., Ma, R. & Johnson, S. (2020). Loneliness as a predictor of outcomes in mental disorders among people who have experienced a mental health crisis: A 4-month prospective study. BMC psychiatry, 20(1), 249.

Wang, X. & Feng, Z. (2022). A Narrative Review of Empirical Literature of Behavioral Activation Treatment for Depression. Frontiers in psychiatry, 13, 845138.

Weiss, R. S. (1973). Loneliness: The experience of emotional and social isolation. Cambridge, MA: MIT Press.

Wells A. (2011). Metakognitive Therapie bei Angststörungen und Depression. Weinheim: Beltz.

Vogel, N., Schandelmaier, S., Zumbrunn, T., Ebrahim, S., de Boer, W.E., Busse, J.W. & Kunz, R. (2017). Return-to-work coordination programmes for improving return to work in workers on sick leave. The Cochrane database of systematic reviews, 3(3), CD011618.

Xin, Y., Yao, Z., Wang, W., Luo, Y., Aleman, A. & Wu, J. (2020). Recent life stress predicts blunted acute stress response and the role of executive control. Stress, 23(3), 359–367.

Zarghami, M. & Khalilian, A. (2002). Deliberate self-burning in Mazandaran, Iran. Burns: Journal of the International Society for Burn Injuries, 28(2), 115–119.